U0258303

THE BIOLOGICAL MIND:
How Brain, Body, and Environment Collaborate
to Make Us Who We Are

生物性思维

著——
[美]艾伦·贾萨诺夫
（Alan Jasanoff）

译——
张巍波

中信出版集团｜北京

图书在版编目（CIP）数据

生物性思维 /（美）艾伦·贾萨诺夫著；张巍波译
. -- 北京：中信出版社，2022.1
书名原文：The Biological Mind: How Brain, Body,
and Environment Collaborate to Make Us Who We Are
ISBN 978-7-5217-3805-6

Ⅰ. ①生… Ⅱ. ①艾… ②张… Ⅲ. ①脑科学－普及
读物 Ⅳ. ① R338.2-49

中国版本图书馆 CIP 数据核字（2021）第 242895 号

THE BIOLOGICAL MIND
Copyright © 2018, Alan Jasanoff
Simplified Chinese translation copyright © 2022 by CITIC Press Corporation
All Rights Reserved

本书仅限中国大陆地区发行销售

生物性思维
著者：　　　[美] 艾伦·贾萨诺夫
译者：　　　张巍波
出版发行：中信出版集团股份有限公司
　　　　　　（北京市朝阳区惠新东街甲 4 号富盛大厦 2 座　邮编　100029）
承印者：　　中国电影出版社印刷厂

开本：880mm×1230mm　1/16　　　印张：21　　　字数：222 千字
版次：2022 年 1 月第 1 版　　　　　印次：2022 年 1 月第 1 次印刷
京权图字：01–2020–6188　　　　　　书号：ISBN 978–7–5217–3805–6
定价：69.00 元

版权所有·侵权必究
如有印刷、装订问题，本公司负责调换。
服务热线：400–600–8099
投稿邮箱：author@citicpub.com

送给柳芭和妮娜，

你们对我影响深远

目录

Contents

是什么塑造了你?

无论你来自哪里,也无论你相信自己的哪些方面,可能在某种程度上,你知道你的大脑是问题的核心。尽管俗话说散兵坑里没有无神论者,但很少有人在射击开始时不躲避——没人想放一颗子弹在自己的大脑里。如果你在水泥人行道上跌倒,你的手臂会不自觉地抬起护住头部;如果你是一名自行车手,你唯一可能穿戴的护具就是你的头盔,你知道在头盔下面有个很重要的东西,你会想尽办法保证它的安全。

你对大脑的关注可能不止于此。如果你拥有聪明的头脑或是个成功人士,你会为你的智慧而骄傲;如果你是运动员,你会为你的协调性和耐力而骄傲,而这两者也是你大脑的产物(至少部分是的);如果你为人父母,你会担心你的孩子的大脑健康、发育和训练情况;如果你是祖父母,你可能会担心你自己的大脑老化和萎缩的后果;如果你不得不与他人交换一部分身体,那么你的大脑可能是你考虑交换的最后一个部分。你的大脑定义了你。

这种身份认定该有多完整呢？是否有可能一切与你有关的真正重要的东西都在你的大脑中——事实上，你就是你的大脑？一项著名的哲学思想实验就要求你考虑这一可能性。[1] 在这项实验中，你想象有一个邪恶的天才偷偷从你的身体中移走了你的大脑，并把它放在一个罐子里，罐中装有使大脑保持存活状态的化学物质。大脑的松散末端与一台电脑相连，这台电脑模拟你的体验，仿佛一切正常。尽管这一情景看起来就像科幻小说，但严肃的学者们却用它考察这一可能性：你所感知的事物实际上不一定代表你大脑外的客观现实。无论结果如何，这项思想实验本身的前提是，活在罐子里的大脑不会违背物理学定律，而且这至少在理论上是可能的。如果科学进步最终有可能让脱离身体的大脑保持存活状态，那么这暗示着罐子里的的确确有一个简化到无法再简化的你。

对有些人而言，人可以被简化至大脑的想法听起来是一个有力的行动号召，一名叫金·苏奥奇的年轻女子就响应了这个号召。苏奥奇在年仅 23 岁时患上癌症，时日无多，但她拒绝安静地去世。[2] 她和她的男友决定筹集 8 万美元，用来在她死后保存她的大脑。苏奥奇认为，或许有一天科技能采用物理的或数字化的方法结构化分析她的冻存器官来使她复活。当下科学还远未能实现这一任务，但这并没有阻止她。在苏奥奇生命的最后时光，大脑成为她的全部。也有其他人走上了与苏奥奇相同的道路。[3] 我本人有过相关的经历，我会在本书后面的章节中进行描述。

当我们面前有越来越多的证据表明大脑是与我们自身、我们的精神和灵魂有关的一切的中心时，我们中有些人做出惊人之举也就不足为奇了。在我们这个充满神经科学知识的美好新世界，大脑承载了绵延数千年的存在性焦虑。我们终极的希望和恐惧可能都围绕着这个器官，在这个器官之中，我们可能找到关于生与死、美德与罪恶、正义与惩罚的永恒问题的答案。研究者通过在人身上采用成像技术，或在动物身上采用有创的测量手段展开大脑研究，已经成功地在人类大脑中找到与所有心理功能对应的活动模式。我们看到越来越多的大脑数据出现在法庭案件审理中，脑损伤的风险开始影响我们的娱乐消遣，并且大脑靶向处方药改变了从学校表现到社交礼仪的行为举止。传奇希腊哲学家希波克拉底的训诫正在渗入公众意识："人们应该知道，不是任何其他事物，而是大脑产生了欢乐、欣喜、大笑和愉悦，以及忧伤、悲痛、失望和哀叹。"[4]

————

关于我们的一切重要的事情似乎都归结于我们的大脑。这是一个武断的说法，我在这本书中的目标是向大家证明，这种说法通过掩盖我们的生物性思维的真实本质，导致我们误入歧途。我的观点是，这种认为大脑最重要的观点源自对这个器官及其独特意义的错误理想化——我称这一现象为大脑的神秘性。大脑的神秘性保护着关于思维与身体、自由意志及人类个性本质的古老观念。从小说和媒体中随处可见的关于超自然、超复杂大脑的描述，到强调无机品质或将心理过程局限在神经结构内的、关于认知功能的更冷静且更科学的概念，大脑的神秘性以多种形式体现。大脑的理想化同时影响着外行和科学家（包括我在内），而且它与精神层面的世界观和唯物主义的世界观兼容。

大脑的神秘性的一个积极结果是，歌颂大脑一方面可以帮助吸引公众对神经生物学研究的兴趣，这是一个巨大且有价值的目标。另一方面，讽刺的是，神化大脑模糊了神经科学最根本的发现结果，即我们的思维是基于生物学的，它根植于平庸无奇的生理过程，并受制于所有的自然法则。通过神化大脑，我们将它与身体和环境割裂，并忽视了这个世界相互依存的本质。这些就是我想解决的问题。

在本书的第一部分，我将描述当前存在的大脑的神秘性。为此我将思考如今神经科学的主题及公众对神经科学的解读，这些解读对大脑有机的、整体的特征强调不足。我认为这些主题促进了大脑和身体的区分，这是一种对几百年来主导西方哲学和宗教的著名身心二元论的概括。通过感知我们的大脑和身体间的虚拟障碍，以及将这种障碍延伸到大脑和世界其他部分之间，我们所看到的他人比真实的他人更加独立和主动，并且我们弱化了我们与他人以及与周遭环境的联结。失去外部联系的大脑充当了虚幻灵魂的替身，鼓励像金·苏奥奇这样的人在死后保存他们的大脑，以期获得一种形式上的永生不死。在区别对待大脑和身体的同时，大脑的神秘性也有助于形成一种关于我们的大脑、思想和自我的沙文主义态度，例如成功的领导者和专业人士的利己主义，以及战争和政治中的"我们对他们"的态度。

在第一部分的各个独立章节中，我将介绍造成"脑体区分"的五个具体主题，它们倾向于将大脑提升至高于其他自然领域的地位。我将通过讨论其他科学的观点，努力让大脑"重接地气"。我要讲的第一个主题是抽象化。人们倾向于把大脑视作与其他生物体在运作原理上有着本质不同的无生命的机器。最佳例子是人们熟知的大脑与电脑的类比，电脑是固态设备，电脑的完善和扩增的方式会唤起一种无实体的虚无主义精神。第二个主题是复杂化。大脑是如此复杂，以至于任何对它的分析或理解都是枉然。大脑的复杂程度难以言喻，这为我们想要拥有却无法解释的心智能力，比如自由意志，提供了一个便利的藏身之所。第三个主题是分区化。这一观点强调将认知功能局部化，而不做更深层的解释。支持分区化观点的证据大多来自我们经常能在媒体上看见的大脑成像研究，大脑分区化的观点经常促使人们肤浅地解读大脑如何帮助我们思考和行动的问题。第四个主题是身体孤立化。这一倾向认为，大脑在独自引领躯体，而发生在头骨之外的生物性过程对它的影响很小。第五个也是最后一个主题是自治化。这一观点认为，大脑可以自我管理。大脑虽然能够接受环境的影响，但始终拥有掌控权。这最后两个主题将我们自己与来自躯体内部和外部的客观驱动力割裂，然而这两种驱动力对我们的行为有着显著影响。

在第二部分，我将解释为什么从更加生物性的角度真实看待大脑和思维的观点是重要的，以及这一观点可以怎样改善我们的世界。我认为，今天有三个领域颇受大脑神秘性的影响：心理学、医学及科技领域。在心理学中，这种神秘性促使人们认为大脑是驱动我们的思想和行为的原动力。当我们寻求对人类行为的理解时，我们通常最先想到的是与大脑有关的原因，而对头部之外的因素关注较少。这导致我们过分强调个人作用，而过度轻视从刑事司法到创造性创新等属于文化现象范畴的环境的作用。更理想化的最新观点必须承认，身体的生理环境包括大脑在内，但又不限于大脑，这个观点为每个人内在和外在的影响因素提供一个明确的交会点。以这种方式来看，我们的大脑就是无数输入的复杂中继点，而非被赋予真正自决权的指令中心。每当我产生一个想法时，我的想法就是这些在我的脑袋周围汇聚环绕的全部输入所创造的即时产物，而不是我自己的产物。当我偷盗或杀戮时，在我这个酝酿罪行的大脑中的任何活动都是我的心理与环境、我的历史以及包括你在内的我的社会关系共同作用的产物。

在医药领域，大脑的神秘性造成的一个严重后果是让因罹患精神疾病而产生的耻辱感长久地持续下去。我们的思维建立在物理基础之上，接受这一观点可以帮助我们打消将精神疾病视为失德的传统倾向，但是，把精神疾病当作大脑失常对患者造成的破坏性影响近乎等同于疾病本身的影响。我们的社会倾向于认为"破损的大脑"比道德瑕疵更难矫正，因此被认为大脑存在问题的人们可能要承受更严重的质疑。在精神性失常与大脑功能失常之间画等号也让人们在寻求治疗方法时产生了偏离，导致人们对药物治疗产生更多的依赖，而对谈话疗法之类的行为干预兴趣寥寥。将精神疾病单纯视作大脑疾病同样忽略了一个更深层次的问题——事实上，精神病理学本身经常存在主观臆断的定义，并且与文化相关。如果我们将精神的问题降级，仅视作

　　　　　　　　　　　　　　　　　　　生物性思维

大脑的问题，我们就无法正确应对这些错综复杂的状况。

对有些人而言，大脑的神秘性激发了对未来科技图景的想象。其中很多围绕着科幻小说及"入侵大脑"的思路展开以实现对智力的提升，甚至将我们的思维上传并永久保存。但是入侵大脑的现实并不如看起来那般美好。从历史经验来看，对大脑的侵入性操作伴随着高发性损伤，而且仅能帮助最为虚弱的病人。符合社会需求的神经技术性创新也许最好留在我们的头脑之外。确实，这样的外周性科技在将我们转变为配备便携式可穿戴电子设备的超人类。把直接和间接作用于我们的中枢神经系统的改良手段进行人为区分的做法，扭曲了人们对神经科技的希望和恐惧。通过将大脑去神秘化，我们能更好地改善生活，同时解决在这一过程中涌现的科学与伦理挑战。

———————

在开始我的讨论之前，我想简单说明这本书不打算做什么。首先，它不解释大脑如何工作。不同于其他许多作者，比起大脑做什么，我更关心大脑是什么。尽管有几章内容含有具体阐述大脑机制的案例，但我介绍它们主要是为了阐明背离对大脑的刻板印象的行为模式。许多艺术家努力使历史传说中单调的人物在情感与心理方面更有深度，我亦希望以谦逊的方式为大脑增添立体的维度和细微的区别，尽管在大众笔下，它常被描绘为枯燥的运算机器而非有血有肉的器官。

其次，这本书并不挑战大脑对人类行为至关重要这一事实。一众脑功能的发挥都需要大脑的参与，即便它们并不只需要大脑。我们对其中很多功能的理解几乎与五十年或一百年前一样匮乏，而且对诸如记忆、感知、语言及意识等基本神经学现象的科学探索是促使我们知识进步的最佳方式。我将阐述其他拓展性观点能如何作为关于大脑的传统观点的补充，但是神经科学及大脑仍居于整幅图景的中心。

最后也是最为重要的一点，这本书无意反对神经生物学的客观发现。我所提供的视角将树立一种关于我们的思维与自身的观点，这种观点比旧时期文化传统的相关观点更为交互，但这并不意味着我认可毫无根基的新时期精神性。正是艰难的科学研究将大脑描绘成以生物学为基础，并与我们的身体和环境整合为一体的模样。相反，大脑的神秘性及它对大脑杰出特征的强调使人们质疑科学指引人类思想与行为的力量。和大多数神经科学家一样，我对这一观点持反对的态度。大脑的神秘性将大脑描绘为承载思想或灵魂的独立实体，这限制了神经科学对当今社会的影响。这个观点更容易将神经系统"暗箱化"，将大脑中发生的事情局限于大脑，并忽视了神经科学对真实世界中的问题可能持有的看法。我有意不去讨论这个观点，我希望这本书能够说服你，使你同意我的看法。

Part One
THE CEREBRAL MYSTIQUE

第一部分

大脑的神秘性

第 1 章

吃掉大脑

我第一次接触大脑是在一块煎蛋饼里，一块炖熟的牛脑包裹其中。这块大脑的生命始于一头小牛的头颅，却最终出现在塞维利亚的一家经济餐馆里，配着土豆和饮料终结于我的口中。西班牙城市塞维利亚以餐前小吃名扬天下，而牛脑煎蛋饼和其他脑制品是小吃里难得一遇的美食。在这趟塞维利亚"食脑之旅"中，由于囊中羞涩，我不能品尝更多丰盛的美味佳肴。事实上，这趟旅行中让我记忆犹新的就包括在超市里试吃口味不佳的食物，而对于令人垂涎的餐前小吃，我就只能望梅止渴了。牛脑煎蛋饼无疑是我吃过的最棒菜肴之一。

多年以后，我在麻省理工学院的一个实验室里又一次接触了大脑，当时我正在上一门神经解剖学的速成课。[1] 这门课的重点就是学习如何处理和解剖羊脑。我之所以来上这门课，是因为我的很多同人都对这门课感兴趣，甚至将他们自己彻底奉献给了神经科学这个领域。我当时认为，大脑是灵魂所在，是认知机制的基础；通过研究大脑，我们可以揭开认知能力、感知能力和行事动机形成的奥秘。最重要的是，我们可以了解我们自己。

处理大脑的过程真是棒极了。这一团膏状的东西真的是一个高度发达的有机体的控制中枢吗？这就是奇迹诞生之地吗？动物拥有大脑或类脑结构已有近 5 亿年的历史[2]，其中超过 80% 的时间里，绵羊与我们有着共同的祖先，我们祖先的大脑自然也是完全一样的。[3] 由于遗传路径长期重叠，羊脑的形状、颜色、质地和人脑很相似，而且不难想象，羊脑有着与人脑相似的超强能力。羊脑内部与人脑一样复杂得令人震惊——它有着数十亿个细胞，细胞之间有着数以万亿计的连接，它的习得能力和协调灵活行为的能力让它能够度过远比大脑皮质复杂的一生。羊脑见证了一只羊多年以来的辛勤劳作、深切渴望、斗志昂扬和反复无常这些易被拟人化的特质。而离开了身体的羊脑，已然无法感受或知晓死羊的生前往事了，却仍被人们当作提醒人生短暂而死亡必来的一种有力象征。

但是，与人脑一样，羊脑也与其他生物组织和器官高度相似。活脑具有的胶状稠度可用弹性模量来表征，测量这一物理量只需轻轻摇动而不会损失测量对象的形态。人类大脑的弹性模量约为 0.5～1 千帕（kPa）[4]，与果冻（1 千帕）的弹性模量相似[5]，但比肌肉或骨骼这样的生物物质还是低了许多。大脑也可以用密度来表征。与其他很多生物材料类似，大脑的密度与水接近；从大小上看，一个成人的大脑就如一只大茄子一般；从重量上看，一个普通大脑大约含有 80% 的水、10% 的脂肪和 10% 的蛋白质，含脂量比很多种肉都低。[6]

参照美国每日建议摄取量的标准，0.25 磅^①的牛脑含有每日摄取量180%的维生素 B_{12}，20%的烟酸和维生素 C，16%的铁元素和铜元素，41%的磷元素和超过 1 000%的胆固醇——这和一个鸡蛋黄的营养成分差不多。[7]抛开动脉堵塞的风险不谈，人们为什么不选择吃大脑而非要去研究它呢？

————

大约在 200 万年前，居住在今天肯尼亚维多利亚湖东南岸附近的古人类就在食用大脑。虽然现在的维多利亚湖是非洲最大的湖泊，也是白尼罗河的源头，但其形成才不过 50 万年，200 万年前的它在大自然母亲的眼中小到可以忽略。彼时那里是一片广袤无垠的大草原，我们的祖先在那里游荡觅食，而他们赖以生存的食物有草原植物，还有同样在这片草原上生活的史前植食性哺乳动物。在南坎杰拉的考古发现记录了几千年间中小型动物的头骨在一些地点不断累积的情况。[8]那里挖掘出的头骨数量，特别是较大型动物的头骨数量远多于挖掘出的其他骨骼的相应数量。这表明动物头部与身体其余部分被人为地分开，并有选择性地集中在各个地点。一些头骨上带有使用过人类工具的痕迹，说明古人类曾打开颅腔吃掉了内容物。因此，大脑显然是这些早期人类饮食中的一个重要组成部分。

————

① 1 磅约为 0.45 千克。——编者注

为什么是大脑呢？从进化的角度来看，坎杰拉人的食肉行为出现得相对较晚。[9] 食肉行为被认为是人类演化为一个独立物种的重要因素，但对智人来说，有据可查的最早的食肉行为也不过是在约 250 万年前。然而 200 万年前，在这片土地上生活的其他食肉动物都早已有数百万年的食肉史了。[10] 并且更新世的猫科动物、巨型鬣狗和野狗所拥有的颌骨和爪子，比同时期古人类身体的任何部位都更适合击倒、啃咬和吞食猎物。但是早期人类也有其自身优势：他们已经具备两足动物的形体，有对生的拇指，还有制造和使用工具的新生能力——所有这些都为食肉行为提供了特别的帮助。假如一个原始人偶然碰到一头被杀死的鹿，此时，味道刺鼻的尸体已被老虎吃得只剩骨头，他仍可以举起石头敲破鹿的头盖骨，这样就将头骨变成了一个容器，里面装有未被野兽污染过的食物。或者假如他孤身一人猎杀了一只动物，却因为猎物太重而无法拖动，那他可以将猎物头部撬开，然后把其中的内容物带回部落与族人分享。通过这种方式，古人类证明了他们能够创造四脚猎食者们无法达到的生态位。尽管其他肉食性动物在争夺大多数肉类时与人类竞争激烈，但大脑可能是专属于人类的食物。[11]

　　远古人类食用动物大脑与人类开始拥有超大体积和超强功能的大脑几乎同时出现，这似乎可以用两者在地质年代上的同步性来解释，但是这两个现象也在其他方面有联系。高度演化的人类文明和随之产生的饮食文化，在世界各地都衍生了各种以动物大脑为食材的食品，从简单的日常美食到繁复的珍馐美馔，无不有所涉及。名厨马雷欧·巴塔利从他的祖母那里学会了家传的牛脑方形饺，这是一道需

　　　　　　　　　　　　　　　　　　　　　　生物性思维

要耗费一个小时准备和烹饪的美食。[12] 无比美味的传统墨西哥玉米粥炖肉制作起来就更加复杂了——需要将整个猪头烹煮 6 个小时直至脱骨。[13]

————

即便是坚定的文化相对论者，也会认为食用大脑的想法有点儿残忍。"这就像吃掉你的思想！"我的小女儿在饭桌旁皱着眉头对我说道。吃动物的大脑听起来格外残忍，而吃掉人脑的想法更是实在让人无法接受。以前也出现过人类因为食用人脑而招致报应的事。遭受复仇的不幸受害者是巴布亚新几内亚的法尔人。殖民者直到 20 世纪 30 年代才发现法尔人的存在，同时法尔人因感染流行性库鲁病（有时也被称为"笑病"）而大批死亡。现在人们认为，库鲁病通过直接接触已故库鲁病患者的大脑传播。[14] 库鲁病与疯牛病密切相关。法尔人感染库鲁病的原因是他们有吃掉去世族人的习俗，即食用同类。发现库鲁病成因的卡尔顿·盖杜谢克（Carleton Gajdusek）后来凭借这一流行病学研究成果荣获诺贝尔奖。"我目睹一群营养良好、身体健康的年轻人浑身抽搐着，不由自主地震颤着，歇斯底里一般跳着舞，仿若奇观。"盖杜谢克写道，"然而眼看着他们逐渐发展为神经系统变性疾病……进而死去，这就另当别论了，这种景象让人无法释怀。"[15]

法尔人对待食人的态度令人惊讶地淡定。人们在室外的庭院里将自然死亡的亲人的四肢砍掉，除了胆囊因为味道苦涩而被放弃，死者身体的其他各个部位都会被摘取吃掉。人类学家雪莉·林登鲍姆（Shirley Lindenbaum）写道，法尔人将大脑从割取的头部取出，在吃掉之前先"挤成浆状并放入竹筒蒸熟"。[16] 法尔人的食人行为并不是某种仪式，只是单纯为填饱肚子。在肉食稀缺的法尔人社会，人的尸体被看作蛋白质的来源和猪肉的替代品。死去族人的尸体（还有青蛙和昆虫）通常会给女性和儿童食用，因为更珍贵的猪肉制品会被优先奖励给成年男性。

如果一个法尔族男人死了，他的大脑就会被他的姊妹、儿媳或者姨母和舅舅吃掉；如果一个法尔族女人死了，她的大脑就会被她的嫂子或儿媳吃掉。这一风俗并没有任何精神意义，但的确与库鲁病在不同性别和亲属关系上的传播差异存在很明显的对应关系，直至法尔人的食人风俗在 20 世纪 70 年代彻底消失。

有很多不吃大脑的理由，比如在伦理上反对食用肉类，单纯因为屠宰困难，还有考虑到有致病的危险，但所有活动都伴随着困难或危险。人们不禁会思考，在我们的文明中，不吃大脑的真正原因其实和手握羊脑的敬畏体验很相近：大脑对我们而言是神圣的，我们需要锻炼自控力才能将它们看作单纯的肉。食用别人的大脑或者仅是动物的大脑，都太像在吃我们自己的大脑，而就像我女儿坚称的那样，吃掉我们自己的大脑就像吃掉我们的思想，抑或是我们的灵魂。

我们中的有些人通过内窥自己得出这个结论。甚至早在公元前 6 世纪，毕达哥拉斯学派就明显避免食用大脑和心脏，因为他们相信这些器官与灵魂和轮回有关。[17] 但是我们能否找到客观数据证明现代人

　　　　　　　　　　　　　　　　　　　生物性思维

厌恶食用大脑？至少在欧洲和美国，食用各种动物内脏的情况在 20 世纪初急剧减少，而其中大脑显得最不受欢迎。[18] 根据人气线上食谱数据库的近期检索结果，分别有 73 道菜以肝入菜，28 道以胃入菜，9 道以舌入菜，4 道以肾入菜，以及 2 道以脑入菜。[19] 如果我们假设菜谱的数量大致反映这些不同食材在烹饪中的受欢迎程度，那么大脑与其他内脏相比似乎备受冷落。大脑作为食材如此受冷落可能与"生物利用度"有关（一块牛脑重约 1 磅，与之相比，牛舌重 2~3 磅，而牛肝重 10 磅），但是本身流行程度的差异似乎能在很大程度上解释这一趋势。1990 年的一项对英国消费者食物偏好的样本调查同样支持了这个观点。[20] 结果显示，消费者对各种内脏的厌恶程度按照升序排名的结果依次是心、肾、肚、舌、胰，末位是大脑。这一研究得以出名的部分原因是，它是在 20 世纪 90 年代中叶疯牛病出现前进行的，因此调查得到的食物偏好结果不能简单地以对食用大脑产生的健康问题的担忧进行解释。社会学家斯蒂芬·门内尔（Stephen Mennell）在解释这项调查结果时推测，参与者倾向于将自己与大脑"等同"，可能是他们厌恶食用大脑的最佳解释。[21]

———

大多数人面对大脑都无法提起食欲，但无论是在字面上还是在隐喻中，饥饿和大脑都以其他方式紧密相连。从最具体的意义来讲，大脑当然是我们每一个人感知饥饿的必要环节。其感知基础在很大程度上基于大脑下丘脑里的一群细胞，这些细胞中的一部分会分泌一种叫刺鼠基因相关蛋白（AgRP）的激素。[22] 由于某些复杂的原因，这种小蛋白分子以中美洲一种讨人喜欢的啮齿类动物命名。刺激小鼠大脑中刺鼠基因相关蛋白的释放，会导致小鼠贪婪进食并且无法抑制寻求食物的意愿。而当人类饥饿时，或许能观察到更微妙的结果。出于对战时饥荒的恐惧，1945 年的一个名为"明尼苏达饥饿实验"的著名研究项目，追踪观察了 36 名被给予正常所需饮食量的一半的男性的行为和心理状态，被试在实验中减重 25%。[23] "饥饿使人对食物痴迷"，历史学家大卫·贝克和娜塔莎·凯拉密达斯如此形容这个实验。被试"会梦到食物或沉溺于对食物的幻想中，他们会阅读和食物相关的内容，彼此谈论食物，并且仔细品尝提供给他们的每日两餐"。[24]

我们的社会同样渴望了解大脑。大脑的形象出现在人们的阅读、交谈和想象中。随着维多利亚时代颅相学的兴起，大脑之于人性的重要作用也在一夜之间得到了大众的广泛认同。颅相学创始人弗朗兹·加尔（Franz Gall，1758—1828）声称，他最初通过观察他的小学同学开始研究颅骨特征与智力间的联系，并将其发展为他那影响深远的理论。[25] 从斯特拉斯堡大学和维也纳大学完成医学研究后，受益于自己的人脉优势和在维也纳精神病院当医生的职业优势，加尔有机会观察来自各行各业的患者的相貌。他竭力获取他观察过的患者的大脑，再试图将大脑的神经解剖学结果与之前所记录的外貌特征关联起来。加尔形成了一套基本原则，首要的一条是，不同的认知功能分散定位在不同的大脑区域，这些区域的大小与相应功能的能力对应，头骨的形状可反映隐藏其中的局部大脑结构。加尔在 18 世纪 90 年代公开了自己的观点，却由于他世俗的人性观遭到奥地利官方的审查，这最终导致他离开奥地利。加尔之后定居巴黎并在北欧各国旅行讲学，孜孜不倦地推广自己闻名于世的理论结晶。

颅相学在之后的十几年里变得格外有影响力。在加尔的学生约翰·施普茨海姆的不懈宣传下，颅相学在英语世界得到广泛传播。他最著名的皈依者——英国人乔治·康布受到人类灵魂学的启发，创作了一本行销世界的书《人的构成》(The Constitution of Man)。这本书自 1828 年出版后，30 年内卖出了超过 25 万册，成为 19 世纪读者最多的书之一，远超同时代的科学论文，比如查尔斯·达尔文的著作。[26] 美国和欧洲的城市里也涌现了一些颅相学协会。奥森·福勒和洛伦佐·福勒兄弟俩创办了一本颅相学期刊，他们还在纽约、波士顿和费城经营颅脑检查室，并销售标志性的瓷质头颅。直到今天，这些瓷头都可算作新奇玩意儿。值得注意的是，颅相学读物的读者甚众，从亚伯拉罕·林肯到沃尔特·惠特曼都是它的读者。但是颅相学思想和技术的商业化也使得这门学科脱离了其声称的科学本源，并招致人们的谴责，他们认为这门学科仅是骗术。[27] 近年来，随着在灵长类大脑中发现高度专业化的区域，加尔的一些理论得到了部分证实。但加尔和施普茨海姆发起的这项运动的更深层意义在于，它掀起了人类试图从大脑的物质层面解释人类行为的大型智力思潮。

19 世纪对大脑兴趣的迅速兴起，同样也让当时的社会出现了收藏大脑的奇观。神经解剖学家白洛嘉收藏了 432 个大脑，他用这些收藏品得出了支持颅相学的结论。尤其是白洛嘉的一些失语患者的大脑损伤，使他发现了位于大脑额叶、与语言功能密切相关的白洛嘉区。欧洲的一些最知名的杰出人士在死后将大脑保留，供人们寻找使他们伟大的大脑特征。[28] 加尔和施普茨海姆也是如此。拜伦勋爵的大脑是有记载以来的重量最大的，达到惊人的 4.9 磅。而小一些的非洲人大脑，比如被法国动物学家乔治·居维叶解剖的"霍屯督的维纳斯"——南非奴隶表演者萨拉·巴尔特曼的大脑，在与拜伦勋爵这样大一些的大脑被对比之后，更强化了带有种族和智力优越感的欧洲中心论。居维叶自己的大脑重 4 磅，白洛嘉的大脑重 3.3 磅。

关于大脑的保存还有一段格外吸引人的小插曲。1855 年，伟大的数学家卡尔·高斯的大脑在他死后被遗赠给他的亲密朋友、哥廷根大学的解剖学家和医师鲁道夫·瓦格纳（Rudolf Wagner）。[29] 继承这份遗产的代价是瓦格纳必须亲自动手帮忙把大脑取出。想象一下给关系亲近的熟人做尸检的窘境吧，尤其是还要自己打开头骨取出里面的脑组织！瓦格纳和另外几人协作完成了尸检，这样的安排毫无疑问减轻了他自身的心理压力。其中一位参与者——著名医生康拉德·福克斯死后的尸检也是由鲁道夫·瓦格纳完成的。可由于阴差阳错，高斯与福克斯的大脑被不小心调换，这个差错直到 150 年后才被发现。[30] 高斯的大脑在调换前被称量过，他的大脑实在太轻了，只有 3 磅重，仅比成年男性的平均值稍高一点儿，完全无法用来解释"数学王子"惊人的认知能力。为了能够给天才的高智商一个合理的解释，瓦格纳将目光转向当时神经解剖学家的另一个兴趣点——大脑表面的

生物性思维

沟壑，即大脑沟回。瓦格纳注意到，高斯的大脑沟回是他所见过的最深、最复杂的。[31] 但我们现在已经知道，这些测量内容和一般智力的相关性很弱。[32]

目前，全世界的医疗机构仍在积极进行着大脑的收集工作。这些大脑作为关键的组织样本的储备来源，在协助分析其捐献者所患的神经性疾病中发挥着关键作用。收藏大脑最多的地方几乎就是我位于马萨诸塞州贝尔蒙特的后院。[33] 位于麦克林医院的哈佛大脑银行有超过 7 000 个人类大脑，房间里堆满了乐柏美收纳盒，还有成列的冷柜。科学家和临床医生可以要求提取样本用以进行组织学或基因学的研究。从这里寄出的样本要么是切开的组织块，要么是被称为冠状切片的二维垂直切片。招募捐献者并非易事，这些资源能否发挥功能明显取决于公众对大脑和脑科学重要性的认可度。

在加尔学说建立后的 200 年间，无论从大众流行的角度还是专业研究的角度来看，人们对大脑的关注都有了急剧的增长。乔治·H. W. 布什（老布什）宣布 20 世纪 90 年代是"大脑的十年"，这个十年的目标是"提高公众对大脑研究益处的认知"。[34] 在此之后，美国国立卫生研究院（NIH，世界最大的医学研究赞助方）宣布了 2004 年的"神经科学研究蓝图"[35]，该蓝图旨在通过聚焦一系列目标和科学工作者眼中的"巨大挑战"，促进神经生物学研究与技术的共同发展。2013 年，美国联邦政府和欧盟以提升整合未来脑科学研究为目的，纷纷宣布了进一步的雄心勃勃的计划。[36] 脑科学研究不断提升的参与度可以从神经科学学会年度会议的出席人员统计数据来一窥全貌。[37] 20 世纪 70 年代参与年会人员数量的峰值约为 6 000，80 年代为 14 000，90 年代为 26 000，2000 年达到了 35 000。如今每年神经科学学会年会的与会人数比美国大多数小镇的人口还多。

有关大脑的文学作品同样也经历了快速增长的消费曲线。从 20 世纪 70 年代开始，亚马逊上将"大脑"作为关键词搜索到的相关图书每 10 年大约翻一番，这种指数级增长的趋势与著名的摩尔定律类似，后者预测计算机处理能力会定期翻倍。[38] 2014 年，亚马逊网站上 5 070 本关于"大脑"的图书中，有 164 本出版于 20 世纪 70 年代，470 本出版于 20 世纪 80 年代，983 本出版于 20 世纪 90 年代，1 676 本出版于 21 世纪头十年，超过 1 500 本出版于 2010—2014 年，直至 2014 年，这一翻倍趋势仍在继续。[39] 而在同一时期，作为生命科学领域出版物权威指标的美国国家医学图书馆中与关键词"大脑"或"神经元"相关的检索条目从 1970 年的 13 000 条稳步增长到 2010 年之后的每年逾 60 000 条。[40]

在全美大学的本科校园中，也存在着显而易见的相似趋势。在大多数学校，最接近神经科学的专业是心理学，这是一门包含行为、认知和生物知识的具备架构体系的学科。据报道，心理学已成为美国高校中仅次于商科的受欢迎的专业。[41] 获得心理学学士学位的学生从 1970 年的总共约 38 000 名剧增到近些年的每年超过 100 000 名。[42] 当我还是孩童时，我就惊讶地发现，我母亲在康奈尔大学的办公室附近的大型音乐厅扩大了一倍，以用作心理学入门课（Psych 101）的 1 600 名学生的教室。[43] 类似的心理学超大型课程在全美国都很常见，它们为无数学生提供了一个开始探索自己思想和大脑内在的机会。

————

教育和媒体越发广泛而深入的宣传使我们更加深刻地意识到大脑在我们生活中的重要性。我们对与大脑相关的文学作品和讲座的需求只是这种趋势中的一部分。在更贴近自身的层面，我们中的大多数人都有朋友或亲人罹患阿尔茨海默病或帕金森病等脑部疾病。我们也可能因为个人原因了解到脑震荡和头部受伤的危险，或是药物滥用及其对大脑的影响。过去只被专业人士认可的科学发现，如今也在缓慢地被大众了解。通过媒体和教育的宣传曝光，我们明白了自己的大脑在哪些层面对感觉和认知很重要，现在我们也有用来解释这些现象运作机制的可证伪的假说。尽管颅相学消亡了，但我们已经看到，不同脑区可以做不同的事情。我们的大脑还可以经历变化、储存记忆、帮助决策和犯错。基础神经科学研究甚至让我们洞悉大脑在改变、记忆、决策和犯错时所涉及的具体的分子级因子和细胞级因子。

但我们自己是否因我们对大脑的认知加深而有所转变了呢？如果神经科学教育我们，思想是基于生物过程产生的，那么这难道不会对我们的态度和实践产生根本性的影响吗？为什么我们的个人责任和个人身份概念没有发生根本转变？为什么我们仍以百年前的方式给予奖惩？为什么我们仍在污名化心理疾病，以致对心理疾病的看法比对肾病或肺炎的观念还要糟糕？为什么我们会对作用在大脑和作用在身体其他部位的药物和技术有不同的感觉？有人可能会辩称，我们对神经科学中核心的心理过程的认知还太粗浅，不足以解决现实存在的问题。但在19世纪时，我们的社会也并不需要在微观了解病原体之后才放弃放血疗法。类似地，大多数接受过大学教育的人也不是必须对气候变化、宏观经济学理论或阿富汗部落主义有全面了解，才能抓取到一些基本情况并思考这些政策的含义。所以，如果神经科学还没有通过某些重要的方式改变我们的世界观，那么是什么阻碍了这一切的发生呢？

一个答案是，尽管我们逐渐加深了对脑科学的认识，但大多数人在生活中仍持有极度否定我们的思想和自我生物本性的观念。我们习惯性地在谈话和分析时将心理世界和物理世界区别对待。甚至即便我们从理智上接受了认知是生成于我们大脑内部及周边的物理现象，在实际操作中，我们也还是会把这一事实与自觉行为和想法分割开来。并没有人会在我们做白日梦时大吼大叫着阻止或刺痛我们，来干扰我们或提醒我们大脑的诡异存在。因此在大多数情况下，人类大脑的功能维持着一种抽象的、深不可测又遥不可及的形象。像发生在遥远国家的事件一样，神经生物学的发现能引人阅读或探究，但还无法触动人心。神经科学要改变我们，就需要我们和大脑有更私人的交流，而这需要我们丢掉一些夸张的奇想，因为那拉远了我们与思想器官的距离。

图片可以向我们展示，迷恋大脑将如何引发对它的不切实际的看法。当大脑出现在杂志或动画中时，它们是超现实的、自由飘浮的形

生物性思维

态，通常呈蓝色，散发着七彩的光芒——仿佛卢克天行者 ① 的第一把光剑，拥有神秘的能量，不断闪烁着（见图1.1）。我记忆中最深刻的是一个存活在绿色泥浆罐里的大脑，它发着光，不停搏动着。[44] 这个大脑属于电视剧《超时空奇侠》中的恶棍莫比乌斯，一个狂妄的杀戮者。在剧中，他遭遇了一起不幸事故。而在科学图像中，大脑最有可能被点缀上荧光色的斑点或是闪烁着的红色和黄色亮点，用以表示大脑在扫描中的活动模式。即使在神经学教科书的封面上，大脑也很可能是闪烁着的，通体发出如 X 光般的幽灵光芒。[45] 这些图像就像古代神像克里斯里凡亭一样散发着迷雾般的神秘力量。它们让人想起文艺复兴时期的画作中以发光的小鸟来描绘的圣灵，或是世界各地宗教艺术中众神和圣人周身散发的耀眼光晕。

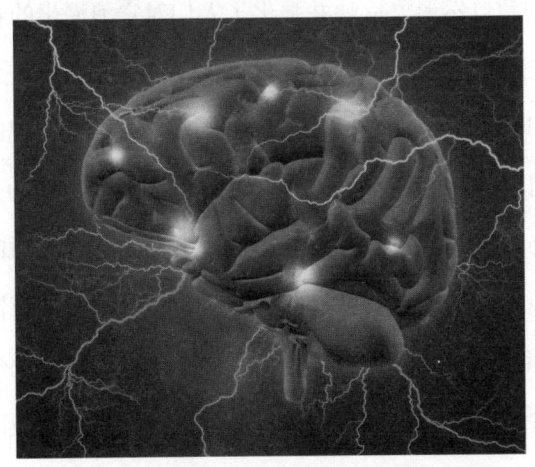

图1.1　一个典型的被神秘化的大脑

（版权来自 Adobe Stock 素材库）

---

① 卢克天行者是电影《星球大战》中的角色。——译者注

图片表达出的感受通常不如文字或有意识的思想传达的精准。众所周知，当毕加索不再爱恋他的情妇时，他会在肖像画中不断扭曲她们不够诱人的特征。艺术家曾经这样评论道："一个女孩从画中看出她正被踢出局，这一定很令人痛苦。"[46]从古代宗教器物到精神分裂症患者的幻象，心理学家卡尔·荣格在各种意象画面中辨察出无意识心理表征的证据。事实上，有些发光大脑的图像非常类似荣格原型之一——"太阳阴茎"。他所展示的"太阳阴茎"就像一种在历史中反复自发出现的半宗教性质的性欲形象。[47]在大脑皮质明亮的半球下方，延髓这一大脑中负责呼吸和心率等关键原始功能的调节器，如勃起的阴茎般突出。荣格应该会很喜欢这种相似之处。

大脑的超自然形象反映并强化了人们对它浪漫化的看法：它里面正在发生什么，它的功能是什么，它驱使我们做什么。大脑的神秘性促使我们中的许多人将它视为人性的精华，将我们自己的问题降级为大脑的问题，去研究它而不是吃掉它。像其他神秘事物一样，大脑蕴含着神秘和神奇的魔力，这种魔力将大脑与纯学术性质的关注区分开来。很多东西都可能发展成兴趣甚至让人着魔（比如烹饪、收集邮票、《龙与地下城》游戏），但很少有谁能拥有真正的神秘性。科学问题通常不会产生神秘性。甚至一些当今最引人注目的话题——癌症的成因、新发现材料的性质、机器学习算法——也许能激发人们为之极其执着地努力，但却不能像大脑一样产生诱人的吸引力。在那些与宇宙起源或意识本质等存在的基本问题有关的科学领域，神秘性发展

生物性思维

得最为强劲有力。

神秘性总是令人精神振奋，但同时也阻碍了启蒙和进步。在贝蒂·弗里丹（Betty Friedan）于 1963 年出版的具有革命性的书[①]中，女性的神秘性指的是全社会给女性定位的一种根深蒂固的保守态度。[48]弗里丹批判这种神秘性，因为女性不愿隐藏她们的抱负，以扮演传统女性在家庭中的角色。来自遥远地方的事物必然带有神秘性，且这种神秘性易于流行。几个世纪里，尤其是来自东方的神秘性在欧洲引发了无数丰富的文学作品表达，这类文学作品即东方主义文学。这一文化运动因其将东方人和他们的传统物化，现已被看作殖民主义的核心之一。[49]有些人会说，科学作为一个整体，有时也具有一种被滥用的神秘性。而需要科学神秘性包装的那些领域，则或不涉及自然世界，或缺少自然科学常见的确定性特征。种族主义理论滋生了欧洲帝国主义和第二次世界大战的残酷暴行，而利用科学客观性的威望将种族主义理论正当化的行为则最为阴险恶毒。

与之相似，大脑的神秘性是关于我们大脑的优越品质、进而关于我们个人的一个巨大错觉。在其影响下，我们脱离了思想基于生物过程产生的必然含义，并将思想的主体器官以本书即将探讨的方式理想化。当我们将大脑想象成涵盖一切对我们的个性、智慧和意志而言重要之物的万能结构时，我们就是在对旧时的精神性做回应。实际上，大脑的神秘性导致人们在心理上将对灵魂的陈旧信仰转变为对大

---

① 此书即《女性的奥秘》。——译者注

脑的崭新态度。 弗洛伊德写道，要想缓解这种转变，首先可以让病人意识到转变的影响。[50] 在本书第一部分的剩余内容中，我们将把自己置于治疗师的沙发上，检查和解构试图让我们否定有机自我的神经性幻想的几种表现。

第 2 章

我，机器人？

人为地将大脑和身体区分开来是大脑神秘性的一个决定性特征。在这一章，我们将看到，以非生物性的语言刻画大脑，尤其是随处可见的将大脑类比为电脑，加剧了这种人为的区分。真正的大脑是肮脏的，其中充斥着液体、化学物质和被称作神经胶质的胶状细胞。我们生物性思维（或心灵）的核心器官更类似于我们体内的其他器官而非人造仪器，但我们思考和谈论它的方式却常常误解和歪曲了它的本质。

在伦敦梅菲尔区 6 号伯灵顿花园外墙的壁柱上，有一座雕像让人联想起这种误解的悠久历史。它的原型是帕加马王国的克劳迪亚斯·盖伦，他有个更广为人知的名字——盖伦。盖伦可能是医学史上最具影响力的人物。作为雕像的他面露冷笑，仿佛正在下达冰冷的指令，神情中传递出骄傲和自负，而这种骄傲和自负源自他在角斗士的竞技场学会的技能，源自他前后侍奉过 4 位罗马皇帝的经历，也源自他在一千多年间代表着医学真理以及作为医学圣贤无法撼动的统治地位。盖伦雕像的手中放着一个头骨，象征着他在罗马贵族和学者面前通过公开解剖揭开的生物学原理。在刻有伟大知识名流的诸位圣贤像中，有盖伦的一席之地，这反映了他的医学发现及据统计超过 300 万字的丰富著作，这些作品在数个世纪里被阿拉伯和欧洲的学者像经文一样复制、扩充和详注。[1]伯灵顿花园远离盖伦的出生地小亚细亚，而在他的雕像两侧摆放的是维多利亚时代科学文化领域中标志性的杰出人物的雕像。这里的盖伦当然是一个虚构的人物，而不是在他的时代生存的那个真正的盖伦。

盖伦的调查研究为有关认知的大脑中心观取得胜利做出了重大贡献。尽管希波克拉底在盖伦时代之前 400 年已经宣称大脑是理性、感觉和情感之所在，但与盖伦同时代的罗马人仍然坚持亚里士多德的心脏中心观，即心脏和血管系统控制着包括大脑在内的整个身体。[2]对盖伦来说，心脏和血管系统在提供供给身体能量的"活力精神"的过程中扮演了关键却辅助性的角色。盖伦选择大脑中心观的依据主要来自对角斗士的创伤与行动缺陷之间的关系的观察，幸好后世科学家再也无法得到如此犀利的数据来源了。[3]

盖伦还做了认真细致的解剖工作，并使这种操作手法上升为一门艺术。他只解剖动物。人体被认为神圣（至少在角斗场外是这样的）而不可被实验污染，即便是死去的人也是如此。盖伦追踪实验对象的末梢神经并追溯至大脑基底，这为证明大脑在控制人体上独一无二的作用提供了证据。在一项著名实验中，一头活猪头部的喉神经被破坏，这导致了猪的失声。[4]盖伦也许让他的奴隶从当地市场购得了

　　　　　　　　　　　　　　　　　　　　　生物性思维

动物的尸体和尸块。在当时，被屠宰的动物的头很容易获得，毫无疑问，它们注定要成为富裕人家的桌上美食。盖伦医生将头部切开以揭示颅内明显的骨骼特征。他尤其对那些他认为是血管系统和大脑的交接处的结构感兴趣。盖伦认为这些结构为"活力精神"转化为"动物精神"提供了关键的帮助，而后者被盖伦认为是一种负责意识和心理活动的液体精华。这些可能的交接处包括脑室内缘——脊椎动物大脑的一个常见的充满液体的腔体结构——以及一个血管密布的奇怪网状结构，这个结构在盖伦的解剖探究中显得如此特别，以至于被命名为异网，或"奇网"。

在盖伦关于大脑的著作中，异网占有重要地位。[5] 它实际上是宗教中的赋灵在生物学上的反映，人们对这一结构的重要性的崇敬伴随盖伦真理般的著作流传了数百年。但就如同伯灵顿花园的雕塑一样，异网也是假象。文艺复兴时期的解剖学家发现，异网结构的形成只存在于动物体内，而在人体内并不存在。解剖学先驱安德烈·维萨里在他的不朽著作《人体构造》（1543）中自信地写道，人类大脑底部的血管"无法像盖伦详述的那样生成网状神经丛"。[6] 盖伦将动物的解剖结果直接套用在人的身上确实是错误的。受那个时代文化禁忌的影响，他的结论偏离了真相。然而作为大脑神秘属性的一个象征，被科学否定之后，异网仍在很长一段时间内继续吸引着人们的目光。在维萨里出版著作之后一百年，盖伦对异网的痴迷启发了英国诗人约翰·德莱顿，他写道："或许是命运的杰作在你的头中 / 异网 / 供奇想延伸 / 让我们使每一个卑劣的想法穿过它的网孔 / 而仅将丰富的思想捕获?"[7]

盖伦异网的故事告诉我们,大脑的那些突出却随意甚至错误的特征能够博得关注,是因为这些特征与当时的文化契合。在盖伦的时代,人们给予异网和它在由精神控制的人类思想理论中的作用头等重要的地位。在本章中,我们将会看到,在当今时代,这一重要地位被神经电及它在大脑功能计算机化的看法中的作用取代。我认为,大脑的神秘性源于现今大脑以机器的形象示人。我也会展示另一种更有机的描画大脑功能的图景,它将破除大脑的神秘性,并且与古代精神理论有着令人惊讶的相似之处。

———————

与其他自然奇观相似,大脑和思想在诗人的幻想中一直是备受欢迎的主题。早在德莱顿之前,柏拉图就写道,思想是一辆由理性操纵方向、由冲动提供牵引力的战车。[8]基于更深刻的生物学洞察力,神经生理学的开创性人物查尔斯·谢灵顿在 1940 年将大脑描述为"一台被施了魔法的织布机,其中上百万支闪烁着光芒的梭子编织着一个正在消融的图案,一个有意义但又无法长久维系的图案,一个由许多小图案交错变换形成的和谐图案"。[9]这个织布机的比喻被好几本书借用,成为它们书名的一部分,甚至还有专为它创设的维基百科网页。谢灵顿以纤维比拟大脑,唤起人们对盖伦异网的联想。[10]他还引用了音乐,这与其他作者将大脑喻为钢琴或留声机不谋而合,这两种

生物性思维

乐器都模拟了一种能力，这种能力使大脑将大量复杂但按时间有序组织的输出序列对外输送。人类学家阿瑟·基思（Arthur Keith）在《人类身体的发动机》一书中较为平淡地把人脑比作自动电话交换机，将大脑连接各种感觉输入端和行为输出端的能力概念化。[11]

当今最流行的是将思维类比为计算机，而且这一比喻颇有道理。如同我们的思维一样，现代计算机也拥有深不可测的智能水平。有人认为人类的意识和理解行为可被缩减为毫无灵魂的、由CPU（中央处理器）执行的数字处理模式，但批评家们反对这种观点。[12] 思维与电脑的类比对意识的忽略或轻视的程度如此高，以至于这一比喻贬低了我们自认为最特别之处。将思维计算机化的看法在人类思维明显优于计算机的年代出现，而这种对人脑思维的挑衅在当时给人们的刺痛感比现在强烈。现在情况几乎颠倒过来了：我们认为计算机将算法敏锐度、存储容量、精确度结合为一体，而我们自己的思维肯定无法与之相比。

大多数科学家和哲学家认可思维与计算机的类比，并且主动或被动地将这种类比融入他们的专业信条。由于思维与大脑联系紧密，将大脑计算机化的观点也同样流传甚广。我们的文化中贯穿着以电脑的形象描绘人脑的做法。其中令人印象最深刻的一个片段来自早期的电视剧《星际迷航》，一个外星人偷了斯波克先生的大脑，并将其装入一台巨型计算机的中心，由此控制了整个星球的生命支持系统。[13] 在科幻小说中，机器人的头部通常都有一台类似人脑的电脑或是有一个类似电脑的人脑，包括艾萨克·阿西莫夫的《我，机器人》中的正电子大脑和 2005 年电影版《银河系漫游指南》中偏执狂机器人马尔文的超大尺寸颅骨内的那个功能缺失的大脑。[14] 与之相反，由美国国防部高级研究计划局（DARPA）赞助研发的现实生活中存在的机器人将处理器置于胸腔内，甚至分布在全身。[15] 这样的设置虽看起来不那么像人的大脑，但却能在遭遇微小事故时提供更佳保护。当下流行的科学杂志中满是人脑－计算机的类比，在速度和效率上将人脑与一台真正的电脑做比较和对照。

但是人脑的计算机化观点能给我们带来什么好处？这种类比真的有助于我们理解吗？手指像粉笔，拳头像锤子，眼睛像相机，嘴和耳朵像电话……这些类比无须细说，因为它们之间的关联性实在太过明显。每一对类比对象中的工具的设计就是为了实现我们人类经过进化能实现的、但希望可以完成得更好的事，或至少稍有不同——这就是我们制造工具的原因。在某个时刻，我们决定要实现比大脑能轻易做到的计算量更大、速度更快的乘法运算，因此我们制造了能实现这一目的的工具。相似的工具被证明在其他各种需要用脑的事情上同样有用：记事情、解方程、辨识声音、开车及制导。大脑就像电脑，因为电脑被设计出来做我们人脑做的事，只是它做得更好。

大脑与电脑足够相近，以至于从数字时代的最早期开始，数学家、计算机发明人约翰·冯·诺依曼在写于 1957 年的《计算机与大脑》中就已经将人脑与电脑做类比。冯·诺依曼认为，在数字机器中执行的数学运算和设计原理可能与大脑中发生的情况类似。[16] 启发冯·诺依曼做出比较的两者间的一些相似点并不陌生。大家都知道，

生物性思维

电脑与人脑都依赖电。神经电可以被置于脑细胞之外的甚至位于头部以外的电极远程监测到，因此电活动成为大脑功能的一个尤为突出的标志。如果你做过脑电图，那你应该见过将细小的电线贴在你头皮上的情景（或是通过一个夹子连接），这样做能将你的大脑活动做电记录。这个监测过程有助于医生发现癫痫、偏头痛和其他异常病症的征兆。

大脑的电信号来自包裹神经元的膜两侧的微小电压差，类似电池两极间的电压差（见图 2.1）。与电池不同，跨膜电压（膜电位）随时间动态波动，这是由被称作离子的带电分子跨细胞膜流动引起的。如果跨神经元膜的电压因波动导致其偏离细胞静息水平的幅度超过 20 微伏，一个更大的电压高峰就会出现，称为动作电位。在出现动作电位期间，离子通过细胞膜的小通道在细胞内外来回流动，神经元电压经历约 100 毫伏的变化，并在数微秒内回归基线。当一个神经元呈现这种电能的闪烁时，我们就称之为"放电"。动作电位在空间上沿神经纤维以超过猎豹奔跑的速度传播，并且在大脑相距甚远的分区间能足够快速地交互，这对调控感觉和认知而言十分关键。[17]

大多数神经元以每秒数次至约一百次的频率爆发动作电位。[18]从这些方面来看，神经元的动作电位与电脉冲接近，而后者可使调制解调器和路由器不断闪烁，并允许我们的电脑和其他电子设备进行运算及交流。对这种电生理活动的测量是实验神经科学的核心支柱，而电信号通常被认为是大脑细胞用来交谈的语言，也就是大脑的通用语。

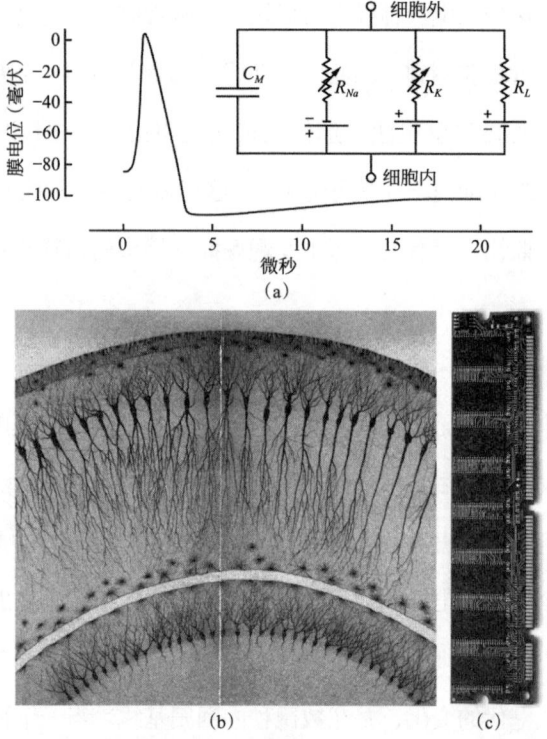

图 2.1 大脑功能的电子化类比和计算机化类比。图 a 为一次动作电位期间的跨膜电压随时间的变化关系，小图显示预测神经元膜电位的回路模型，模型依据电学传统做标记。作者是 A. L. 霍奇金和 A. F. 赫胥黎。图 b 为著名神经解剖学家卡米洛·高尔基画的海马区神经结构。图 c 为现代电脑的内存电路板（均授权自 Adobe Stock 素材库）

　　大脑拥有与电脑芯片中的集成电路颇为相似的回路。神经回路由通过突触连接彼此的神经元集合组成。许多神经科学家认为，突触是神经回路的最基本的单位，因为它们可以在神经信号从一个细胞传递给另一个细胞的过程中对其进行调节。从这个方面来看，突触就像晶体管。作为计算机电路的初级组成要素，晶体管在数字处理时通过开启和闭合来调节电流。人类大脑有着数以十亿计的神经元和数以万亿

生物性思维

计的突触，远远多于一台个人电脑中晶体管的数量。[19] 神经信号在突触中通常沿着一个主要方向传导，即从突触前神经元传递到突触后神经元，两个神经元分列突触的两边。由突触前细胞释放的化学物质被称作神经递质，它是信号交流中最常见的介质。通常通过突触使用的神经递质的种类来辨别突触的不同类型，而突触的不同类型由使突触前细胞提高、降低或更轻微地影响突触后细胞动作电位的放电频率决定。这与你的脚踩不同的汽车踏板会产生不同后果是类似的，取决于你踩哪块踏板，以及车挂哪个挡。

神经组织本身的结构有时和电子电路相仿。在大脑的众多分区中，神经元和它们彼此间的突触以固定模式组织起来形成局部连接，这类似于电子部件按规则排列组成微芯片或电路板。例如大脑皮质，即构成人类大脑大部分的复杂皮层，具有与大脑表面平行的多层结构，类似于电脑存储卡上的一排排芯片（见图 2.1）。

数字处理器中的电子电路在设计时被要求实现的任务，神经回路也能实现。在最简单的层面上，单个神经元在从突触前细胞接收、合并输入信号时会进行加减法"运算"。粗略来说，突触后神经元的输出信号，等于提高放电频率的输入信号之和减去降低放电频率的输入信号之和。这一初级神经算法是很多大脑功能得以实现的基础。比如，在哺乳动物的视觉系统中，突触前神经元在响应视网膜不同部位上的光时产生的信号，会在这些突触前细胞汇集到单个突触后细胞时相加。

神经系统的复杂性最终延展至大学高等数学中的概念。每当协助记录一件东西怎样随时间改变或累积时，神经回路就会进行微积分运算，而微积分是大学一年级教育的基础内容。当你移动身体或头部来凝视某样东西时，你就在进行某种形式的神经微积分运算，以此来跟踪你累积的移动；你利用数据让眼睛在反方向调整得恰到好处，这样当你在移动时，视线的方向才不会改变。科学家在金鱼大脑中发现了一群30～60个的神经元，它们似乎可以实现这种运算。[20]苍蝇的视觉系统在探测移动物体时需要进行另一种形式的神经微积分运算。为了实现这一可能，苍蝇视网膜中的神经元小群会比较来自空间中相邻位点的输入信号。[21]如果某个位点的视觉信号输入早于第二个位点收到的信号输入，这些小的神经回路就会发出信号以提示移动的存在。这类似于你即便没有亲眼看到行驶中的地铁列车，也可以通过相邻站点的到达时间来推断地铁的移动情况。

神经科学家在提到神经回路时认为，它们可以实现的功能远比微积分能实现的复杂得多——包括对象识别、决策制定及意识本身。尽管目前尚未描绘出执行操作的完整的神经网络，但人们通过对比神经元动作电位的放电频率与行为任务中的表现，发现了神经元执行复杂运算的标志。一个例子是剑桥大学沃尔弗拉姆·舒尔茨（Wolfram Schultz）为研究习得能力的神经基础而开展的一整套用电极记录猴脑情况的经典实验。[22]在舒尔茨研究小组的任务中，猴子要学会将一种特定的视觉刺激与之后的果汁奖励联系起来，这与巴甫洛夫用他的狗做的实验有相同的本质。实验初期，在猴子获得果汁时，它的大脑会触发位于腹侧被盖区的含有多巴胺的神经元。然而当动物在获得果汁

　　　　　　　　　　　　　　　　　　　生物性思维

之前接受视觉刺激的经历被不断重复之后，多巴胺神经元最终在得到果汁前的刺激开始时就被触发。这显示，这些神经元已经"预测"到每次刺激之后，果汁奖励会随之而来。值得注意的是，在这个任务中，多巴胺神经元的行为也十分类似于机器学习领域的部分计算算法。[23] 这种抽象的机器学习方法和真正的生物信号之间的相似之处暗示，猴子的大脑可能利用神经回路来运行与计算机使用的那种算法相似的算法。

在进一步将电子工程与大脑活动进行类比时，参考克劳德·香农在 20 世纪 40 年代创立的电子系统（如收音机或电话）通信可靠性理论，神经元放电频率通常被认为能够给信息编码。[24] 香农的信息理论在工程科学和计算机科学中经常被用来测量输入与输出间关联的可靠性。当我们将百万像素的相机图片压缩成千字节的 jpg 格式的图片而不损失其任何细节，或者在家或办公室通过以太网电缆传输文件时，我们必然会接触信息理论。为了让任务顺利完成，工程师们不得不思考怎样能有效恢复数字照片中被压缩的数据，又或者怎样让通过电缆传输的信号在每次上传或下载时快速而准确地被另一端理解或"解码"。这样的问题与如何在生物记忆中保存数据，以及动作电位的发生如何及时让感觉信息沿神经纤维到达大脑密切相关。信息理论和信号处理中的数学形式主义通常在量化解释神经功能上用处巨大。[25]

当我们将大脑视为一台电子设备时，用诸如信息理论或机器学习模型等工程学方法来分析大脑的数据就显得十分自然了。在某些情况下，大脑与计算机的类比驱使研究者进一步设想将大脑的某些部分与计算机的总体特征对应。在神经科学家兰迪·加里斯特尔（Randy Gallistel）和亚当·金（Adam King）于 2010 年出版的书中，他们提出大脑必定有一个读写记忆存储设备，类似电脑原型图灵机内的那种。[26] 图灵机通过从一盘磁带里读写 0 和 1 来处理数据，读写操作遵循一套规则（一个"程序"），而磁带构成了机器的存储器，类似现代 PC（个人电脑）的磁盘或固态存储芯片。[27] 加里斯特尔和金的理由是，如果高效率的电脑普遍依赖这样的读写存储机制，那么大脑也应该如此。当时普遍认为生物记忆基于神经元间突触连接的改变，而这两位作者的观点无疑是对这一观点的一种挑战，因为突触机制很难与图灵机的记忆模式关联起来。[28] 他们坚持认为这种突触机制太慢、太不灵活，尽管有关突触机制的实验证据出色得令人印象深刻。虽然加里斯特尔和金的假说没有受到广泛认可，但它仍旧是一个很棒的例证，证明大脑与电脑之间的类比可以优于从实验观察中衍生的理论。从大脑到电脑，再从电脑到大脑，人们很难区分是谁启发了谁。

———

大脑与电脑的联系有时也带有一点儿宗教上的味道。早期约翰·冯·诺依曼尝试将计算机科学和神经生物学统合的时间恰好与他在 1957 年因胰腺癌逝世前不久重拾天主教信仰的时间重合。[29] 虽然冯·诺依曼在 1930 年首次婚姻前夜经历过洗礼，但很少有证据表明，在冯·诺依曼生命的大部分时光中，宗教占有多重要的位置。人在临

　　　　　　　　　　　　　　　　　　　　生物性思维

终前将上帝当作灵魂最后时刻的保险是一种陈词滥调。如果同时还想将灵魂的物质基础打造为机器语言，乍一看有些不大协调。但从另一个角度讲，这些看法彼此还是可以轻松调和的，因为从世俗的层面看，将有机的思维等同于无机的机械装置，即便不为我们自己，也或许能为我们这个物种获得永生的希望。如果我们就是我们的大脑，而我们的大脑与我们能制作的仪器具有相同的结构，那么我们就可以想象大脑被修复、重建、复制、扩增，被输送到外太空，或者以睡眠形式被永久保存下去，直到时间合适时再被唤醒。当我们将大脑等同于电脑时，我们也悄然否认了我们真实的身体存在带来的麻烦又致命的迷茫和混乱，并将其替换成了非肉体的理想物。

一大批知名的物理学家在晚年时加入了冯·诺依曼的阵营，他们推测认知的抽象或机械的根源。在埃尔温·薛定谔提出波动方程 20 年后和提出那只著名的猫 9 年后，他假设原子和分子的统计运动能体现普遍存在的意识。[30] 他的理论虽与冯·诺依曼的计算机比喻相去甚远，但却同样认为心理过程在根本上是非生物性质的。另一个例子是著名宇宙学家罗杰·彭罗斯，在某些方面，他在理解黑洞上做出的贡献被他关于意识的评论掩盖了光芒。彭罗斯明确反对计算机可以模拟人类思维的意见，而致力于在量子物理的深奥原理中寻求自由意志的基础。[31] 就像计算机的比喻一样，彭罗斯的思维量子观点更多地基于物理学而非生理学，基于公式而非实验。生物物理学家弗朗西斯·克里克在与他人共同发现 DNA（脱氧核糖核酸）结构后，将注意力转向神经科学，他认为研究者应当在大型神经元综合体的电活动中寻找意识的关联。[32] 但即使是克里克冷酷的唯物主义和基于生物学的大脑观点，也几乎完全聚焦在大脑功能中的计算和电生理学的方面，而这些方面最能将大脑与身体其他部分区分开来。

尽管这些观点与其他观点迥然不同，但它们都存在着弱化大脑和思维有机的部分、强化与其他生物实体差异最大的无机品质的倾向。实际上，这些将大脑和身体区分对待的观点，与过去将思维与身体做形而上学的区别，即传统的心物二元论别无二致。通过这种区分，大脑取代了思维，并因此成了人类数千年来奋力寻求解释的非物质存在。

这种将大脑与其他身体部位划界区分的倾向，我称为科学二元论，因为它和心物二元论平行，都从部分科学思想中获取能量并与科学世界观共存。科学二元论是对大脑神秘性最常见的认知之一，我们将看到它在本书中以多种形式出现。它是和 17 世纪学者、冒险家勒内·笛卡儿最相关的一种哲学文化遗产——笛卡儿认为思维与身体是由彼此独立的物质构成的，这些物质通过彼此作用来驱动生命体。[33] 在笛卡儿的描述中，思维或灵魂（他没有做区分）通过部分大脑与身体互相作用，尽管他从未解释这种相互作用的运作方式。[34] 二元论的其他表现形式在全世界的宗教中普遍存在，比如灵魂在死后离开身体，并服从神的审判，有时还能找到新的附体。

在我们大多数人的日常生活中，二元论至少是一条隐含在内的原则。即使在礼拜场所之外，又或者我们不信教，我们也会用有别于身体的方式讲述思维和精神。比如，我们会说某人失去理智，或是谁缺乏精神。[35] 弗洛伊德精神分析法中的自我和本我，作为如今民间心理学中的常客，指引着它们被二元论认可的生活："我的自我告诉我这样做，我的本我告诉我那样做。"而我们的行为也反映了二元论。举例来说，一个白领工作狂如果没有把精神健康的重要性与身体健康的需求联系起来，就可能诱发早期心脏病，甚至在肉体消亡前生产力下降。在其他情况下，人们可能害怕受到其他人永远不可能目睹的关于心理违法的审判，耶稣认为心理违法是"内心深处的"犯罪（《马太福音》5:28），但是无神论者也许同样了解这种感觉。我们这里的焦虑是二元论的一种表现，因为我们至少在潜意识里认为，思想可脱离身体而单独被获取，也许甚至在我们死后也可以。

在像笛卡儿这样的传统二元论者的视角中，思想或灵魂就像一个遥控着身体的无形操作者。另一方面，在科学二元论里，这个操作者不是非物质存在，而是活在身体里的物质化的大脑，虽然它的作用同样成谜。与宗教和哲学二元论不同，科学二元论很少是人们自觉持有或公开宣称的观点。很少有学过科学知识的人真的相信大脑和身体在物质层面上是分离的，但是他们可能在思考、运用修辞甚至实践中区别对待大脑和身体。通过科学二元论，一些人可以继续对无形灵魂持珍爱态度，而不必相信灵魂或思想真的没有形态。在这方面，科学二元论像一面镜子，反映了许多无神论者的本能道德，或即使是我们后现代社会最开明的角落也隐含着的性别歧视和种族主义。在这里给出的每一个例子中，老式思维习惯都超越了它们最初赖以衍生的宗教或社会学说。

与其他偏见一样，科学二元论有时可以被明确地表达出来。以

Xbox（微软第一代游戏机）视频游戏《体脑连接》为例，该游戏"融合了大脑和身体的双重挑战，成就最佳游戏体验"。[36] 尽管提到了融合，但这里的语言却将大脑与身体看作彼此功能互补而不重叠的非连续单位。关于科学二元论，比较含蓄的例子是冯·诺依曼、薛定谔、彭罗斯、克里克这样的科学家描绘出一幅非生物性质的大脑图像，缺乏像其他组织器官那样潮湿而又黏糊糊的质地特征。这些学者没有在大脑与身体之间划出明确的界限，但他们的文章仍然暗示大脑的构成或行为模式是特殊的。在每一个例子中，科学二元论都提供了维持思维神圣化的一种机制——将大脑的功能与活动过程区分于世俗普通的身体的那些功能和活动过程，比如消化或癌症，甚至是保护我们的大脑不被吃掉。但是我们应该看见，关于大脑生理学的更有机的看法一度很常见，而且越来越多地被近期的科学复活。

————

1685 年 2 月的一个早晨，英格兰国王查尔斯二世走出他的私人房间进行日常盥洗。[37] 他的脸色看起来很可怕，他对助手们讲话时声音含糊不清，思绪明显飘忽不定。在仆人为他剃须时，他突然面色发紫，翻白眼。他试图站起来，但却佝偻着身子倒进仆人的怀里。国王被平放在床上，一名医生走上前，用小刀划破国王的静脉抽血。国王的头贴着热烙铁，被强制喂下"从人的头骨中提取的可怕煎汤"。国王清醒过来并再次说话，但看起来非常疼。由 14 名医生组成的团队等候着继续给他放血——总共24盎司^①——但是很明显，他们没能挽救他的性命。国王陛下在4天后过世。

尽管当时国王被下毒的谣言甚嚣尘上，但更多的人相信查尔斯二世死前罹患中风，在中风时大脑血管发生堵塞或破裂。中风每年影响全世界数以千万计的人，并且仍是导致神经损伤和死亡的主因。目前人们已开发出降低中风风险的治疗方法，在中风发生时帮助保护大脑。然而，在17世纪的思想中，中风一类的大脑疾病，与影响全身各个部位的疾病一样，都被认为是由体液失衡引起的。体液指人体内的液体，四种体液之一的血液（其余三种为黑胆汁、黄胆汁、黏液）含量过多，被认为是引发中风的原因。[38]放血疗法被认为可以释放多余的血液，从而帮助病人消除症状。

我们之中许多人在上学时被教导对体液学说持嘲讽态度，我们很难将大脑想象成一锅体内液体的汤。目前关于大脑认知功能的神经中心观点，最受关注的是神经元和神经电的作用，因为这些特征，大脑与电脑的类比才最吻合，而且似乎这些特征天生就是干燥的、机械化的。虽然电脑很难抵挡液体的"攻击"（你可以试试向你的手提电脑洒一杯咖啡），但大脑实际上富含与神经生物学密切相关的液体。大脑容量的1/5由充满液体的空腔和空隙构成。[39]其中大约有一半由血液占据，另一半由脑脊液占据，脑脊液是大脑海绵状脑室内膜产生的一种透明物质，它的生成过程与盖伦提出的"动物精神由活力精神产

---

① 1盎司为28.41毫升。——编者注

生"的理论惊人地相似。脑脊液填充脑室，在直接连接所有脑细胞的细胞外入口进行快速的交换，将脑细胞浸泡在含有离子、营养物及与大脑信号有关的分子的混合液中。大脑细胞本身大约占脑容积的80%，同样充满细胞内液，细胞内液含有 DNA、其他使细胞工作的生物分子及代谢物。

也许更令人惊讶的是，至多只有一半的脑细胞是充满魅力的、带有电活性的神经元，它们夺走了神经科学家的大部分注意力。较少引起人们注意的细胞是神经胶质细胞，它们是较小一些的没有突触的细胞，不会形成让人联想到电线的长连接（见图 2.2）。[40] 这些细胞在历史上被认为只在大脑中提供单纯的支持作用——神经胶质这个词衍生于希腊语的"胶水"，这是另一种液体——但在大脑皮质中，它们的数量超越神经元，与神经元的比例可以达到 10∶1。大脑的概念中如果不包括神经胶质的作用，就仿佛一堵没有砂浆的砖墙。

奇怪的是，通常正是脑解剖结构中的非神经元部分与许多知名的脑部疾病直接相关。脑癌中最普遍也最恶性的一种——多形性胶质母细胞瘤，是由神经胶质细胞不受控制地增殖导致的，癌症继而导致脑液压力积累上升，在大多数情况下，这是导致死亡的最终原因。这种可怕的疾病在 2009 年杀死了马萨诸塞州参议员泰德·肯尼迪。[41] 血管与周围脑组织间的液体交换被干扰与中风、多发性硬化、脑震荡和阿尔茨海默病密切相关，其中许多种病尤其影响血流或血脑屏障的完整性。[42] 血脑屏障是围绕血管的紧密相连的细胞形成的网络结构，可以调节血液和大脑之间的化学物质运输。

生物性思维

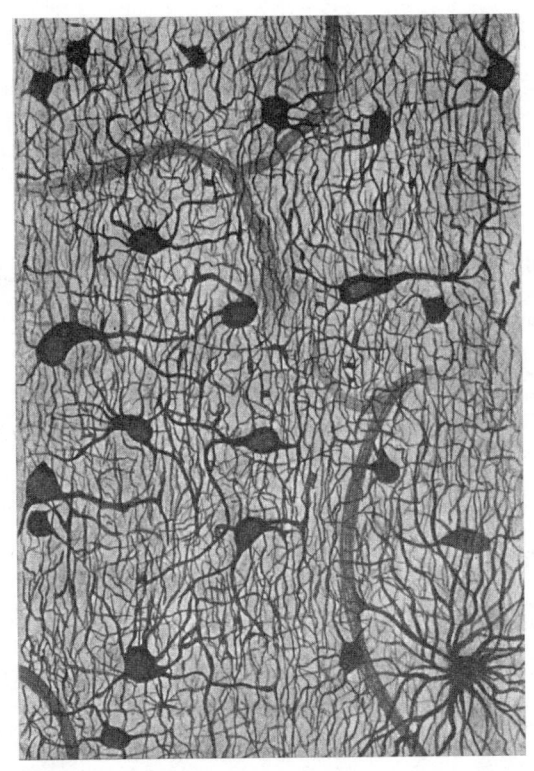

图 2.2　1928 年，由西班牙神经科学家皮奥·德尔·里奥·霍尔特加（Pío del Río Hortega）手绘的猫小脑神经胶质细胞示意图，图中也显示了血管（浅灰色粗曲线）

思考中的大脑真的与患有神经性疾病的大脑不一样吗？当前研究表明，曾被视为"局外人"的大脑胶质和液体，实际上深度参与了脑功能的许多方面。近年来惊人的启示之一是，研究者发现了神经胶质细胞经历着与神经元类似的信号传导过程。通过分析神经元和神经胶质细胞的显微级视频，研究者已经证实，神经胶质细胞可以与神经元对相同的刺激做出响应。几种神经递质促使神经胶质细胞中的钙离子产生波动，这一动态现象也在神经元中被观察到，并被认为与电活动密切相关。在星形胶质细胞中，钙离子的波动与附近神经元的电信号呈现相关性。[43] 我在麻省理工学院的同事姆里甘卡·苏尔（Mriganka Sur）和同伴们的研究表明，雪貂视觉皮层中的星形胶质细胞对某些视觉特征比神经元响应得更灵敏。[44]

脑部的血流模式也与神经元活动紧密相关。大脑区域在被激活时，会出现局部血管扩张及血流量增大的协同现象，称为功能性充血。功能性充血的发现要归功于 19 世纪意大利生理学家安杰洛·莫索（Angelo Mosso）。[45] 他利用一种叫作体积描记器的超大号听诊器般的装置，通过婴儿的囟门和成年人受伤破裂的头骨，无创监测血容量在头部的搏动变化。莫索最著名的监测对象是一个名叫贝尔蒂诺的农夫，监测发现，每当地方教堂钟声响起，有人叫贝尔蒂诺的名字，或者他需要考虑多种任务时，他的大脑搏动就会加快。这些实验是现代脑部扫描技术的前身，现代脑部扫描技术使用正电子发射断层成像（PET）和磁共振成像（MRI）代替体积描记器，来绘制三维空间中的血流变化。

神经胶质细胞和血管对激活神经元的多个相同刺激做出响应，这一现象凸显了脑组织的多重本质——神经元有"同居伴侣"，但这一事实无法证明非神经元的因素具有支持之外的其他作用。而以神经元为中心的、计算机化的脑功能观点可能认为，神经胶质和血管类似于保持电子设备运转的电源和降温风扇，它们面临随着 CPU 的工作负荷高低变化的要求，但是它们自己不会做任何运算。如果这一描述是准确的，那么刺激不依赖于神经元的神经胶质或血管对其他神经元活

　　　　　　　　　　　　　　　　　　　　　生物性思维

动的影响将会小到可以忽略——但最近的结果与这一假设相矛盾。

例如，一些证据表明，除了对神经活动做出响应，血流变化还可能影响神经活动。某些作用于血管内的酶类的药物似乎可以间接改变神经电活动，这意味着血管可以将化学信号传送给神经元。[46] 也有迹象表明，充血期间的血管扩张能通过一些神经元表面的压力感受器刺激神经元。[47] 如果这是事实，这就类似于我们的触觉通过指尖的压力产生。最近越来越多的神经科学研究结果支持神经胶质细胞的功能性作用。采用光遗传学刺激技术有选择性地激活神经胶质细胞，可以改变附近神经元自发性的和刺激诱导性的放电频率。[48] 神经胶质活动甚至可以影响行为。在其中一个例子中，日本国立生理科学研究所的松井浩（Matsui Ko）和他的团队证实，刺激小鼠小脑的神经胶质细胞会影响眼部运动，而在以前，人们认为眼部运动只受神经元协调。[49]

关于脑部非神经元成分造成的影响有一个特别的例子，来自罗切斯特大学的麦肯·内德加德的研究。她的实验室将人的神经胶质细胞的前体细胞，即成熟后会分化为神经胶质细胞的干细胞，移植到发育中的小鼠前脑内。[50] 当小鼠成年后，它们的脑部富含人类的神经胶质细胞。这些动物继而被测试分析它们将短音与随后的轻度电击关联起来的能力。在这样的程序中，暴露在短音－电击组合下的动物开始对音调做出反应，如同它们平时对电击做出反应一样（通常表现为僵住）；动物越"聪明"，就会越快发现声调预示着即将到来的电击。在这个案例中，携带人类神经胶质细胞的小鼠在任务中的表现比只移植了其他小鼠神经胶质细胞的参照组小鼠好 3 倍。在学习跑迷宫的任务中，杂交小鼠也比参照组小鼠快一倍多，且在回忆任务时犯的错误减少 30%。如果就此假设小鼠表现变好只是单纯凭借新的神经胶质细胞，那就将问题过分简单化了。但这个实验还是证实，这些看起来平凡无奇的细胞能以非凡的方式影响行为。伴随这个结论而生的一个惊人观点是，人类认知成功的秘密也许部分在于我们曾经忽略的神经胶质细胞。

———

脑细胞间充满液体的蜿蜒狭窄的空间中发展出了另一种不符合典型运算模式的大脑活动，脑部大部分的化学生命产生在这些缝隙里。对一些人而言，关于脑内化学过程的这一想法可能会使他们想到 LSD[①]和大麻之类的致幻物。但对神经科学家而言，脑化学这个词主要指关于神经递质及被称为神经调质的相关分子的研究。大多数哺乳动物脑细胞之间的交流，强烈依赖神经元在突触分泌的神经递质，神经递质在突触前神经元发射电脉冲时被释放，之后通过神经递质受体——一种专门的分子级别"捕集器"——迅速作用在突触后神经元，用以诱导突触后神经元发射电脉冲的概率的改变。在这个大脑以神经元为中心的观点中，神经递质主要是将电信号从一个神经元传递至下一个神经元的一种途径。从某个层面来看，神经电确实是脑部的通用语，这

① LSD 即 D-麦角酸二乙胺，是一种致幻剂。——译者注

生物性思维

个观点看起来似乎是合理的。

但是现在，让我们想象一下另一种以神经递质为主要参与者的化学中心论。在这个观点中，神经元中的电信号传导使化学信号能够传播，而不是反过来。从化学中心的角度出发，电信号本身甚至可能被重新看作化学过程，因为电信号的产生需要离子。这和当下神经科学的标准正好相反，但是它有值得肯定之处。也许最明显的是，神经递质和它们相关联的受体，比神经电发挥更多样化的功能性作用，某些统计显示，在哺乳动物大脑中有超过 100 种神经递质，每一种都作用于一个或多个不同的受体类型。[51] 一次动作电位的意义取决于它诱导释放的神经递质是什么，以及它的作用位点在哪里。在部分中枢神经系统，比如视网膜中，神经递质的释放可以不需要发生动作电位。[52]

神经递质的效果也受独立于神经元的因素的影响。神经胶质要在神经递质被释放后清除它们，故而影响巨大。如果神经胶质吸收神经递质的速率发生改变，神经递质的数量就会被调控，就像浴盆的水位受排水口打开或闭合的影响一样。神经胶质也释放它们自己的化学信号分子，有时这些分子被称为胶质递质。像神经递质一样，胶质递质能在神经元和其他神经胶质细胞中诱发钙离子信号。胶质递质在行为和认知上发挥的功能性作用是当下研究的重点。[53]

神经化学物质的作用也受到扩散的严重影响，这是一种与细胞无关的过程，是由液体中的随机运动导致的一种分子的被动传播。扩散是油滴在水坑表面自发散开的原因，或者是牛奶中的显微级颗粒没有方向地起舞，即做布朗运动的原因。扩散也以一些重要的方式影响神经递质的突触后活动，虽然这些方式还未被完全弄清楚，但是它们与跨越神经元间回路连接的有序信息交流形成鲜明对比。现在人们已经知道，一些神经递质和大多数神经调质能从突触处扩散而出，继而远程作用在一些细胞上，而这些细胞并不与释放上述神经递质和神经调质的细胞形成直接连接。采用这种扩散方式的一种分子是多巴胺，我们之前在猴子的奖励学习的研究中见过它。可卡因、安非他命和哌醋甲酯这些麻醉剂的功效凸显了多巴胺扩散的重要意义。这些药物使脑内无法清除从突触释放的多巴胺分子，因此它们增强了多巴胺在脑部扩散并对多种细胞造成影响的倾向。[54]

神经递质扩散也是突触间交互作用的基础，后者是另一种非常规的脑信号传导模式，即从一个突触释放的分子侵入其他突触并影响其功能。[55] 从突触的角度来看，这就好像在与朋友打电话聊天时听到第三人在喃喃自语。不少研究记录表明，以谷氨酸为递质的突触，彼此之间发生的交互作用的水平出乎意料地高，而90%的脑神经元释放谷氨酸，它以在单个突触内迅速作用知名。[56] 这样的结果是值得关注的，因为它们挑战了将突触视为大脑基本处理单元的概念。相反，大脑中的突触间交互作用和神经化学扩散的更普遍效应，代表了体积传输的一些方面，因为它们通过组织体积而不是成对神经元之间的特定连接起作用。[57] 体积传输是由波动的神经递质浓度的重叠波纹引起的，似乎更像雨滴落在池塘水面，而不像有序电流通过电线。

所以从神经递质的角度来看，神经元是专业化细胞，与神经胶质和被动扩散过程一道，协助形成神经化学物质随时间和空间的不同而变化的浓度。神经递质反过来影响脑细胞，使其产生更多局部和远端的神经递质。大脑一旦接收感官刺激或做出决定，神经递质就会打着旋涡涌现，其中混有化学成分，这些化学成分在胞外空间持续不断地来回变化。透过这锅由浑浊的化学物质"炖"成的"汤"，神经元的导电性质看起来几乎无关紧要——任何能够快速转换化学信号的机制都可以做到。确实，在有些小型动物，比如秀丽隐杆线虫的神经系统中，电信号弱得多，而且动作电位尚未被记载。[58]

以这种方式看大脑更像是古人视角，没有四种体液，而是一百种活力物质在大脑细胞外的力量大厅里争夺影响力，更不必说在每个细胞内工作的数千种物质。这个化学大脑无聊、世俗，但是具有生物性，这与计算机时代光彩夺目的科技化大脑或由量子物理学和统计力学驱动的灵巧大脑的形象相悖。我们可以将化学大脑想象成一锅由原始生物成分熬成的汤的后代，这锅汤在地球年轻时的太古代环境中创造了生命。我们也可以将化学大脑想象成化学肝脏、化学肾脏和化学胰脏——我们吃的内脏，也就是围绕这些液体的产生与加工来发挥功能的所有器官——的近亲。这样想的话，大脑就失去了一些神秘性。

————

我是众多不幸的灵魂之一，因为我太晚才发现侯世达拥趸甚众的经典作品《哥德尔、艾舍尔、巴赫》。当我的大学室友试图用贯穿整本书的令人眼花缭乱的谜语逗笑我时，我还在物理和化学作业里埋头用功。当青春不再后，我终于捡起了这本书，这时的我既没有耐心，也没有年轻人般的灵活劲儿，来给予这些谜语应有的关注。尽管我爱巴赫，欣赏艾舍尔，还一直痴迷哥德尔，但我的思想已经封闭了，我实在无法醉心于书中对意识的神秘冥思。在这本书的某一章中，侯世达解释了他在 20 世纪 70 年代所见的神经系统结构，这一事实性的解释和如今的科学惊人地一致，这也从某些方面说明了神经科学这一领域的发展有多么缓慢。这段描述也充分揭示了科学二元论。侯世达全身心接纳大脑与电脑的类比，他假设"思考的每一方面都可以被看作对一个系统的高水平描述，这个系统在低水平上被简单甚至正式的规则管理着"[59]。

《哥德尔、艾舍尔、巴赫》的另一个段落与我试图在本章说明的观点产生了强烈的共鸣。这个段落描写的是绘画及其他艺术形式中人像和背景的关系。在侯世达讨论的案例中，背景也有权利成为主题，最能证明这个论述的要数一个花瓶与两张脸的图像（见图 2.3）。在现代神经科学中，神经元与神经电构成了大脑的人像，与此同时，大脑功能的其他组成部分构成了背景。这个格式塔艺术对大脑的计算机化解释和脑体二元论的存续有着巨大的贡献。但是就像视觉感知能从花瓶无缝转移到脸再转回，我们对大脑功能的看法也可以轻易地转变为强调非神经元、非电的特征，它们使大脑看起来更像其他器官。化学物质和电、主动信号传导和被动扩散、神经元和神经胶质都是大脑机制的一部分。抬高其中某些成分的地位使其超过其他成分，就像是在一个时钟里选择最重要的齿轮。旋转任一齿轮都会让其他齿轮转动，移除任一齿轮都会破坏时钟。由于这个原因，试图将认知过程简化为大脑的电信号传导，或者是它的电线——电信号传播所通过的神经纤维，这种做法往好了说是过于简单化，往坏了说是错误的。

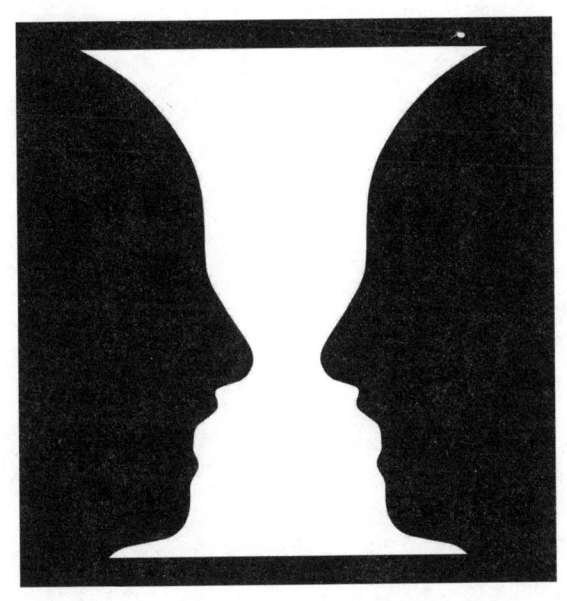

图2.3 脸和花瓶的错觉

我们欣然接受了大脑依据独特或理想化的原则发挥功能的观点，而这些原则在很大程度上与生物学格格不入。这正是大脑神秘性的后果。当我们将大脑想象为功能强大的计算机，想象为潜入我们头骨的奇妙假体，而不是由肉和液体构成的、在头骨及整个身体里搏动的潮湿混合物时，我们的大脑似乎最陌生、最神秘。除了认为灵魂的器官是抽象的、干燥的、缺乏体液的，还有什么办法能够维系我们灵魂的抽象形象呢？我们将看到，这只是大脑理想化的观点与一种更自然主义的观点产生冲突的方式之一，这种更加自然主义的观点将大脑与思想嵌入生物和环境的背景。在下一章，我们将要着重考虑，普遍强调大脑的极端复杂性如何帮助形成大脑的神秘性，以及大脑与身体的二元区分。

第 3 章

它很复杂

在这个互联网主导的世界，很少有什么能和 Facebook（脸书）上"很复杂"的关系状态一样神秘。[1] "很复杂"是否意味着你正处于一段没有承诺的性关系中？是否意味着你正处于多角关系中？是否意味着你即将与他人在一起或者分手，但尚不确定会往哪个方向发展？是否意味着你瞒着某人出轨了？无论它意味着什么，在用户数量超过 10 亿的社交网站上发布"很复杂"的关系状态就是在邀请别人向你提问——而且你大概可以借此机会编造一个你能想到的最模棱两可的复杂答案。如果你想在自己周围制造神秘感，"很复杂"绝对是适合你的关系状态！

"很复杂"或其他有类似效果的言辞也是你可能听过的对人脑的形容。作为一名一流的神经科学家、处于学术前沿的艾伦脑科学研究所首席科学官，克里斯托弗·科赫称大脑是"已知宇宙中最复杂的物体"[2]，他的意见得到了无数人的共鸣。神经生物学家和畅销书作家大卫·伊格曼有一句妙语："如果我们的大脑足够简单，我们就不能足够聪明地理解它。"[3] "没有一台电脑接近它的复杂性。"记者阿伦·安德森在《经济学人》中写道，"一整套全球通信网络也无法做到。"[4] "我们无法理解大脑。它是宇宙中最复杂的事物。"[5] 英国最著名的精神病医生之一罗宾·默里在英国广播公司 2012 年的广播节目中评论道。甚至在三百年前，法国著名哲学家伏尔泰就曾以一种愤世嫉俗的方式评论了大脑的复杂性："人脑是一个复杂的器官，它拥有强大的力量使人类找到理由继续相信任何他们想相信的东西。"[6]

大脑的复杂性能庇护我们的信仰吗？如果我们不想质疑我们对意识、个性和自由意志持有的观念，那么迷宫般的大脑就是这些信仰完美的藏身所。认定大脑高深难懂也许会对人们理解认知造成巨大的困难，或者使人们名正言顺地用非科学的途径来理解思维。来自创世研究所的一位作家声称："一个系统越复杂，就越有可能被认为是有意设计的。"[7] 该研究所推动了以《圣经》为基础的伪科学的发展。大书特书大脑的复杂性或许也能帮助激发人们对神经生物学的兴趣，或者名正言顺地为脑科学获取更多资助。又或者，这只是陈述事实而已。不管最终结果如何，强调大脑的复杂性有助于使它与自然界中较不神秘的方面——比如我们身体其他部分的生物学——保持距离。在这一章，我将讨论大脑无与伦比的复杂性，但同时，我认为这种复杂性的重要意义经常被过分夸大。我们应该牢牢把握大脑的复杂性，同时不舍弃思维基于生物本质的观念。

生物性思维

在大脑成为众所周知的神秘复杂体之前，星星是神秘主义与复杂性交会的体现。传说中的印度圣人毗耶娑将天体描绘成一只将火星叼在嘴边的宇宙海豚，土星在它的尾部，太阳在它的胸前，而月亮是它的大脑。[8] 海豚的腹部是"天上的恒河"，是印度教圣河在地球上的耀眼光辉映照于天外的一道亮光。对古希腊人而言，海豚的腹部是一条乳白色的连续带状体，被称为 Galaxias（银河），通过其拉丁文名字 Via Lactea 传入英语，成为银河的英文名字 Milky Way（字面意思是"牛奶般的路"）。在希腊神话中，赫拉将正在吸吮乳汁的婴儿赫拉克勒斯从怀中推开时，乳汁洒落化为银河。有多个世纪，全球各地的观察家猜测银河可能不仅仅是夜空中的一抹朦胧不清的雾气。11 世纪的摩尔人学者阿凡佩斯（Avempace）预言，银河是许多"彼此紧挨着的固定不动的星星"发出的光芒。[9] 但直到欧洲文艺复兴晚期，银河系的颗粒性才被直接观测到。"借助最近发明的望远镜，"伽利略在 1610 年写道，"天文学家的双眼直接彻查了银河中的物质。任何欣赏过这一景象的人都不得不承认，银河不过是由大量极小的星星组成的。"[10] 借用具有革命性的光学仪器窥视夜色，伽利略分辨出了大量其设备所能瞄准的星星。他的发现如此重大，已然成为判断自然宇宙尺度和复杂度的量尺。

与银河系相反，当人们取下望远镜的镜片，用显微镜进行观察时，神经系统向人类展示了它的复杂性。波希米亚解剖学家约翰·浦肯野（当时对他名字的主流的德语拼写是 Johann Purkinje）是最早观测到大脑微观结构的人之一，1838 年，他在小脑中发现了神经元，现在，这些神经元以他的名字命名。在他的原始素描稿中，浦肯野细胞看起来就像成熟过度的洋葱，每一个都萌发了一两根"枝条"，神秘地变得越来越细，直到消失。[11] 囿于当时相对粗糙的光学系统，浦肯野只能观察到这些细胞，因为它们属于大脑中尺寸最大的细胞。他当时看到的每一个球茎状物体都是一个神经元的细胞体，是细胞最"胖"的部位，直径大约为 1/30 毫米。

直到 19 世纪后期，更好的镜片系统和染色技术得到应用，科学家们才能够看到洋葱的"枝条"伸向哪里，而答案十分惊人。每一个浦肯野细胞都会伸出数以千计的浓密分叉纤丝，它们被称为树突，每个树突的直径都很小，但加起来扩展的体积是细胞体体积的数百倍。每一个浦肯野神经元也会从自身生发出一条在脑组织中伸展超过两厘米的长根，称为轴突。类似的精巧结构在神经系统中无处不在，关于它的记录，最为著名的是神经解剖学家圣地亚哥·拉蒙·卡哈尔和卡米洛·高尔基的具体画作。[12] 但当人们考虑到人脑中这种细胞的巨大数量时，无论单个神经细胞的复杂程度给人多么深刻的印象，它此时都变得微不足道了。

复杂性确实通常与数量有关。莫扎特歌剧中的英雄人物唐璜是复杂的，因为他有 2 065 个情人，正如在所谓的目录咏叹调曲段[13] 中，他的仆人向心烦意乱的情妇解释的那样（想象一下唐璜在 Facebook 主页会怎么说）。最早为神秘的希格斯玻色子提供直接证据的阿特拉斯亚原子粒子探测器是复杂的，因为它有大约 1 亿个读取通道，它由一

　　　　　　　　　　　　　　　生物性思维

支大约有 3 000 名物理学家的团队经过五年多的时间建造而成。[14] 该探测器处理事件的速度为每秒 10 亿次，每个事件产生大约 1.6 兆字节的数据。[15] 现在我们知道，伽利略眼中的银河由大约 3 000 亿颗星星组成，整个宇宙拥有的星星数量可能是这个数量的逾 2 000 亿倍，也就是约 700 亿万亿（7 后面有 22 个"0"）。[16] 天文学家卡尔·萨根那耳熟能详的口号"数以十亿计"[17] 很难恰当地形容这些数字。大脑的复杂程度如何与它们相提并论呢？

　　用硬性数字量化大脑的复杂性其实要花费巨大的精力。细胞计数是最显而易见的方法，但用标准的组织分析法完成整个大脑的细胞计数几乎是不可能的。为了完成这项工作，巴西神经科学家苏珊娜·埃尔库拉诺-乌泽尔（Suzana Herculano-Houzel）开发了一个工业化程序。[18] 她的实验室在得到新鲜死亡对象的大脑后，会用腐蚀性化学物质结合机械研磨将大脑降解为黏稠的液体。但每个脑细胞都会有一个重要部分在这次破坏中存活，那就是细胞核。细胞核持有每个细胞的DNA，可以被用来识别它的来源是神经元还是神经胶质细胞。因而研究者们能够从已知体积的脑衍生稠浆中计算出细胞核的密度，并由此确定降解前的细胞总量。埃尔库拉诺-乌泽尔和她的同事采用这种技术计算出每个人类大脑中平均有大约 1 710 亿个细胞，其中约一半是神经元。[19]

　　人们可以采用一道更加烦琐的程序估算突触的数量。科学家们利用一种可牢牢附着在突触上的金属化学物质对死亡的大脑进行细致的染色。他们将大脑组织切割成厚度不足千分之一毫米的薄片，在电子显微镜下放大 50 000 倍后观察。通过计算很多代表性切片的突触数量，研究人员可以推算出所切脑区突触的平均数量。[20] 这个过程表明，人类大脑皮质中每个神经元的突触或达 10 000 个。[21]

这些细胞和突触的数量暗示了哪些关于大脑能力的事？如果我们将人脑简单地比喻为计算机，将每个突触想成按活跃度在 0 和 1 两位间切换的计算机比特，那么大脑的内存容量约是 100 万亿字节，大致能储存 20 000 部高清的长电影［想象把 Netflix（网飞）上的所有影片装入你的脑袋，你就会对这个量级有所体会］。但是大脑不是硬盘，它超大数量的突触主要是在细胞间传输数据，这个过程也会改变每个突触的强度。很多突触每秒进行数次传导并更新信息。你无法真的把所有 Netflix 影片存入大脑，但你数以万亿计的突触的功能远比储存影片的设备更加灵活多样。

大脑在细胞和突触上的复杂性是每个细胞中复杂元素组成的微观宇宙。每个细胞都携有人类的 3.5 万个基因。基因在不同脑结构中表达的情况不同。[22] 在小鼠中，人们仅通过基因表达模式就识别了超过 50 个相邻脑区和脑亚区。每个脑细胞携带大量的细胞器，细胞器是能储存遗传物质和消化废物的亚细胞结构。线粒体是"细胞发电厂"，是大脑中数量尤为丰富的细胞器，它们大约消耗了人体使用的能量的 20%。[23] 在更小的层面上，大脑包含数不胜数的生物活性分子。上一章所讨论的百余种神经递质、神经调质及大生物分子，比如在每个细胞内功能最为专业化的蛋白质和 DNA，都是生物活性分子中的重要组成部分。总的来说，大脑中的分子比宇宙中的星星还多——这是真正意义上的数以十亿计。

生物性思维

然而不少神经科学家会说，最能代表大脑复杂程度的并非组成部分的数量，而是组成部分间的相互作用。一桶水包含的分子数比大脑中的分子数多，但桶中每一个分子都只有单一的化学式 H_2O，桶内只可能发生少量的不同类别的相互作用。与此相反，大脑中的生物分子拥有众多不同的结构，它们与其他分子集合发生有选择性的、依赖于形状的相互作用。如果大脑中每一个分子类别用一个点表示，相互作用是两点之间的连线，那么这个结果会像一团由交叠的线组成的巨大毛线球，需要高级运算分析才能做出解释。

细胞内的分子复杂性存在于身体内所有器官中，但细胞间的相互作用又为大脑增添一层独有的复杂性。神经元中细长的轴突和树突以及星形胶质细胞的触角状细胞，让脑细胞能同时触及大量不同细胞。单个神经元有时有数百个这样的小突起，它们的作用就像传输电脉冲的电缆。将信息从大脑的一处传递到另一处的轴突可能有数厘米长，它们构成了大脑皮质的苍白色内核，被称为白质。据统计，一个正常成年人的脑白质中，神经纤维的总长度超过 10 万千米，能绕地球两圈多，比全美州际高速公路的总长度还长。[24] 肝脏与之形成对照，肝脏与大脑的细胞数量相仿，但细胞间的连接性却很受限。[25] 肝脏细胞在组织中紧密排布，但只有少数直接相邻的细胞间才有连接。与"生活在因特网时代"的脑细胞相比，肝脏细胞像是生活在马路和电话出现以前的时代。

如果要测绘全脑细胞的连接，那么即便是科学界的赫拉克勒斯也会被吓坏，但这的确是神经科学中的一个较新领域的任务，该领域名为连接组学。[26] 连接组学的研究人员大规模采用与电子显微镜计算突触相同的程序。然而，与检查每一片超薄脑切片不同，这些科学家系统检查了每一片切片，包括整个组织块中的每一个细胞和突触。受限于实施成本和高难度，到目前为止，研究人员只分析了体积小于一立方厘米的组织块，但人们已在获得细胞间连接的新信息。

在连接组学最早发表的研究之一中，温弗莱德·邓科、塞巴斯蒂安·宋和他们的同事分析了一小片小鼠视网膜。[27] 虽然从严格意义上讲，视网膜并不是大脑的一部分，但它的解剖结构与大脑组织非常相似，因而也被认为是中枢神经系统的一部分。经过自动化数据处理和 20 000 个小时的人工图像分析（幸运的是，这项工作由多人分担），他们勾勒出了视网膜组织块中的 840 个神经元的轮廓。平均每一个神经元与约 150 个细胞连接，与一个典型 Facebook 用户拥有的线上好友数量相近。人类大脑有 1 000 亿个神经元，让我们思考一下，它们的连接量意味着什么：如果每个神经元能连接 150 个细胞，那么单个细胞就将有约 $10^{1\,389}$（1 后面有 1 389 个"0"）种连接可能性。我们在自然界中能遇到的任何数字在这一数字面前都相形见绌，即便是宇宙中已知的 10^{80}（1 后面有 80 个"0"）这一原子数量，也被认为是微不足道的。尽管像这样的组态计数法对思考大脑结构而言是人为而非自然的，但这项结果向我们展示了，连接模式理论上可产生惊人的多功能性。

————

当我们以数字化的形式来考虑大脑的复杂性时，我们很容易接受

生物性思维

它的神秘性。在克服了大脑的复杂性后，我们可能会将大脑看作裹在重重迷雾中的谜。无论大脑是神造的还是演化而来的，我们如何才能明白它的运转方式呢？如果我们试图放弃理解大脑和它所有的美好属性，那或许是因为我们认为，人类的智慧根本无法与数以十亿计的细胞、数以万亿计的连接和数不清的分子斗争。

但在陷入绝望之前，让我们先来探讨人类大脑中数量惊人的细胞和连接到底在多大程度上解释了大脑的功能。一桶水少了一滴后几乎没有任何变化，我们甚至可以用物理学术语描述桶内所盛之物。类似地，难道我们不应该问，脑细胞个体和它们之间的连接在多大程度上与大脑功能有关？

有些答案看起来令人吃惊。其一关于大脑的尺寸。正常成年人的大脑容积从 1 升到 1.5 升不等，差异达到 50%。[28] 不过，脑容积与智力只存在微弱的相关性。有报告称，脑容积对智商只有约 10% 的影响。[29] 尽管有些脑容积的差异是因为细胞密度不同，但至少在小鼠中，脑容积的差异也与脑细胞的数量有关。[30] 因此人类大脑容积上的巨大差别可能是因为细胞数量和其所包含的连接数量不同，但这一差异并不对心理功能造成显著影响。在衰老和罹患疾病时，脑细胞的数量也会发生改变，但通常不会出现明显的认知上的后果。正常衰老过程中的大脑，其容量每年减少约 0.4%，而对阿尔茨海默病患者而言，在其确诊前每年减少的大脑容量就超过 2%。[31] 这可能说明，几十亿个脑细胞死亡后，人们可能只会出现轻度认知功能失调的状况。很明显，不是每个脑细胞都是神圣而不可破坏的。

一种引人关注的罕见先天性缺陷更是凸显了脑细胞的可消耗性。2014 年，一名 24 岁的女性走入一家中国诊所，告诉医生自己恶心和眩晕。[32] 这名女性有平衡失调的病史，而且直到七岁才学会走路和说话。当医生对她进行脑部扫描时，他们发现她的整个小脑脑区缺失。小脑关系到平衡和协调，而且恰是脑细胞最密集的部分。小脑占脑组织质量的 10%，但包含 80% 的神经元，也就是说，这位患者 80% 的神经元都消失了！尽管如此，但这名小脑缺失的女性在 20 多岁时结婚生子，生活似乎过得比较正常，只存在"轻度精神障碍和中度运动缺陷"。

类似地，以缓解癫痫为目的的颅内手术可能引发根本性脑部畸变。在极端情况下，医生有时会决定切除整个脑半球的大脑皮质。这一程序将患者的生命置于危险之中，并且常常导致患者对侧身体瘫痪。但从另一方面来看，在切除一大片区域后，大脑的耐受情况好得令人惊讶。约翰斯·霍普金斯大学医学院的一组外科医生在 30 年间对 58 名儿童进行了大脑半球切除术。[33] "我们充满敬畏，"他们后来写道，"在切除一半大脑后，无论切掉的是哪一半，很明显记忆被保留了，孩子的个性和幽默感也都被保留了下来。"这个结果格外值得注意，与小脑不同，通过大脑半球切除术被移除的脑区与人类认知功能息息相关，与其他动物相比，认知功能是人发展得最好的功能。这样的例子揭示了大脑的冗余程度之高。大脑相当多的部位可以缺失、被消灭、被移除，而人格和思想的关键层面则毫发无损。

　　　　　　　　　　　　　　　　　生物性思维

即使缺失了80%的神经元，人类大脑的大量组成部分仍可保留——如果有几百亿个细胞，那几十亿个细胞的损失算什么呢？受损和畸形的大脑就像被战争或饥荒侵扰的国家。它们"人口"锐减，但仍然保持着与健康大脑相同的细胞数量级，而且几乎完整地保留了很多生物机制。从受损大脑中存活下来的那令人生畏的复杂性，也许仍为感觉和认知所必需。但我们能拿掉大脑的更多部位而不牺牲其基本功能吗？目前并没有任何方法能确定人类大脑运转至少需要多少大脑的部位，但我们可以通过进化树中的近亲来推测。若考虑其他动物，我们可以问：认知能力的实现是否需要数十亿个神经元？大自然的答案似乎是否定的。

与"鸟脑"①的名声形成鲜明对比的是，我们的鸟类表亲为证实小颅骨能支持相当复杂的行为提供了极好的证据。耶稣出了名地鄙视鸟类，他坚持认为鸟类"不播种，不收割，也不收进仓里"（《马太福音》6:26）。但似乎能通过一个例子明确反驳他的观点。实际上，有些鸟类的确有类似于农民收割和储藏谷物的举动，这似乎能证明它们具备筹谋、计划和记忆的能力。1883年，杰出的博物学家查尔斯·阿博特在一片海滩附近记录了乌鸦囤积食物的著名事例。"我数次目睹，乌鸦从相当高的地方扔下牡蛎以使它们裂开。"他写道，"牡蛎在被扔

---

① 鸟脑（birdbrain），形容愚笨之人。——译者注

下后就留在原地，不受干扰，直到回岸的潮水影响了鸟类捕鱼充饥，这时鸟儿们就赶去享受它们智慧劳动的成果。你可能觉得不可思议，但这些乌鸦确实能认识到潮汐的本质，而且……物尽其用。"[34]

更普遍的是，鸦科动物，包括渡鸦、喜鹊及阿博特欣赏的乌鸦，都展示了灵长类动物之外的动物身上没有的智慧举动。[35]鸦科动物被证明能预测未来并为未来做准备，能制造和使用工具，能认出街上的人或镜子中的自己。埃德加·爱伦·坡的叙事诗中的预言乌鸦、罗西尼的歌剧《贼鹊》中淘气的窃贼喜鹊、伊索著名的寓言中那只从深水罐中喝到水的乌鸦，都是对这些鸟儿惊人技巧的赞叹。鹦鹉也以敏锐著称。早在古代，它们就因能口头交流及听从简单的指令而受到青睐。在一个著名的例子中，行为学家艾琳·佩珀伯格仔细记录了亚历克斯——一只她研究了 30 年的非洲灰鹦鹉——惊人的智慧举动。亚历克斯学习了一百多个英语单词，知道如何计算、分类及评论。"你这只火鸡！"[36]当有人或事让它感到不悦时，它会这样叫。

这些奇闻逸事的精妙之处在于，鸦科动物和鹦鹉的脑容积只有区区 7～10 毫升，还不到人脑的百分之一，但它们竟能做出这些趣事。[37]这些动物自身无法创作出埃德加·爱伦·坡的诗歌或罗西尼的咏叹调，但是它们的能力可以和黑猩猩、大猩猩平起平坐，而黑猩猩和大猩猩作为我们演化关系最近的"近亲"，拥有的神经元数量大约比鸟类多 20 倍。[38]尽管我们人类在智力和脑细胞数量上远超这些物种，但我们的大脑体积反过来又被鲸和大象超过，它们的大脑质量大概是我们的 3～5 倍，但它们的智慧远远不如人类（见图 3.1）。[39]这意味着大脑的绝对尺寸或它所有部件的数量并不能解释大脑是如何调节认知和行为的。

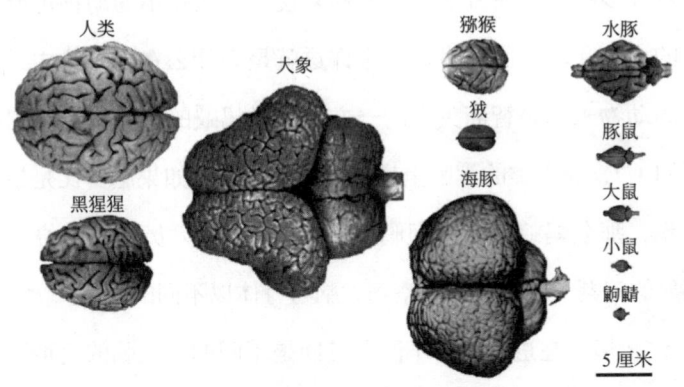

图 3.1　不同物种的大脑的等比例对照图。大脑图像来自威斯康星大学和密歇根州比较哺乳动物大脑收藏中心（www.brainmuseum.org），后者由美国国家科学基金会和美国国立卫生研究院资助

　　通过对体形差别巨大而其余方面差异较小的种群成员做比较可知，大脑的尺寸相对而言不那么重要。比如啮齿动物，小至非洲侏儒鼠（约 8 克），大到体形像猪的亚马孙水豚（40～60 千克），它们在相似的栖息地生存，有高度社会化的生活方式，并且它们的智慧程度看起来差得似乎不太多。水豚的大脑重约 80 克，包含约 16 亿个神经元，而侏儒鼠的大脑不足 0.3 克，其神经元可能不到 6 000 万个。[40] 这些相近物种的大脑与身体重量的对应关系并不令人惊讶——事实上，大脑与身体重量的比值有时被用来预判一个物种的智慧程度。但有的观点认为最复杂的大脑拥有最大尺寸和最多细胞，以上两种观点有着明显出入。小小的非洲侏儒鼠和巨大的水豚，其大脑与身体之比

分别是 1∶20 和 1∶500。根据这一计算方法，戴维实际上比哥利亚 [①] 聪明得多，虽然戴维神经元的数量只有哥利亚的 4% 左右。

对许多物种的研究表明，普遍来说，个头较小的动物可能拥有较小的大脑和较大的脑身比。也许这就是为什么在动画片中，体形较大的动物永远是智商欠奉的一方。一只蚂蚁的大脑重量是它身体重量的 1/7，而人类的大脑重量是身体的 1/40，如果脑身比是最重要的因素，那么蚂蚁会比我们聪明 6 倍。[41] 研究人员的结论绕开了这一明显的问题，因为他们观察到大脑与身体以不同的速度扩大（或收缩），这一情况在进化树的不同分支间是不同的。大脑的这种所谓异速生长意味着，如果某个物种经过长时间进化，体积增大两倍，而脑尺寸或是神经元数量可能仅增大一倍。如果物种向着尺寸增大的方向进化，那么身体重量可以再增大两倍，对应的脑容量或神经元数量也会再次翻倍。由于异速生长原则，蚂蚁脑身比的高数值可能无法产生与假想的人形昆虫一样多的认知能量。但是蚂蚁微小的器官仍旧产生了很多令人印象深刻的行为，激发查尔斯·达尔文做出这样的评论："蚂蚁的大脑是世界上最不可思议的物质微粒，也许比人类的大脑更奇妙。"[42]

大脑与身体的比例关系表明，拥有数以十亿计的脑细胞并不一定有益。相反，自然选择可能青睐大尺寸大脑与大尺寸躯体的组合，而选择这种组合的原因与智慧无关。一些生物学家提出，一旦考虑比例，智

---

① 戴维与哥利亚相比（David to Goliath），意思是一个矮小的人与一个高大的人相比。——编者注

力的优势其实就是因为拥有一个尺寸比想象中的大的大脑。[43] 采用这种考量方法，人类和其他灵长类动物就有了智力上的优势，其大脑尺寸和神经元密度大于其他体形相近的哺乳动物。但比例原则的普遍性也支持这样一个结论：大脑尺寸差异极大，也可以处在相同的智商水平上。

如果脑容量和细胞数量不是判断智力的关键，那么什么才是关键呢？在上一章，我们看到了一个有趣的现象，移植到小鼠脑中的人类神经胶质细胞可能使小鼠变得更加聪明。如果人类的神经胶质细胞有特殊之处，那么是否存在其他的细胞类型，它们在物种之间有差异，并决定了每个生物体的大脑能做的事？事实上，许多神经科学家相信，大脑是由一系列相对可控的细胞类型组成的，并由这些细胞所使用的神经化学物质和制造的连接类型定义。[44] 我们不妨把不同类型的细胞想象成建筑队成员：挖掘工、砖匠、泥水匠、屋顶工、水管工和电工。如果每种细胞在大脑不同部位的作用大致相同，那么了解大脑功能的任务就能大大简化——就像通过掌握搭建单栋建筑来大体了解城市的整体建设。研究者们现在正试图弄清楚有多少神经元种类和神经胶质细胞种类，以及它们都做些什么。神经生物学家也正在识别和学习不同细胞类型的特征性结构。皮层柱就是这样一个结构[45]，它是直径约为 0.5 毫米的多细胞单元，像马赛克瓷砖一样覆盖在大脑表面。

皮层柱及细胞类型这些构建单元的重要性表明，大脑的主要功能与这些组成部分的巨大数量可能并无多大关系。此法对其他器官很有效。比如，人类肾脏含有的细胞比大脑皮质的细胞多，但大多数肾脏细胞聚集在数百万个结构相同的肾单位中，它们共同运行，过滤血液并清除废物。胰脏也含有数以十亿计的细胞，但用一小组定义明确的细胞类型就可以解释它的功能，这些细胞制造了所有已知的胰腺激素。当下正在开展的对大脑结构和细分功能的实验分析为我们了解大脑功能带来了希望。这些简化的可能性与从小型大脑或受损大脑中得到的证据一并挑战着停滞不变的观点：如同用简单的数值体现的那样，大脑的复杂性让人们将它置于自然界或科学可及的范围之外。

"我不能创造的东西，我就还不了解它。"[46] 这是 1988 年，诺贝尔奖获得者、物理学家、偶像级书呆子理查德·费曼逝世那年，人们在他的黑板上发现的一句话。有些人引用费曼的名言作为理解大脑必须实现的目标。[47] 创造一个大脑意味着在实验室中从细胞开始进行物理组装，或是在电脑上模拟大脑。在欧洲，耗费数十亿美元的人类大脑工程尝试模拟一个大脑，方法是用电脑估测一千亿个"虚拟神经元"的聚合行为。[48] 在美国，这方面的努力旨在检测一个哺乳动物大脑内"每个神经元发出的每一次神经冲动"。[49] 很多神经科学家对这样的项目持怀疑态度，因为他们觉得这个领域尚未发展到能实现如此雄心伟业的程度。事实上，计算生物学家尚未成功模拟单个生物分子或细胞的行为，更不用说器官了，并且当前实验师几乎无法记录哪怕几百个大脑深处区域细胞的活动，更不用提全部细胞了。鉴于科学的现状，一个以细胞级分辨率对整个大脑进行模拟或监控的项目，可能就像我们在到达火星前就试图将宇航员送入其他星系。

　　　　　　　　　　　　　　　　　　　　　　生物性思维

神经科学为理解大脑所做的巨大努力，比如试图对每一个细胞进行建模或测量，反映了人们对大脑复杂性的强烈关注，而这在其他研究领域中还几乎未有先例。如果我们真的对人脑的结构和活动做全面的测量，我们也许能很好地阐明它的工作原理，但这看起来就像是捡了芝麻，丢了西瓜。让我们试着分析一起重大历史事件，比如法国大革命。我们采用的方法是追踪这片土地上的每条街道及每栋住宅里的每一位公民的活动。如果我们有条不紊地读取1789—1799年的所有数据，我们可能会感受到社会变革的苗头，探测到可以燎原的星星之火，但是没人知道我们能否识别关键人物——丹东和罗伯斯庇尔、雅各宾派和吉伦特派、乔装逃出巴黎的国王路易——或解释他们存在的重要意义，因为我们的注意力被另外2 800万名法国人中的个别人的滑稽行为分散。可能更多人以阶级和个人财富归类（想想细胞类型），他们以集体形式引发社会变革。

低等线虫是当今少数我们拥有其近乎完整的神经数据的生物之一，但我们仍然缺乏从任何层面创造这种动物的大脑的能力。[50]科学家们现在可以测量线虫神经系统中每个细胞的活动和连接性，但是对它的行为的模拟尚不成熟。[51]许多研究者可能认为，线虫神经生物学中最重要的见解并非来自对综合数据集的分析，而是来自一些有针对性的实验，它们将诸如爬行或产卵的特定行为与少数不同的细胞、基因或信号传导通路关联起来。最近，在生物学的其他领域，关于基因构成（基因的开启和闭合）及单个细胞中基因产物（蛋白质）之间的相互作用的数据已变得全面。现今这种所谓的组学级数据让科学家能够研究巨大数量的分子是如何在细胞生长和交流的过程中共同工作的。但诸如此类的信息影响最大时，就是研究者能把目标缩减到少量看起来尤为有趣的因素时。之后科学家们可针对这些因素做更细致的研究，以便更精确地检测其重要性。

这样的例子展示了把数据与理解混淆的误区。搜集详尽的信息不一定能使我们达到了解的程度，而了解也不一定依赖于我们能获得并分析的全部或大部分数据。比如你在开车前可能已经学过一些关于汽车的知识。安装有标准内燃机的汽车在膨胀的气缸中点燃气体，旋转曲轴，随后将动力传递给车轮并使汽车运动。即使你初步了解了汽车如何工作，也并不意味着你可以修理或重新组装它。为此我们需要学习力学。相反，如果你在看一辆现代汽车的平面图，甚至是一部讲解汽车运行机制的影片，即使你能识别出一些关键部件，你也可能仍无法明白大部分部件的功能。使用平面图来模拟汽车就更加复杂了，你可能需要大量不可见因素的信息，例如摩擦、燃烧效率和热传播这些远超汽车如何工作这一基本原理范畴的知识。

与理解一辆汽车的工作原理相反的是，实现对大脑的全面了解其实就是一个不恰当的问题。毕竟，作为运输乘客的媒介，汽车拥有基本且独立的功能。[52] 而大脑是多面、多用途的实体，无法从所属的生物体内分离出来孤立地运转。大脑如何支持意识可能与它如何指导决策、进入睡眠或癫痫发作在很大程度上完全不同。回想一下你自己的经历。当你与朋友聊天时，你可能会看向窗外，望着风中摇曳的树枝，回想起一行诗，在一天的疲惫工作之后舒展放松下来。但是你和

　　　　　　　　　　　　　　　　　生物性思维

朋友如何互动与你怎样感知树木、回想诗句、心情如何变化并没有什么关联。其实，我们可以尝试解释每个行为而不考虑其他行为。大脑在交流、视觉感知及情感调节等不同领域发挥的作用是以迥然不同的机制为基础的。我们或许能对它们分别有些了解，而且我们的确已具备大量关于这些不同过程的基础知识。

如果要求神经科学研究负责在单个细胞、突触或分子的水平上对大脑的全部功能进行解释，那就是在用一种特殊标准单独要求这个器官。这样的做法给研究者设定了一个几乎无法达到的目标，而且对有效理解大脑众多迥异的任务而言，这个目标可能既不充分也不必要。正如我们所见，大脑的许多部位可能对核心能力的生成是没有必要的。尽管大脑有着复杂神秘的特征，但它在数字形式上体现的高度复杂性并不会将它与自然界其他产物或身体的其他部分区分开来。因此，以复杂性掩盖大脑的真相其实是人为地将大脑与其他事物分开——这是另一种形式的脑体区分。

————

如果想要亲身体验人类的复杂，那就去东京吧。东京一直是世界上最大的城市区，它有超过三千万人口，经济发展水平高于大部分城市，城市的街景仿若由无数儿童积木堆积而成。这座城市从一个小渔村成长为大都市，被两次摧毁又经历两次重建，最终变为我们目前看到的模样，这座城市就是人类这一物种在现代社会取得科技成功的一个杰出证明。

如果想以另一种方式审视我们的复杂性，那就去拜访罗马的西斯廷教堂吧。五百多年里，这里被当作全世界最有影响力的宗教领袖们的私人圣所，它也是世界上最伟大的艺术成就之一——文艺复兴时期的人杰们辛劳数十载，完成了这座教堂从地面到天花板的壁画，其中的巅峰之作是米开朗琪罗震惊世人的《创世记》和《最后审判》，这些作品在西方文明中无人能出其右。与其他地方不同的是，西斯廷教堂表达了人性超越动物本性的能力。

如果要以第三种方式采样考察人的复杂性，你只需上网冲浪。因特网时代，信息技术革命让我们成为全球各个文化和国家、超十亿人生活的秘密共享者。几乎每一次重要事件、每一本书、每一件艺术作品、每一个创造性的想法或在这个世界曾经留下痕迹及还未留下痕迹的疯狂的情绪发泄……都在那儿等着我们下载。

如果将文明的复杂程度作为衡量每个物种的发展水平的标准，那么截至当前，人类大大优越于野外生物，以至于所有对比都没有任何讨论价值。很容易推测，人类极为复杂的成就必然是由同样复杂的思想和大脑促成的。如果我们认为，我们产生思想的器官与动物大脑相比，其复杂度可媲美我们与它们的文明相比的复杂度，那么我们可能会对了解我们的大脑如何工作感到绝望。

这种感觉有助于人类了解大脑复杂性的奥秘吗？我们的文化霸权能使我们产生人类神经优越主义的感觉吗？一种与之相似的态度促使19世纪的科学家，比如乔治·瓦谢·德拉普热和塞缪尔·乔治·莫顿，将大脑尺寸与不同人类族群间的文化先进程度及智力水平联系起来。[53] 正如我们在第 1 章学到的，据说，当时的结果主要按照大脑尺寸的区别证实了白人的优越性。这一结果得到广泛传播并且被视为科学种族主义的一种形式。在理解人和动物的差异时，这一思路存在较少的争议，但出于一些相同的原因，它可能还会受到质疑。

在进化的时间尺度上，文化与大脑可能是彼此分离的。人类大脑存在的时间大概比我们这个复杂的社会长得多。智人和我们人属的近亲已存在超过一百万年。这些人类祖先的大脑形态相当稳定，尽管大小有所差异。[54] 尼安德特人起源于二十多万年前，他们的大脑实际上比我们的大，然而在印度尼西亚弗洛雷斯岛上发现的距今更近的侏儒人的大脑大小只有我们的三分之一。[55] 大部分人类进化史留给我们的唯一文化遗迹是简单的石头或骨质工具。有记录的最早的艺术大约仅有 10 万年的历史，而城市化与农业出现在仅仅一万年前的新石器革命时期。[56] 在这些时代以前，我们的祖先也许不过是比乌鸦更懂得如何交流和使用工具、很有发展前景的动物罢了。

文明与大脑在当下也可以彼此脱离。无论人类大脑存在与否，人们都可能拥有复杂的现代生活方式，而且拥有一个人类大脑本质上不需要与发达的科技互动。甚至在当前，有些人类社会的发展也极少依赖于全球文明所取得的复杂成就，尽管它们的成员拥有与我们相同的生物学构造。例如，巴布亚新几内亚和南美洲"与世隔绝"的部落仍然保持着石器时代的习俗，并且几乎完全与现代化的社会隔离。[57] 另一方面，在我们的实验室、动物园和家庭中生活的许多人类以外的动物已完全陷入 21 世纪技术的包围之中。我们经过驯化的、被认为头脑不如人类复杂的朋友们则享受着现代医学带来的好处，它们食用经过处理的食物，摆姿势供人拍照和观赏，与各种各样的电子设备互动，就像我们一样。当然，我们的宠物和实验室动物是被动接触科技的，它们自己不创新——但话说回来，这样的情况也适用于大多数人类。

当我们从考虑大脑的构造转到错误考虑大脑与身体和环境的相互作用时，这种从文化复杂性推断出大脑复杂性的错误倾向预告了我们在后续章节将讨论的主题。我们会遇到像之前所见的确切的脑体区分，并且我们将愈加发现这些想法如何扭曲我们对人类精神和心灵的态度。

生物性思维

第 4 章

破除神秘

近期医学技术中最伟大的进步之一是神经成像的发展，这套程序让医生和科学家无须手术即可扫描头骨内的活体物质。该技术在科学上的影响力巨大，并收获了两项诺贝尔奖，而且在塑造流行的大脑概念方面做出的贡献也许比同时代神经科学的任何其他方面都要大。[1] 从流行程度和影响力来看，神经成像自身似乎就富有神秘色彩。当前，每年有超过一万篇涉及神经成像的医学研究类文章发表。[2] 大脑扫描也应用在看似不相关的经济和法律等领域。你或许见过大脑图像，它可能是旋转的三维立体图形，用来定位肿瘤，也可能闪烁着彩光，来显示一项任务或疗法对大脑产生的影响。如果你曾因神经性问题去医院就诊，那么你或许做过计算机断层扫描（CT）或磁共振成像，旋转的大脑或闪烁的彩光可能就是你的图像结果。神经成像是很多人最初认识大脑的途径。

最令人兴奋的神经成像的形式是所谓的功能性脑扫描，它利用成像观测大脑当前的活动，而非仅观测大脑结构。最常用的脑扫描是功能性磁共振成像（fMRI），我职业生涯的大部分时间都花费在研究这项技术上。在 20 世纪 90 年代，功能性磁共振成像作为绘制人脑活动最强大的方法出现，并成为各地神经科学项目的中流砥柱。[3] 在进行功能性磁共振成像实验时，研究者们从躺在成像仪器内的被试身上获取类似影片的一系列脑扫描结果[4]，然后通过分析这组图像，寻找与被试正在做或正在经历的事情相关的、随时间改变而出现的变化。这些变化能体现大脑的不同部分是怎样介入被试的行为的。利用功能性磁共振成像，研究者们能找到处理图形、颜色、气味、味道、错误、行动、情感、计算的脑区，以及更多有着其他功能的脑区。而更前沿的研究试图寻找由律师式思考或由对百事可乐而非可口可乐的偏爱决定其活动的脑区。[5] 在诊所里，医生和科学家采用功能性磁共振成像及其相关方法识别孤独症或精神分裂症等疾病。"以功能性磁共振成像为基础的研究改变了我们的世界。"[6] 这项技术的发明人之一布鲁斯·罗森说。

得益于功能性成像技术在科学与医学领域的重要性，在媒体和流行文化领域，功能性成像也是脑科学最受关注的一个方面。每年有上百篇与功能性磁共振成像有关的报纸文章发表，从而使成像技术成为现代神经生物学的一面旗帜。[7] 读者们被夺人眼球的标题吸引，比如"这是你的政治大脑"或者"小心新恋情烧焦大脑"。[8] 诸如脑成像能读取想法、曝光谎言、帮助市场营销人员为商品打广告之类的大胆推论特别引人注意。心理医生萨莉·萨特尔和心理学家斯科特·利连菲尔德在评论公众对这种故事的热情时，不无悲哀地感叹，功能性脑成像已经将其他分析心理和行为现象的有效途径取代。与此同时，他们承认，"人们很容易看出，为何脑成像会吸引几乎所有对他人的精神生活感兴趣的人"[9]。

人们可能也会想象，功能性成像通过提供直面活体人脑的机会，成为化解大脑神秘性的解药。功能性磁共振成像能直接观察我们头部正在运转的大脑，除此之外，还有更好的方式能抓住思想背后的生物性真相吗？在2008年发表的一篇广受探讨的文章中，心理学家戴维·麦凯布和艾伦·卡斯尔提出，大脑图像精准吸引了行业外的人，因为它"为抽象认知过程提供了一个实实在在的基础"[10]。但是我们将在本章看到，支持这一观点的证据不足。相反，大脑成像的结果容易产生矛盾的解释，给人们提供了在完全不同的思想和大脑的概念中自由选择的余地。就连识别负责不同认知任务的专业化脑区这一神经成像最重要、最具科学意义的贡献，也荒谬地强化了我们在前文看到的二元论观点。我在此提出，我们必须站得比当今脑成像技术所达到的高度更高，这样才能真实地理解大脑在人类本性中所处的地位。

———————

让我们从测试你对功能性脑成像真实数据的反应开始。图上是一对带有灰色斑点的黑色椭圆体（见图4.1）。在原图中，右侧椭圆体呈暗蓝色，左侧椭圆体闪烁着橘色和黄色的光。如果你对这些内容事先完全不了解，那你可能会认为这些图像不过是美化了的罗夏墨迹测验，准备接受你赋予它们的任何意义。但是今天，在接受过媒体无数相似画面的训练后，你可能知道它们是脑图像。

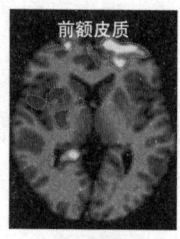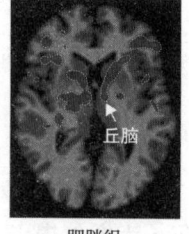

非肥胖组　　　　　　肥胖组

肥胖组参与者看到食物图像时，他们与
自控有关的脑区活化作用减小。

图 4.1　本图包括功能性成像数据，来自凯斯·胡克和玛莎·法拉赫进行的神经成像对信仰产生的影响的研究 。活化区域用细虚线表示，正＝浅灰，负＝深灰。经许可改编自 " Look again: Effects of brain images and mind-brain dualism on lay evaluations of research, " *Journal of Cognitive Neuroscience* 25 (2013):1397–1405, © 2013 by the Massachusetts Institute of Technology

如图所示，左右两边的两个椭圆形代表了来自不同组别被试的功能性脑图像数据。右侧的暗色大脑为肥胖组，左侧闪光的是非肥胖组。在另一幅图中，没有出现的闪烁彩光代表前额皮质这一脑区被激活。其下的注释写道："肥胖组参与者看到食物图像时，他们与自控有关的脑区活化作用减小。"这幅图的含义显而易见：大脑研究能解释肥胖者如何对食物做出反应。

你相信这些结果吗？你觉得它们有趣，还是感到惊讶？如果没有为脑图像配上注释，你还会有同样的感受吗？你对思想或灵魂的信仰是否影响了你的反应？假如你信奉宗教，你崇尚的真理有没有让你在

生物性思维

看到脑图像及注释时产生怀疑?

认知神经科学家凯斯·胡克和玛莎·法拉赫在 2013 年的一项关于人们如何对脑成像做出反应的调查中提出了这些问题。[11] 研究者尤其希望验证麦凯布和卡斯尔的假说,即脑成像受人关注的原因是它证实了精神过程有物理现实基础。胡克和法拉赫经推理认为,如果麦凯布和卡斯尔的假说成立,那么相信无形灵魂的人或许比其他人更容易对神经成像的结果感到惊讶和难以接受。向这些二元论者展示功能性磁共振成像数据,也许就像对否定外星生命存在可能性的人介绍外星来客一般。另一方面,相信思想是完全物质化的人应该不会对功能性脑成像感到困扰和担忧。这些通常被称作物理主义者的人可能已经认为大脑是奇迹发生之地,不会因为更多大脑与行为之间关系的新闻而感到吃惊。

令人意想不到的是,胡克和法拉赫发现,二元论者和物理主义者在见到功能性脑成像数据时有着相似的反应。尽管这些图为思想在大脑中的物理表现提供了证据,但似乎二元论者对此并没有比物理主义者表现得更为吃惊或感兴趣,反之亦然。在图中加入一幅真实的大脑图像也没有对参与者造成影响,只不过两组参与者都多生出了一点儿好奇心。"在 988 名参与者中,"研究者总结道,"我们几乎没有发现神经影像与自诩的二元论信仰之间存在关系。"如果说脑成像为思想的生物学基础提供了证据,难道不是应该的吗?

一流的神经神学家马里奥·博勒加尔写了几本书宣扬思想的非唯物主义观点,同时用脑成像技术记录下与神秘体验相关的神经现象。

2007 年，一篇发表在《科学美国人》上的文章将博勒加尔的工作描述成"在大脑中寻找上帝"。[12] 博勒加尔全然接受大脑的重要性，但他认为，大脑为脱离肉体的思想服务。"大量的科学研究，"他提出，"证明了我们的思想、信仰和情感影响了我们大脑中发生的事情。"[13] 在博勒加尔眼中，功能性磁共振成像设备是探测精神对物质大脑影响的工具，而非用物质来解释精神本身。

从胡克和法拉赫的调查到博勒加尔的研究，这些事例表明，功能性脑成像研究与关乎思想或灵魂的超自然信仰十分易于调和。假如我们运用功能性磁共振脑成像来揭开我们精神生活的面纱，我们似乎可以得到想要的答案。尽管有些人认为大脑产生思想，有些人认为思想控制大脑，但没人会对大脑参与其中的事实感到惊讶。甚至是勒内·笛卡儿这个名字俨然等同于二元论的人，也假设精神与身体通过一个叫作松果体的微小脑结构相互作用。神经成像还未提供能肯定或排除精神和大脑相互作用的信息，也因此不能基于神经成像来区分二元论或物理主义世界观。为了找出原因，我们需要揭开神经成像的面纱，更加仔细地审视它实际上带来了什么样的知识。

———

现代脑成像技术诞生于著名的网球锦标赛举办地温布尔登附近的一个简陋的医院房间内。[14] 1971 年 10 月 1 日，一名中年女子膝盖高抬，仰面躺在抬高的担架上。而后，她的头消失在一个大立方体

生物性思维

中，这个立方体大约 1 米长、25 厘米厚，边缘由一个沉重的支架支撑。与立方体一边相连的是一个圆筒形胶囊舱，它像赛狗场上的诱饵一般，平稳地从一角运行到另一角。胶囊舱运行结束后，立方体在患者头部快速旋转。胶囊舱不断运行，立方体不断旋转，就像笨重的钟表一样有节律地继续着。五分钟后，立方体绕着这名女子的头转了半圈。在塞满了仿佛太空时代的电子设备的隔壁房间，一幅图片在电脑屏幕上闪烁，一个白色椭圆形出现在黑色背景中。暗淡模糊的椭圆形的核心被一条亮线一分为二，但一侧的一个小黑斑粗暴地打破了这种对称。这幅图片看起来像米罗的画作，可它其实是高弗雷·亨斯菲尔德和他的合作者用 X 光 CT 扫描机原型获得的第一张临床脑部扫描图。场景中的这位女士长了脑瘤，即椭圆形中的黑斑。之后，针对肿瘤的手术宣告成功，而这一难题能巧妙解决，正仰赖于新的神经成像技术。

尽管这一实验开展于约半个世纪以前，但由它首次展示的扫描仪之类的构造及将成像硬件与计算机处理相结合的神经成像特征却一直延续到了今天。CT 背后的基本原理是测量 X 光在通过一个物体时，在各个可能的角度和位置的传播。在亨斯菲尔德的设置中，这是由"狗的诱饵"和"旋转的立方体"实现的，它们内部分别装有一台 X 光光源机和探测器，之后由机器运用数学算法重建图像。然而，CT 图像是静止的。在某些情况下，CT 可以通过发现信号中断的位置来解释认知问题，但是它无法说明扫描时大脑正在干什么。

第一个能动态观察大脑生物过程的脑部扫描方法是放射性示踪

法。放射性示踪剂是天然生物分子或药物分子的类似物,当它们经由注射或吞咽进入身体后,它们和无放射性的同类物到达相同地点并完成相同的工作。放射性示踪剂也发射极易穿透生物组织的伽马光子。因为可以用无创手段探测到哪怕只有极微量的这种射线,所以此方法的副作用很小。被称为正电子发射体的示踪剂能够同时产生两种伽马光子,因而探测结果的敏感度极高且空间性非常准确。1975 年,华盛顿大学圣路易斯分校的米歇尔·特尔-波戈相、迈克尔·菲尔普斯和他们的同事推出了正电子发射断层成像技术,使分子在三维空间中成像变为可能。[15]

PET 迅速成为几种定位大脑功能方面的策略的基础。在其中一个方法中,作为人体主要能量来源的血糖葡萄糖的正电子发射形态被用于大脑代谢成像。[16] 放射性试剂 ^{18}F – 氟代脱氧葡萄糖(FDG)的累积与大脑内葡萄糖消耗量成正比。这样至少可以根据它们"消耗燃料"的水平,通过监测 FDG 的累积放射量来看哪些脑区最活跃。另一个 PET 功能性脑成像方法用血源性放射性示踪剂,比如 ^{15}O – 水或 ^{13}N – 氨来检测脑部血流的变化。[17] 神经活动导致血流增加,这使示踪剂被更多地递送到活化的脑区。血流的改变更难用神经机制来解读,但它比可测量的代谢率变化发生得更迅速。在另一项应用中,放射性示踪剂可以与神经化学过程中的酶或受体相互作用,从而被用来研究具体的神经化学过程。

许多早期 PET 技术目前仍在被广泛使用,同时也联合了新的使用示踪剂的方法。比如近期的一项突破是由匹兹堡大学的威廉·克伦克和他人共同开发揭示阿尔茨海默病病理的 PET 示踪剂。[18] 然而，PET 已经被证实在许多脑活动研究中作用有限。一个问题是，PET 扫描提供的空间细节或分辨率相对粗糙。PET 图像的像素显示尺寸通常有几毫米，意味着 PET 扫描中的每个点都对应着上万个细胞，有时对应的细胞数量甚至比一个脑区的还多。更重要的是，与诸如感觉和思考的大脑过程相比，PET 扫描既笨拙又缓慢。即便是速度最快的功能性 PET 实验也需要约一分钟——这几乎比大脑识别人脸所需时间长 1 000 倍，比世界冠军马格努斯·卡尔森在一整场快棋对弈中打败比尔·盖茨所花时间长 5 倍左右。[19]

通过一项完全不同的成像技术可以解决 PET 的几个弱点，这项技术是由纽约州立大学的保罗·劳特布尔在 1973 年开发的。劳特布尔是一名化学家，他擅长的是一项名为核磁共振（NMR）波谱法的分析技术。NMR 是某些原子的原子核——通常是水中的氢原子核——在被置于强磁场时吸收某一特定传播频率的无线电波而产生的效应。劳特布尔发现了一种利用 NMR 揭示吸收核的空间位点的方法。因为生物组织在无线电波作用下基本透明（而且不受无线电波破坏），所以这项基于 NMR 的新成像技术可以在三维立体层面完美实现活体软组织的可视化。随着 NMR 成像在医学界获得热捧，代表令人恐惧的"核"（nuclear）字的字母 N 被去掉，之后这个方法以 MRI 为人所知。MRI 因其在大脑等软组织的解剖细节上表现出众而迅速得到学界认可。

20 世纪 90 年代早期，科学家发现了用 MRI 进行功能性脑成像的方法。在首份发表的 fMRI 研究中，位于波士顿的马萨诸塞州总医院的杰克·贝利沃、布鲁斯·罗森和他们的同僚模拟之前的 PET 实验。[20] 志愿者被试在接受扫描的同时，其血液被注入一种 MRI 造影剂。凭借这些操作，科学家们可通过观察在施加视觉刺激时何处积聚造影剂，来了解大脑活动。大约同时，由贝尔实验室小川诚二领导的另一组研究人员证实，血液本身可以作为 fMRI 的内在造影剂。[21] 由于血液中氧离子与铁离子都具有弱磁性，血流和氧合过程中的微小变化无须注射造影剂就可以被探测到。这样的效果发生在大脑活动增强的数秒内，并且是近期功能性成像实验的基础。

意料之内的是，fMRI 的局限性源于它对血液的依赖。[22] fMRI 的空间分辨率根本上受限于大脑血管间的空隙。这个宽度约为 0.1 毫米，远大于脑细胞的直径。大多数 fMRI 信号的产生很可能涉及多个不同种类的神经元和神经胶质细胞以及血液循环可能发生的变化，并且与局部脑活动无关。我们在第 2 章考虑过的数百种化学信使及第 3 章的突触和连接在信号翻译时全部丢失。伯克利的神经成像专家杰克·加兰特这样评论道："fMRI 就像在一些特定时刻测量你办公室的总耗电量，来弄清楚每个人的桌子上正在发生什么。"[23] 研究者也抱怨，与神经活动相比，fMRI 行动迟缓。想象一下，这就像观看一部每帧花费数秒且画面模糊的电影，我们最喜爱的动作英雄——洛奇和伊万①、洛萨和杰姆斯、欧比旺和维德②都被处理成难以理解的彩色线条，fMRI 探测到的血流效应看起来就像这样。因此，科学家们有时

① 电影《洛奇 4》中的角色。——译者注
② 电影《星球大战》中的角色。——译者注

将记录速度更快的脑电图（EEG）和脑磁图（MEG）技术作为对 fMRI 的补充。不过，尽管 MEG 和 EEG 对大脑电磁活动响应迅速，但它们在确定活动位置方面远不如 fMRI 精确可靠。

通过 fMRI 和其他功能性脑成像方法检测到的信号也十分微弱，因为脑活动通常引发至多几个百分点的图像强度波动。这些细微的改变是在被试移动、扫描设备不稳定及与研究无关的生理过程下出现的。科学家必须努力分离出真正与试图了解的刺激或现象相关的图像变化，而这通常涉及对数十个重复实验、多个被试及多种实验条件的扩展计算分析。[24] 如此计算出的结果以彩色斑点的形式将推断出来的大脑活动呈现在黑白解剖图像中。这样的图片提供了目前我们能够获取的人脑功能的最佳信息，但是它们并不真的展示大脑在某一时刻做的事，尤其是它们绝少源自任何人的大脑。相反，功能性脑成像是经过高度处理的图像数据的统计集合，有时它相对于潜在生物学过程的偏离程度就如同博洛尼亚大红肠与一头猪之间的巨大差别。[25]

分析神经影像数据所使用的复杂的计算技巧也有着同样复杂的缺陷。加利福尼亚大学圣塔芭芭拉分校的博士后克雷格·本内特用 fMRI 在一条已死的三文鱼身上发现了大脑活化现象，从而以令人震惊的方式证明了这一点。[26] 本内特和他的同事在这条死鱼"看"一系列图片时对它进行了扫描。大脑图像中显示的几个像素似乎是鱼对图片做出的响应，最终产生了一幅典型却又十分值得质疑的 fMRI 活化图。实际上，这些明显的大脑响应源于图像中的随机波动，这种波动几乎无法靠普通分析方法筛除。本内特这份颇具讽刺性的研究在发表时历经坎坷，但因他做出了"先让人发笑，再让人思考的成就"，他被授予搞笑诺贝尔奖①。[27] 而另一项由麻省理工学院学生埃德·沃尔领导的研究称，高水平脑成像文章经常报告在统计层面不可能的结果，类似于宣称掷硬币的概率大于 1∶1。[28] 这些错误使这些得罪人的研究者得出结论，大脑区域与复杂刺激之间的相关性过于完美，以至于缺乏真实性。尽管本内特、沃尔和他们的同行揭露的错误类型在大脑成像研究领域既非其固有也非其特有，但由于涉及的信号小而数据集多，成像研究尤其容易出现这些问题。

当今大脑成像技术的间接性和低分辨率为其产生天差地别的影响和南辕北辙的解释提供了生存土壤。像三文鱼研究这样的事例也向我们证明了，在实验设计或分析上马虎大意就容易使结果产生偏差。我们已经了解到脑图像对二元论者和物理主义者有一样的意义，在面对影像数据时，有人能看出思想在大脑中工作，有人能看出大脑在忙于执行思想功能。一旦知道了功能性神经成像能告诉我们什么，我们就能开始理解这一矛盾体。今天的大脑活动图谱是如此模棱两可，以至于我们可以想象，在得出这些图像的背后几乎任何事情都可能发生。

————

我在麻省理工学院的同事、将 fMRI 应用于认知科学领域问题的

①　搞笑诺贝尔奖（Ig Nobel Prize）是对诺贝尔奖的有趣模仿，其主办方为科学幽默杂志《不可能的研究之实录》。——编者注

生物性思维

先驱南希·坎维什尔认为，大脑就像一把瑞士军刀。[29] 尽管这项技术有局限性，但这些包括她自己的研究在内的成像研究已描绘出一个以前从未料想过的不同的脑区阵列（见图 4.2），这个阵列能从识别面孔到对思考进行研究的专业化任务做出响应。每个脑区似乎专门负责自己的任务，就像军刀上的不同工具。几乎半数已发表的神经成像研究是定位研究，而其余的研究有许多是对已确定的脑区做进一步的表征描述。定位结果是从功能性神经影像研究中获取的最显而易见的知识。如果我们仔细地操作并解读实验，实验结果就能告诉我们大脑和思想是如何被构建的；如果我们敷衍地对待实验，那么有关认知功能的定位结果就会在我们理解大脑与思想如何运作时产生干扰。

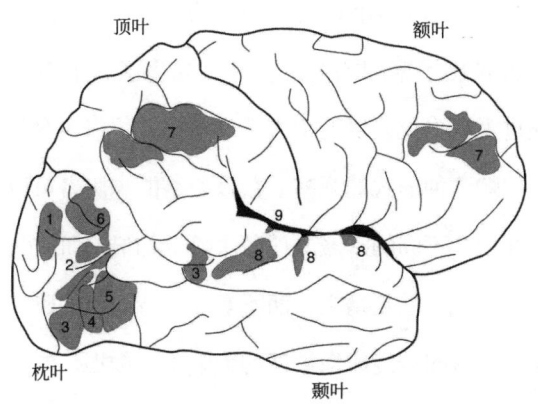

图 4.2 根据神经影像研究，人类大脑皮质的脑叶和脑区会对以下刺激做出专业化响应：（1）位置，（2）身体部分，（3）面部，（4）脸和动作，（5）仅有动作，（6）想他人之所想，（7）困难的认知任务，（8）语音，（9）语调

有关脑区专业化的确切证据由来已久。在 PET 与 fMRI 出现之前，这方面的数据大多来源于少数神经病患者，他们具体的认知缺陷

或行为缺陷可以追溯至局灶性脑损伤。最著名的案例可能是一个名叫路易·勒博尔涅的患者，他是法国医生白洛嘉在 1861 年的研究对象。[30] 勒博尔涅幼时罹患癫痫，成年后丧失说话能力。他入院就医，只能说出一个音节"tan"。虽然丧失了语言能力，但他的理解能力和一般性的认知能力并未受到损伤——这一系列症状如今以布罗卡失语症的病征为世人所知。在勒博尔涅死后的大脑检查中，白洛嘉发现他的大脑皮质左额叶有一处损伤，接着发现有类似语言缺陷的患者也在相同部位存在损伤。在言语生成和被称为白洛嘉区的脑区之间存在令人震惊的对应关系，这证实了弗朗兹·加尔的功能性定位理论（见第 1 章）。尽管加尔对特定区域和相应颅骨特征所绘制的图谱完全错误，但颅相学的基本思想至少有部分是正确的。

　　神经成像提出了相同的观点，并且强化了这个观点。白洛嘉式的突破是通过观察少见偶发的个人不幸获得的，借由今天的技术，人们可以不再依赖这种形式的观察。数量充裕的志愿者可以在单次或多次实验中、在众多不同的刺激或任务中接受扫描。研究者几乎可以在每次实验结束后立刻看到结果，而不需要等待他们的研究对象死亡后的尸检结果。健康的神经成像被试的大脑不会像损伤的大脑那样因为损伤或疾病而扭曲变形，因此大脑成像结果通常能反映正常的生理情况。最重要的是，与受伤不同，成像可一次性探查整个大脑。PET 或 fMRI 可以解释在实验模式中是否有多个结构参与，并能获知每个区域中响应的程度和大小。举例来说，语言所涉结构的作用可以用一个单独实验检测：白洛嘉区对发音重要，韦尼克区对理解重要，听觉和

　　　　　　　　　　　　　　　　　　　　　生物性思维

运动皮层对听力和运动的一般层面重要，并且这些区域中许多重要的功能性细分区域会在讲话时涉及，并可以看到它们在并行工作。

专业化脑区的发现有着无可争议的生物学意义。正如地球地质演化中塑造了我们今日所见的山脉、海洋和河流的力，我们想象那些推动人类演化的"力"赋予我们的大脑如今能探查到的模式。脑部区域或区域群的活动与语言和社交等心理功能强烈相关的现象，说明这些功能是专用神经硬件进行明显适应的结果，这一解释如今被很多神经科学家认可。"重要的不是（相应）脑区的位置，"坎维什尔解释道，"而首先是一个简单的事实，那就是我们的思想和大脑存在精心选择的、性质显著的组件。"[31]

但是神经成像研究强调将心理功能与大脑中的物理部位联系起来，因此，许多人诟病它是颅相学这一伪科学的一种转世再现。"批评家觉得 fMRI 无视大脑运转的网络化或分布化本质而强调局部活动，然而脑区间的彼此交流对心理功能才最为关键。"[32]戴维·多布斯在《科学美国人》的一篇名为"是事实还是颅相学?"的文章中这样写道。心理学家拉塞尔·波德拉克在这条道路上走得更远，他汇总了已经发表的 fMRI 研究清单，这些研究隐晦地支持颅相学的精神类别。这一现象表明，现代科学与过时想法之间有着令人吃惊的相容性。对于每一个例子，波德拉克将陈旧的颅相学分类联系到主题相似的 fMRI 实验中，继而联系到成像研究已确认的具体脑区。"几乎可以肯定，加尔和他同时代的人会把这些神经影像结果视为能证明他所提出的生物学事实的证据。"[33]波德拉克评论说。

而对神经影像结果的研究强化了波德拉克的观点。"为爱人提供支持的神经相关性""人类同情心的神经性基础""高智商的神经相关性"之类的许多标题给人一种印象，让人认为复杂的性格特点可以归因至脑部的斑块区域。[34] 可以想到，有些能对应一种或多种 fMRI 局部活化的神经相关性和神经性基础与洛伦佐·福勒的瓷头上表示"亲和力"和"占有欲"等属性的颅相学区域有着异曲同工之妙。

有些研究对大脑定位结果解读得粗心大意，它们的解释暗示区域性活动，比如头上带有标记的凸起，实际上代表特定的认知过程。2011 年，广告专家马丁·林德斯特伦在《纽约时报》专栏中宣称，人们之所以喜爱 iPhone（苹果手机），是因为在观看 iPhone 照片时，一个叫岛叶皮质的脑区会被激活，这也是会对爱侣照片做出反应的脑区之一。[35] 这里林德斯特伦把岛叶皮质的 fMRI 信号视为爱的指标，尽管事实的真相是，无论在情绪消极还是积极时，这个脑区都会有所反应。乔纳·莱勒在他的《想象》一书中描述了一个实验，该实验发现，解决问题与一个名为前颞上回（aSTG）的脑区有关。在他笔下，前颞上回能发现字谜谜底——前颞上回自己变成了问题的解决方。[36] 即便是诺贝尔奖得主、生物学家弗朗西斯·克里克也似乎滑入了"脑区等于认知功能"的误区，他在引用损伤研究时提出，"自由意志位于前扣带皮质或其附近"（前扣带皮质是大脑中线附近的一个小褶皱）。[37]

这种思维方式在技术和理论层面都是错误的。有关技术方面的批评源自大脑成像本身的局限性。每一处激活的斑块区代表的是成千上万的（如果不是数百万的）细胞、突触和神经化学物质，它们一起参与大脑功能，就像混乱的辩论中掺杂的各类声音。神经成像专家目前还没有分析或辨别这些声音的好办法，他们倾向于做最简单的事作为代替：他们听最大声的意见。最大声的意见可能是同一个脑区的细胞对刺激做出的一致响应，但更可能是这个观点代表了大多数细胞，或者仅仅代表少数发声的细胞而忽略了沉默的大多数。就 fMRI 和 PET 而言，最响亮的声音也代表着血流变化最明显而不一定对实际脑功能最重要的区域。另一个复杂问题是，大脑活化图几乎总是在将测试条件下的成像反应与一种或多种参照条件下的成像反应进行对比后才确定的，因此，确认活化的大脑区域实际上是那些在测试条件下表现得更活跃的区域，而非仅在测试条件下才启动的区域。这样的结果是，在一个特定的大脑任务中，某个特定脑区"灯最亮"并不意味着该区域作为一个整体专门执行特定任务而不具备其他功能。

另一方面，那些在成像实验中被"点亮"的区域很少涵盖涉及任一给定认知过程的全部脑区，关键原因是一个"冰山一角"的问题。[38] 众所周知，一座冰山远比你能看到的部分大，90% 的冰山漂浮体隐匿在海面之下。在功能性脑成像分析中，与冰山相似的是 fMRI 信号变化图谱，信号变化与实验任务或刺激有关，图谱从原始图像中经直接运算得出。原则上，图谱涵盖整个大脑，但你看到的只是那些成像信号的可信度或幅度超过实验设定界值的区域。如果界值被设定得过低，图中就会显现过多的峰值，其中有些峰值很可能是由随机发生的非神经波动导致的，类似于一条死去的三文鱼的大脑中出现的假活化现象。但对于典型的被设置得保守的界值，有些仍对应具体任务的脑功能信号被隐藏在界值之下，仿若冰山隐匿于海水中的部分。这种真正的脑活化的信息在分析数据时丢失，而且在通常情况下不被讨论。由于这一问题，大多数功能性脑成像研究系统性地夸大了大脑响应被局限在少数几个小区域的程度。

达特茅斯学院的詹姆斯·哈克斯比提出，在解读脑部扫描实验时，整座"冰山"都应该被考虑，包括通常被忽略的成像信号在内。在 2001 年的一篇有影响力的文章中，哈克斯比和他的同事没有遵循标准操作，即只将焦点放在对实验刺激做出的响应最强的脑区。他们因而得以观察到，携有视觉刺激信息、强度或大或小的神经反应覆盖了大脑皮质的很大一部分区域。[39] 在这类方法支持的大脑活动图景中，心理过程的发生分布在大脑的大部分区域，而非仅存在于划分出来的具体结构。

从根本上说，所有的神经科学家都知道，像这样的大脑活动图必然是正确的。即便一个大脑斑块区展示了高度专业化的活动模式，这个活动也必然有其出处。例如，一个脑区受面孔刺激而被激活，那么面孔刺激必然从视网膜出发，经大脑视觉系统的多层渗透，才能在响应最明显的脑区生成信号。如果大脑的其他部位没有类似针对面孔刺激做出响应的情况，那么大脑的脸部区域就无法区别面孔刺激与其他刺激。即便是在主要脸部区域之外存在的消极 fMRI 信号（可能表示减弱的神经活动），也在帮助分辨面孔刺激与其他刺激。[40] 这样的消极响应有一点儿像阿瑟·柯南·道尔笔下的那条有名的看家犬 [41]，它

　　　　　　　　　　　　　　　　　　生物性思维

不冲夜间闯入者狂吠，这就向夏洛克·福尔摩斯透露了线索，表明这条狗认识闯入者。如果只关注大脑活化作用的峰值和最强响应的成像分析，那么呈现如此特征的各种大脑活动模式必然会被忽视。

因此，对强调认知过程发生位置的成像分析而言，这带来了一个更理论化的问题，这些分析倾向于掩盖一个疑问——这些过程实际上是如何发生的？"即便我们可以将精确定义的认知功能与大脑的特定区域联系起来……这么做也不会告诉我们大脑如何推算、表现、编码或者用实例说明心理过程。"[42]心理学家威廉·尤塔尔在其2003年出版的《新颅相学》一书中写道。与此类似，哲学家丹尼尔·丹尼特以"人类意识的现象"嘲讽认为具体脑区可以负责特定认知过程的想法。[43]将这一过程局部化仅仅将问题从破解大脑如何发挥功能转变为破解具体的大脑区域如何发挥功能。丹尼特讽刺地将这一方法比作剧场演出，其中意识的大脑实体得以"观看"所有思维的产生并能意识到它们。这样的情景即便都发生在大脑中，也再次让人想起笛卡儿的思想——身心二元论。丹尼特认为笛卡儿剧场很荒谬，因为执行意识功能的一个或多个脑区就如同意识本身一样神秘莫测，而且在大脑中，有意识部分与无意识部分是随意划分的。

当我们强调其他认知功能的局部化时，我们仿佛在为相似的荒诞戏剧搭建舞台，其中感知色彩、语句、空间区域等的脑区被人为授权并与其他没有获得授权的部分区分开。尽管没有神经科学家会接受这一滑稽的观点，但这的确是我们由功能性神经成像结果得出的简单化印象。对很多研究者而言，定位研究的主要价值不是识别功能具有明显差异的大脑区域，而是为如何开展更深入的实验性探究提供线索，而这些实验通常采用直接探查动物细胞水平活动的有创实验方法。

丹尼特提出的笛卡儿剧场的比喻和它向其他认知过程的引申启发了像塞缪尔·贝克特这样的现代派剧作家的戏剧创作。在贝克特最为荒诞不经的经典作品《等待戈多》中，两个流浪汉弗拉迪米尔和爱斯特拉冈每日游荡在同一条路旁，希望能遇见一个名叫戈多的人，然而戈多从未到来。[44] "你确定在这儿等？" 爱斯特拉冈问，他想知道他们是否等在正确的地方。这出戏剧经常被视为对存在的无意义感的解释，然而贝克特和他的评论家们从未就任何一条关于这部剧或其角色的解读达成一致。就像 fMRI 图谱中显示大脑活化的彩斑一样，戈多仍旧是一个谜，我们永远不知道他是谁，他代表着什么，甚至他是否存在。当我们试图用脑成像技术来定位认知功能时，也许我们扫描搜寻的对象就是戈多？我们所寻找的，是不是一个更多由我们的预期而非真实情况定义的谜团，在我们耗尽等待的耐心时，也难以有出现一丝启迪的希望？

————

当代神经成像技术与科学的光彩、媒体的热情、简单却有时过分简单化的发现以及与多种信仰体系兼容的特点结合在一起，共同强化了大脑的神秘性。借由如 fMRI 这样的技术，我们可以了解到关于大脑活动的有趣事实，而不会有任何压力迫使我们改变深植于心的态度。然而，那些寄希望于用今天的人脑成像技术揭开认知谜底的人则运气不佳。即使协同使用最复杂的分析方法，功能性脑成像的分辨率或特异性也不足以解释一些问题，比如大脑活化模式的真正含义、这些模式是如何建立的、它们如何与大脑的其余部分联系起来。神经科学家、fMRI 专家尼科斯·洛戈塞蒂斯写道："认为计算方法和无创神经成像应该足够供人们理解大脑功能和紊乱失调的想法是幼稚且完全错误的。"[45]

今天，功能性神经成像的结果与权威地图集、固定边界及卫星图像出现之前的地图有些相仿。与基于 fMRI 技术的大脑图谱相似，由于技术受限，古代物理地图的描绘经常既不可靠也不准确。早期制图者为怪兽和我们今天知道的大陆寻到了空间，而现代的大脑解释者也为自由意志和脸部感知寻到了空间。有些明显专业化的脑区将接受进一步检测，例如，人和猴子的电极记录、损伤和刺激研究已经证明专门负责脸部识别的区域是存在的。[46]但是有些由认知概念定义的区域，其存在可能会被证明像图勒和亚特兰蒂斯消失的土地一样短暂。无论有没有被验证过，将脑功能与大脑的局部部位相联系会继续助长一种神经学意义上的隔离，把心理过程与它所依附的生物学基础及其余的一切割裂。如果我们想深层次地解释和理解大脑功能的运作，那我们的视野就必须超越今天的神经成像技术。

让我们想象，有一种脑成像方法，能够探测到任何细胞活动、细胞通路或连接及神经化学物质。在每次感受到触摸、声音和微光后，大脑中都会发生一系列事件，而每件事都向我们"全神经成像"技术的全视之眼开放。这不是遥远的幻想——至少在研究小型透明生物体的神经科学实验室中，这快要成为现实了。通过将最前沿的光学显微技术与神经活动的荧光生化指示剂结合，霍华德·休斯医学研究所的米沙·阿伦斯等研究者几乎能同时记录斑马鱼宝宝大脑里每个神经元中的信号。[47] 在这样的实验中，与人脑成像的情况相比，神经活动的因果关系与组织情况中存在的不确定性均大大减少。一些科学家认为，或许有一天，阿伦斯所使用的技术将适用于人。例如，我本人实验室的研究目的之一是创造可被 fMRI 探查的生化神经活性指示剂。[48] 这些手段以无创的方式探查化学和细胞水平的神经信号，成为向全神经成像靠拢的一步。

　　未来全神经成像技术可以显著提升我们的研究能力，帮助我们领会大脑是如何作为一个完整多功能的器官发挥作用的。尽管用类似的方法研究人还有相当长的路要走，但我们正在取得进展。即便是这样，我们也无法理解真正的心理过程是怎样进行的。研究者现在用高分辨率全脑光学成像研究蠕虫和斑马鱼已有一段时间，但就如我们在上一章所看到的，即使是被认为来自简单神经系统的综合信息，仍不足以解释行为。一个原因是，大脑与神经系统并非全凭自己执行认知功能。就像本章讨论的，不能认为脑区是在孤立地起作用，大脑作为一个整体也不能被认为是孤立的，而必须将它置于身体和环境的背景中考虑。在接下来的章节中，我们将探讨将大脑与周围环境结合的连续体。

　　　　　　　　　　　　　　　　　　　　　　　　生物性思维

第 5 章

具身认知

在前文中，我们已经了解到大脑是如何被描述为身体的"局外人"的。通过当下最被人熟知的神经科学（甚至是不那么热门的神经科学），大脑变成了抽象又极其复杂的个体——一台神秘的机器，而非由血肉组成的接地气的人体器官。冯·诺依曼提出的人脑像电脑的比喻、记者和科学家对人脑复杂程度的夸大、把神经影像的解读过程神秘化的趋势，都将大脑推出了正常生物现象的范围。这些趋势典型地反映了人为的脑体分离，也就是我所说的科学二元论。这种对物理存在的大脑的理解有助于维持人们对人性、意识和自我意愿秉持的传统态度，但不利于描绘一幅生物意义上更真实的大脑图像。

目前我们解构过的二元论者的观点涉及大脑的构造、它是如何被组织构建的、驱动它的是什么。但是对很多人来说，大脑不仅有着令人惊叹的构造，它和周围环境的关系也非常独特。我们每个人都能意识到"大脑是身体的控制中心"，这暗示着大脑像是一家公司的 CEO

（首席执行官）或者一艘船的船长，它是主导者。20世纪60年代致幻神经科学的提倡者蒂莫西·利里出版的《你的大脑是上帝》（*Your Brain Is God*）将"大脑是主导者"这一观点推上了顶峰。[1] 其他作家更理性地讨论大脑的中心性，但是同样对自己的观点十分笃定。"所有精神功能，从最细小的反射作用到最高尚的创作经历，都来自大脑。"[2] 神经科学家、诺贝尔生理学或医学奖获得者埃里克·坎德尔说道。这一说法再次强调了古希腊哲学家希波克拉底关于认知功能"仅来自大脑，别无他者"的断言。

进一步来说，弗朗西斯·克里克提出了被他称作"惊人假说"的观点，即"'你'……不过是大量组合起来的神经元和相关分子的行为"。[3] 克里克实际上将大脑和被认为是由大脑控制的人画上了等号，就像莎士比亚经常在他的戏剧中将公爵和国王与他们的领土画等号一样。与处于支配地位的大脑相比，身体的其他部分就变得可有可无了。大脑的拟人化也发生在我们的惯用语中，比如"我的大脑睡着了"或者"我的大脑再也承受不住了"。大脑的组成部分——各个区域甚至是单个细胞，也被拟人化了。一篇介绍人脑神经反应研究的《华尔街日报》文章这样描述道："一个神经元只会因罗纳德·里根醒来，另一个细胞被演员哈莉·贝瑞迷得神魂颠倒，而第三个细胞将自己全部奉献给了特蕾莎修女。"[4] 这里使用了文学的修辞手法，但确切无疑的是，这一描述倾向于把脑细胞和人的行为合二为一。

对大脑及其组件的拟人化表达已变得十分普遍，但一些哲学家认

生物性思维

为这些描述是错误的。哲学家尼采通过他虚构的预言家查拉图斯特拉告诉人们:"兄弟,在你的想法和情感背后,有一个倨傲的君主,一个未知的圣人——它叫作自我。它蛰伏在你的身体里,它就是你的身体。"[5] 尼采反对那些智慧的先辈提出的灵肉分离的说法。就像他否定意识是和身体分开的一样,他同样反对意识存在于身体中的某一特定器官这一观点。对此观点,一个诗意欠奉但却更为精准的表述来自路德维希·维特根斯坦,一个 20 世纪中叶的学术领袖。维特根斯坦在他的《哲学研究》中写道:"只有人类和行为像人类的个体才能被人这样说:它有感官;它看到了,也可能没有;它听到了,也可能没有;它有意识,也可能没有。"[6]

哲学家彼得·哈克和神经科学家马克斯韦尔·贝内特在他们 2003 年出版的《神经科学的哲学基础》一书中提出,把大脑或者大脑的某些部分看作可以像人类一样思考、感知或做出与真实的人一样的行为动作的观点与维特根斯坦的主张相悖。他们认为,用心理学术语描述大脑的所作所为是错的,因为大脑与完整的人并不十分相似;将大脑拟人化的语言反而代表了靠神经科学解读心灵之前残存的那些"变异的"灵肉分离思想。贝内特和哈克写道,"通过谈论大脑的思考能力和推理能力,大脑的一个半球不把知道的信息告知另一个半球,大脑在人未察觉时即做出决定,在思维空间中翻转脑图像,诸如此类,神经科学家们正推动着某种神秘化,并在创造神经神话学",而这并不能使公众对大脑是怎样工作的这一问题有更深的理解,或对此得到一个更有意义的答案。[7]

在学术界，像这样对"心理性大脑对话"的强烈反对得到了褒贬不一的反应。塔夫茨大学的丹尼尔·丹尼特已经认可部分的大脑拟人化是合理且有用的，但他也提出了一些相悖的例子。"我的身体感觉很疼，而我的大脑并不这么觉得。"[8]丹尼特坚持说道。其他思想哲学家，如帕特里夏·丘奇兰德和德里克·帕菲特，他们更加拥护以对"成为你"而言最重要的观念为基础的"你即你脑"的观点。[9]举例来说，帕菲特认为个人认知与连续的生活经历有关，他把这种经历称为"心理连贯性"，而且这种经历在很大程度上依赖于那些我们认为存在于大脑中的记忆。

但是理解大脑和人格的关系，能否让我们回答真正的哲学问题，而不是停留在无关紧要的细节层面？伟大的维特根斯坦因为宣称哲学产生于对语言的误解而被人熟知。人是否仅仅是他们的大脑，这个问题会不会变成那个老旧的问题，即我们如何定义人类呢？

我的答案是不会，我将从生理而不是哲学的角度来回答这个问题。就像我们将要看到的，大脑通过一些十分必要的方式与身体其他部分相互作用，而且思想和情感这些最个性化的部分往往是依靠这些互动形成的。如果你是由情感部分、生理能力和你做的决定组成的，那么将你和你的大脑画上等号在科学意义上是不准确的。大脑和其他器官彼此相互作用，在此前提下，甚至连"你的大脑控制你的身体其他部分"这个想法都是值得怀疑的。在了解了思维的生物学基础没有清晰的边界之后，我们就可以更彻底地理解思维、身体和环境相互作用的本质，而这是消除大脑神秘性至关重要的一步。

生物性思维

我们的讨论在很久之前就在一片遥远的大陆上开始了。一位年轻的统治者毫无生气地躺在一张防腐桌上，这里是他刚刚还在统治的领地，而他在这干燥的空气中缓慢地脱水变干。一位入殓师将一把小凿子插入他的左鼻孔，并开始轻轻敲击，直到凿子被筛状板阻挡。筛状板用来分隔鼻子顶部和颅骨内部。每敲一下，震动就传到身体的每一部分，仿佛这个可怜的小伙子在死后仍然被不断地紧捏。随着一阵明显的碎裂声，筛状板碎了，凿子也随之进入了男孩的大脑。入殓师取出凿子，打开了此前密闭的充满黏稠液体的"水库"，让液体流出来。他泰然自若地拿起一把小钩子，将它狠狠地刺入凿子之前停留的鼻腔深处。接下来的几分钟内，入殓师一直用一个看似不可能的角度猛扭手中的钩子，来清理头颅里留下的碎肉。他不断地用钩子将混有红色物质的灰色黏液挖出来，直到头颅里没有任何残余物，这个过程才停止。入殓师最后在男子的鼻腔里塞进一些填充物，至此才算全部完成。

　　这就是古埃及新王国时期第十八王朝的第 13 位统治者——法老图坦卡蒙的大脑的结局。[10] 在古埃及文化中，人们认为妥善保存尸体和关键器官对人们在死后得到更好的生活是十分必要的，但大脑在其中却并不重要。对埃及人来说，在保存尸体这一光荣的任务中，大脑仅仅是作为"颅骨的内脏"制造黏液的。[11] 如果不将大脑清除，脑质会很容易腐烂并污染尸体，所以为了防腐，大脑就被随便地取出丢弃了。根据当时的习俗，图坦卡蒙的其他器官受到了较好的待遇：法老的胃、肠、肝还有肺都被小心翼翼地移出并保存在了葬器卡诺匹斯罐里以获得永生。后来，公元前 1323 年，它们在帝王谷和法老的遗骨一起被发掘了出来。

讽刺的是，如果让现代人选择将身体的某一部分带到来世，大脑很可能是他们的第一个选择而不是最后一个。哈佛大学的前生物学博士后肯·海沃斯建立了一个名叫大脑保存基金会（BPF）的组织，该组织致力于推动"关于完整大脑的长期静态保存的科学研究及相关服务的发展"——这是现代版的，尤其是对脑部的木乃伊化。[12] 大脑保存基金会向能够在突触层面有效保存大脑的研究者提供十万美元的奖金。另一个叫作阿尔科生命延续基金会的组织冷冻保存了近 150 位"患者"的大脑。[13] 每人需要付数万美元才能在死后把他们的头部无限期地冻在液氮里。我们在前言中提到过的金·苏奥奇也是该组织的"患者"之一。人们希望的是有朝一日科技能够将大脑解冻，并将其移植到新的身体中，从而给大脑的原主人新生。阿尔科同样提供全身冷冻服务，但是这项服务更加昂贵，也不那么受欢迎。该基金会前主席史蒂夫·布里奇（Steve Bridge）认为大脑可能是全身最有必要保存的部分。他说："我们就是我们的大脑。"[14] 他的观点与我们上文提到的观点相呼应。

但图坦卡蒙的木乃伊告诉了我们其他信息。1922 年，霍华德·卡特和他的考古团队发现了该木乃伊，根据一系列检测，这具没有大脑的尸体不仅告诉了我们这位国王的生理状况，还展现了他的精神状

生物性思维

况。[15] 这是因为，现代医学知识告诉我们，在生理上折磨图坦卡蒙的疾病同样影响了他的性格和感受。举例来说，X光CT分析表明，这位年轻的法老受某种骨骼病的多种症状折磨，包括脊柱扭曲、畸形足，以及可能带来极大疼痛的骨脆性。"他很有可能被设想、还原成一位年轻却脆弱的统治者、一个需要拄拐杖走路的上位者。"[16] 埃及古迹最高委员会秘书长扎西·哈瓦斯和他的同事们在一篇关于这具著名遗骸的具有重大意义的科学分析中写道。木乃伊中提供的DNA信息表明这位统治者还患有极其严重的疟疾，这种疾病通常伴有严重的心理影响。[17] 图坦卡蒙非常有可能经历了多次头脑混乱和精神失常，而这加速了他的死亡。

人们可以用与大脑无关的身体线索去推断人的精神状态，这说明人们的意识和身体作为一个整体互相影响，而不是仅仅与大脑相关。我们可以很确定地推测出一个饱受疟疾和骨骼病折磨的病人有怎样的感受，不管他拥有爱因斯坦还是荷马·辛普森①的大脑。尽管人们需要用大脑来感知疾病，但是疾病对我们的大脑的影响很可能是间接的。举例来说，传染疟疾的寄生虫会使血管溃烂，从而干扰血流和氧合作用，进而扰乱神智。它甚至不需要进入大脑或接触神经元。骨骼病通过引发炎症和病痛来影响心智，而这一过程受部分远离大脑的神经系统调控。

像这样藏在身体周围神经的疾病，规律地改变着我们的意识。我

---

① 荷马·辛普森是动画情景喜剧《辛普森一家》中的角色，头脑简单。——译者注

们在重感冒时常会感到轻微头晕，但是疾病在精神层面对我们的影响更深远。小到感冒发烧，大到癌症，都有可能伴随着精神并发症。在20世纪早期，因为细菌性传播疾病梅毒而被送进精神病疗养院的病人远多于患有心理疾病的人。[18]梅毒的初期症状是生殖器感到令人不悦的酸痛，如果不治疗则会发展到全身各处。感染几年后，病人将会变得性情不定，产生精神幻觉和痴呆，这一系列症状叫作神经梅毒。浪漫主义作曲家罗伯特·舒曼被认为是死于该病症的名人（大部分是男性）之一。舒曼的最后几年在精神病院里度过，他晚期的作品被一些评论家认为是疯狂和失去理智的产物而摒弃，但是一些评论家从中发现了极高的创新性。德国音乐学者汉斯－约阿希姆·克鲁泽（Hans-Joachim Kreutzer）对舒曼晚期的作品做出这样的评价："舒曼一直都走在时间的前面，而且致力于开创并发展新的音乐流派。"[19]疾病激发了舒曼的创造力，就像致幻药物能激起当代艺术家的想象力一样。

精神科专家布拉德福德·菲尔克（Bradford Felker）和他的同事回顾了许多20世纪90年代发表的医学研究，他们发现这些研究中出现过的病人有20%都有身体上的非精神性疾病，这种情况的科学术语叫作躯体化障碍，这种躯体化障碍很有可能影响了他们的精神状况。[20]这些病人中，抑郁症、神志不清、失忆等各种精神机能障碍都有可能是由心脏病、肺病、内分泌失调或传染病造成的。令人惊讶的是，超过半数的病人对他们潜在的身体疾病没有任何察觉。这一事实消除了病人因为担心身体状况而产生精神障碍的可能性。正相反，这种躯体化障碍非常有可能通过改变血糖、供氧量、激素平衡等其他一系列连接大脑和身体的因素使病人产生精神问题。每五位病人中就有一位可能被误诊，继而接受错误的治疗，这极高的可能性给我们敲响了警钟。但这里我想说的主要是，我们平时将其归于大脑的精神功能，事实上是身体和大脑的共同产物，当身体出问题的时候，即使大脑没受到伤害，我们的精神也有可能受损变差。

————

疾病对大脑的影响会影响到它作为身体控制中枢的地位吗？我们知道，至高无上的指挥官也可能会被底层的士兵击败。在 1066 年的黑斯廷斯战役中，诺曼人入侵时，英国的守卫者哈罗德·葛温森被一名不知名的射箭手射中眼睛而撒手人寰；俄国沙皇尼古拉斯二世被一名来自西伯利亚腹地的前钟表匠草草杀害；从罗马皇帝卡拉卡拉到印度总理英迪拉·甘地，这些领袖都被自己手下地位低下的护卫杀害。疾病对大脑的影响，就像这些罕见的以下制上的篡权案例一样。但是在接下来的小节中，我们会发现这两者并不一样。行为和认知的正常过程一定会包括大脑和身体密切的相互影响。身体的其他部分明确地指导着我们的行为、想法，以及我们是谁。

感情是最能体现我们身体和大脑相结合的方面。想一想：一天你独自下班回家，发现门没有锁，还虚掩着。你认为这根本不可能发生，你在早上出门的时候分明锁了门！你一边小心翼翼地进屋，一边担心自己是不是遇到了入室抢劫，或者更糟——闯入者可能正在屋里。你的瞳孔放大，一边盯着黑暗的房间，一边在黑暗中摸索着灯的开关。你呼吸急促，两颊发红。你在找到开关后快速按下，刺眼的灯光令你晕眩。就在这一瞬间，巨大的吼声在你面前响起。你全身的肌肉都紧绷起来，你的胃也收缩成一团，然后一种虚弱感快速地扫过你的全身，你的心脏仿佛因跳动过快而停止了。空间和时间被冻结，你呆呆地盯着前方，突然意识到你面前有一群极其兴奋、随时都有可能蹦起来的人。你的管状视力使你注意到这群人里的一个，出乎意料的是，那是你的大学舍友，他两眼圆睁，鼻孔微张，喉头还有刚刚大喊"惊喜"之后的余震。你浑身上下的紧张都消散了，因为你突然想起今天是你的生日 。也许你已经过了参加惊喜派对的年纪，但很明显，你的朋友们并不这么认为。

在这个场景里，很明显，不仅是你的大脑，你的动作和感官反映了大脑与身体联合的功能性和遍布全身的生理过程的一体性。如果你是一个在充满危险的热带草原上游荡的古人类，面对未知黑暗和恐惧产生的生理变化会让你随时准备做出战斗或逃跑的反应，你的体格决定了你会采取哪种策略。

脸红、心跳加速、肌肉紧张、管状视力背后的生物学机制与一个叫作下丘脑–垂体–肾上腺轴（HPA 轴）的结构网络密切相关（见图 5.1）。[21] 下丘脑是一个主要负责分泌神经肽和激素的大脑区域。这些分泌物都是我们在第 2 章讨论过的复杂"化学汤"中的成分。其中一种叫作 CRH 的下丘脑激素在遇到压力时会被释放到血液中，并很快到达脑垂体——一个在大脑下方负责制造激素的豆状体。CRH 刺激垂体细胞分泌 ACTH 到血液中。ACTH 作用于肾脏上方的一对黄色团状的肾上腺，促使其分泌第三种激素——皮质醇。皮质醇会促使全身血压上升，并加速全身新陈代谢。在化学信号通路传导时，一束神经也从下丘脑直接传达到肾上腺。面对压力的时候，这一神经传导束会被激活，而且会导致肾上腺素被释放。肾上腺素是另一种小分子激素，它和皮质醇协同加强彼此的效应，从而导致血流和心跳加速。

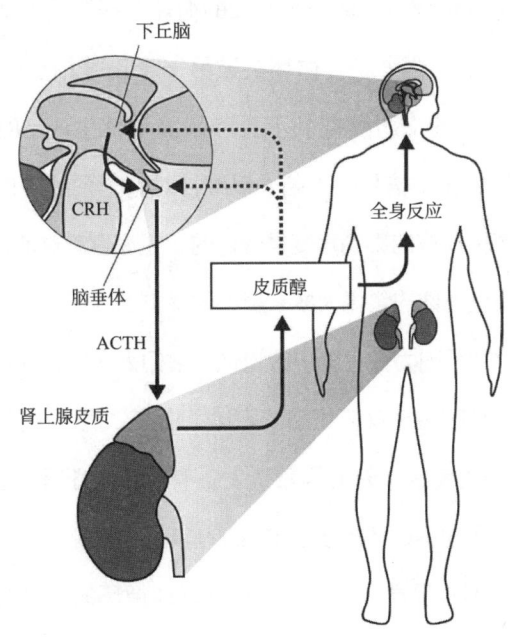

图 5.1　HPA 轴示意图，它展示了由促肾上腺皮质激素释放激素（CRH）、促肾上腺皮质激素（ACTH）和皮质醇这几种激素调节的相互作用（负向反馈反应由虚线箭头表示）

　　尽管 HPA 轴从大脑延伸到了身体，但在考虑身体的输入和反馈如何影响该系统工作之前，这看似另一个自上而下的例子。举个例子，想想当你逐渐焦虑的时候，你的视觉是如何变化的。你的瞳孔放大主要是由肾上腺素引起的。[22] 放大的瞳孔帮助你看得更清晰，但同时降低了外周视觉的敏锐度，所以你会更容易关注到单一的物体（你舍友的脸）而忽略整体场景。肾上腺素和皮质醇还会通过一些和压力相关的身体症状来让你感知到危险。[23] 有意或无意地，你感受到了你呼吸的节奏、肠道的纠结、面部和肌肉充血时发热的感觉，这些症状让大脑和身体其他部分形成一个反馈的循环，帮助其他部分进入警戒状态。幸运的是，这个恶性循环会被另一个正好相反的反馈循环抵消。肾上腺分泌的皮质醇抑制下丘脑和脑垂体生成 CRH 和 ACTH，从身体直接提供化学信号给大脑，以维持对整个系统的控制。

大脑对感情反应的影响程度是变化的。在惊喜派对前，精神压力极大的最初场景里，你的焦虑大多来源于你察觉到的可疑情况。你感觉到有些事情不对劲是因为你大脑中的记忆，它们大多储存在你的神经结构里，你通过全身的生理反应将感情表达了出来。但是在另一种情况下，焦虑和不安会被大脑以外的因素诱发。有一个关于怀孕的经典例子。在孕期，胎盘作为孕妇体内多余 CRH 的非正常来源，会使母亲血液里的皮质醇水平不断提高，甚至超出正常反馈循环的可控范围；一旦新生儿出生，胎盘被移除，皮质醇水平会突然下降。这些激素变化及它们对 HPA 轴的影响使很多女性在产前产后经历极大的情绪波动。[24]

所有的感情——不仅是焦虑——都与大脑外的身体变化和感知有关。我们常说，"悲伤得肝肠寸断""心中迸发的爱意""愤怒在血液中沸腾"……尽管这些用法大多使用了比喻的修辞，但是它们仍然反

　　　　　　　　　　　　　　　　　　　生物性思维

映了潜在的生理事实。查尔斯·达尔文是首批深入研究感情和身体变化关系的研究者之一。根据大量对人类和动物的观察，达尔文总结得出：身体的行为反映人们的情绪这一现象是为了在进化中更好地疏解或鼓励情感。比如，一个发怒的人会"不自知地进入备战状态，随时准备给他的敌人一记猛击"，然而，当人们在描述一个恐怖的景象时，他们可能会"紧闭双眼……或摇头，假装自己没有看到，或者为了把可怕的东西赶走"。[25] 现代心理学创始人之一威廉·詹姆斯进一步推进了情感与身体的联系。1890年，他提出一种理论：当经历某种情感时，身体发生的复杂变化并不是在表达情感——这些身体变化就是情感本身。"我们感到伤心是因为哭泣，生气是因为攻击，害怕是因为颤抖，"詹姆斯写道，"而不是因为伤心、生气、恐惧，我们才哭泣、攻击、颤抖。"[26]

更多的现代研究通过生物医学的测试将情感和生理表现更准确地联系到一起，就像是测谎时关注肌肉活力、心率和呼吸速率、皮肤传导性的改变等，从而改进了19世纪的理论。斯坦福大学的西尔维娅·克赖比（Sylvia Kreibig）在一个囊括近百项类似研究的调查中发现了能够证明多种情感和相关的身体表现有明确关系的证据。[27] 即使是相似的情绪也能够通过生理上的差异被区分开来，举例来说，尽管焦虑和（不哭的）悲伤都会导致呼吸速度的变快，但是在心率、皮肤传导性和呼吸通气量上，两者引起的变化是相反的。

2014年，阿尔托大学的劳里·努门玛（Lauri Nummenmaa）及其同事根据700个实验对象的感情经历制作了"身体地图"，从这份地图中得出了一份有趣的分析报告，进而使情感反应变得更加身体化。[28] 参与者用人体图解来展现 14 种情感和平静状态下对应的身体感知。通过计算所有数据的平均值，科学家们发现，身体对感知每一种情绪的产生和消退都有着截然不同的表达模式（见图 5.2）。在研究中，悲伤的情绪会导致四肢和手脚的感觉钝化，然而喜爱会让面部、上腹部、腹股沟变得更加敏感。为了消除语言或者文化带来的误差，研究人员用芬兰、瑞典和中国台湾地区的实验对象做了平行实验，他们发现了类似的结果。不仅如此，研究人员发现，被试与某种情感相连的身体反应和被煽情的影片或故事激发的感觉有着很近的关系。

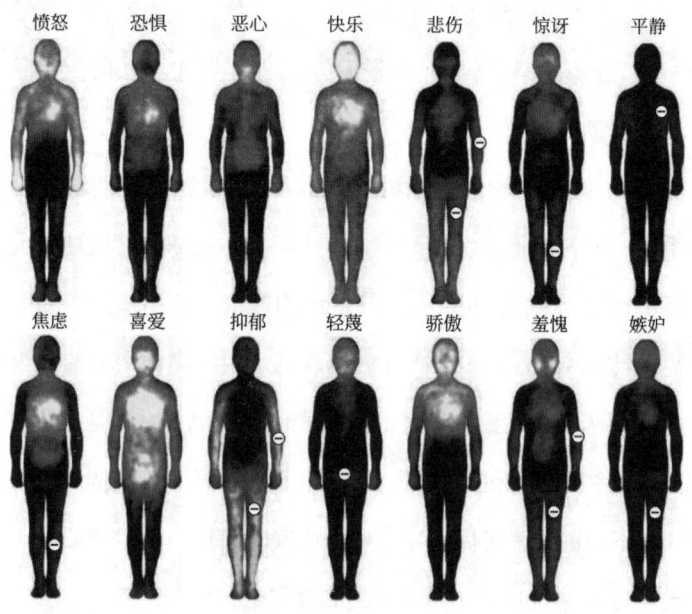

图 5.2　情感在身体上的反映，由努门玛和她的同事测量。带有负号的圆圈表示负面反应的区域。L. Nummenmaa, E. Glerean, R. Hari, and J. K. Hietanen, "Bodily maps of emotions," *Proceedings of the National Academy of Sciences* 111 (2014): 646–651

　　　　　　　　　　　　　　　　　　　　　　　　　　生物性思维

与努门玛绘制的"身体地图"一样，身体上的情感反应对认知而言是必不可少的一部分。19世纪中期，心理学家安东尼奥·达马西奥清楚地提出了一个颇有影响力的关于情感认知如何影响决定的理论。达马西奥提出，我们会下意识地将我们的决定和我们的行为导向的身体上的情感变化联系在一起。他称这些后天产生的身体联系为躯体标识。当我们面对的选项与曾经见到的选项相似的时候，躯体标识就会被唤醒，它们会立即对现有的选项做出喜欢或厌恶的反馈。"当一个消极的躯体标识和某一特定的决策结果连接在一起的时候，这个组合就有了警示作用。"达马西奥写道，"但当与决策后果相连的是一个积极的躯体标识时，它就变成了这一决定的诱因。"[29] 举例来说，我可能要在一家位于商业区的餐厅和家门口的餐厅中选一家用午餐。商业区的那家有更好的食物，但是我必须坐地铁过去，其间要忍受拥挤的人群、黑暗、噪声和尿味。此时，和地铁连接在一起的消极身体标识被激活（可能是变慢的呼吸或者发紧的喉咙），然后我瞬间决定我要在家门口吃饭。在达马西奥的理论中，身体上的反应帮助人们做出决定而不用思考所有细节，这提供了一个将可能的行动方案和情感反应相连的捷径。

达马西奥提出躯体标识假说的诱因是他对腹内侧前额皮质（vmPFC）创伤患者的观察。[30] 这一大脑区域似乎会被身体传来的感官输入激活，而且它能将感官信号与更高级的大脑认知功能相连。达马西奥注意到，vmPFC创伤患者"表达和体会相应情感的能力受到了损伤，这使他们无法在理应产生情感的情况下表达情感"。值得注意的是，这些病人在智商测试中表现得还不错，但是在涉及风险和长期结果的情况下却表现不佳，比如社交关系或商业决策。在很多决策性的环境下表现不好的 vmPFC 创伤患者不同于刻板印象中的那样，比如《星际迷航》中冷漠却聪明的斯波克。在这种刻板印象中，情感与理性对立，并对人类解决问题起负面作用。

　　尽管有些批评家质疑躯体标识在决策时起的作用，但是达马西奥关于大脑和身体在情感和认知方面相互作用的观点越来越广泛地被接纳。[31]"在情感反应中产生的身体反馈很有可能影响大脑的信息处理和我们有意识的感知。"[32]神经生物学家约瑟夫·勒杜在其著作《情感大脑》(*The Emotional Brain*)中这样写道。在他的陈述中，情感是经过漫长进化而产生的一种决策机制，它可以让动物迅速且几乎是条件反射般地做出决定，来保证它们快乐和安全。普林斯顿大学的心理学家和经济学家丹尼尔·卡内曼指出，这样的机制同样影响人类的经济行为。根据丹尼尔·卡内曼和阿莫斯·特沃斯基在 20 世纪 70 年代和 80 年代完成的大量心理学实验的结果，卡内曼总结道，选择常常是由一个快速自动运行而且几乎没有自主意识参与的心智过程引导的。[33]这个过程"毫不费力地产生一些印象和感觉，它们正是产生明确信念和做出慎重选择的主要依据"。换句话说，由情感引导的决定，直接或间接地影响着我们所做的大部分事情。

————

　　从更基础的层面来讲，包含大脑在内的身体会通过它的物理可能性影响我们的意识。很显然，我们所有的行为都基于身体的能力，但是相对平庸的身体性质对最需用脑的活动的影响程度令人震惊。传奇的小提琴演奏家和作曲家尼克罗·帕格尼尼被认为患有结缔组织疾病，他的双手因此拥有惊人的灵活性。[34] 1831 年，帕格尼尼的私人医生弗朗西斯科·本纳蒂（Francesco Bennati）回忆道："他的双手大小与常人无异，但他可以凭借手的结构的弹性，将双手的宽度延展两倍。"[35] 所以帕格尼尼凭借自己独有的关节获得的优势，是凭借专注、决心或者抽象思考都无法得到的。而且帕格尼尼最需要动脑的活动——他的原创作品——恰恰顺应了他特殊的生理特点。他创作的华丽乐曲要求演奏者具有精湛的琴艺，这些乐曲用和弦在单把小提琴的弦上实现极广音域，同时拉弓和拨弦，在四根弦上同时演奏和弦，这种难度的作品除了他鲜有人能够演奏。[36] 所以帕格尼尼的成就，甚至对他这个人的定义，都与他的体质分不开。"成为帕格尼尼，光有音乐天分是远远不够的，还需要像他一样的身体条件。"本纳蒂写道。

或许没有什么活动比纯数学训练更需要智力了，但即使是数学家的思维方式也可能和他们的身体相关。在我上高中和大学时，很多喜欢扔飞盘、转餐盘、颠球的"怪人"最后都成了数学家或者物理学家，这是巧合吗？某一特定类型的运动——涉及在空间中对三维物体进行复杂的身体控制——似乎是高度分析性思维的部分成因。甚至是我们在第 1 章提到的传奇数学家卡尔·高斯，据说也为了证明有关三角几何的想法而耗费巨大的体力去测量德国中部的三座大山。[37] 根据语言学家乔治·莱考夫和心理学家拉斐尔·努涅斯（Rafael Núñez）的研究，数学能力和生理的关系并不简单。在他们眼中，数学思维被看作感觉运动经历的一种表现，而非对客观真理的单纯理解。莱考夫和努涅斯写道："数学是我们大脑的神经能力、身体的本质、进化的历程、生存的环境还有长期以来的社会和文化历史的产物。"[38]

认知过程不仅仅源于大脑，还来自身体和身体与周遭世界的互动，科学家和哲学家用"具身认知"这一术语来指代这一观点。具身认知尤其强调总体特点，比如体形和空间体验如何影响思维和行为模式。"身体和它们被感知引导的行为完成了大部分工作，这些工作都是达成我们的目标所必需的。"心理学家安德鲁·威尔逊和萨布丽娜·戈隆卡写道，他们认为这代表不再需要更抽象的认知，"这一简单的事实完全改变了我们对认知涉及的对象的想法。"[39]

海狸组队建水坝这一现象是具身认知的体现。它们先把树枝敲进河床，再放上石头来增加重量。它们在此基础上用木材和碎屑扩充结构，随后从溪流里捞出石头、树皮、木棍、泥土填满搭建好的框架。海狸水坝通常宽一米、高两米，而且水坝的形状会契合水的深度和流速。乍一看，几乎很难分辨海狸搭建的水坝和一个在麻省理工学院接受培训的工程师用同样材料打造的水坝——麻省理工学院的吉祥物是海狸，这似乎是有道理的。但是现在让我们关注海狸本身。每一只海狸都有尖锐得像小斧子一样的牙齿，像泥瓦匠的泥刀一样的尾巴，像水行侠的脚蹼一样的爪子，像码头工人一样低矮的身形和有力的四

生物性思维

肢。[40] 如果要你设计一种专门建造水坝的动物，你非常有可能想出一种像海狸这样的动物。将建造水坝的事业放在第一位，这显然是认知性质决定的，这种意识也深深融入了海狸的大脑。流水的声音令它们太惊恐，所以它们着魔地建造和修补它们的水坝。这一天性被猎人们利用，他们借此来获取海狸的毛皮。猎人们蓄意毁坏水坝，布下陷阱等待这些为了修补水坝而出现的可怜动物。[41]

在自然界有很多具身认知的例子，但是最好的例子来自机器人领域。在心理学家路易丝·巴雷特（Louise Barrett）的《大脑之外》（*Beyond the Brain*）一书中，她讲述了一个瑞士机器人的例子。机器人们四处巡逻并将物体收集起来，仿佛在收拾整理。[42] 这个复杂的行为并不属于机器人的程序——它遵守的是设计的基本原理。这些机器人安装有感应器，可以感知它们侧面的物体，但感应器无法发现它们前方的物体。当它们移动的时候，它们要遵守单一指令：如果一侧的感应器被激活，则转去相反的方向。因为每一个机器人都不关心它们面前的物体，所以它们会撞到物体并把它们推向两边。但如果它们在撞向前方时，检测到左边或右边有另一个物体，它们就会改变方向，将遇到的第一个物体和第二个堆在一起，并且这一过程会不断重复。瑞士机器人收集物体这个例子很好地证明了在没有任何预谋和认知控制的情况下，简单的运动能力，比如推、检测、转向等可以变成复杂的行为。

同样，人类的身体构造决定了我们的行为。如果你有一条狗，你可能时常试图让它自己去遛弯、吃饭或者照顾自己。如果你的狗能更聪明一些，你甚至希望你只需要向它解释这些事情，使它能在你上班、旅行等你不在的时候自给自足。但事实是，如果你的狗突然拥有了人类智慧还会说话，它仍然极有可能会像个婴儿一样无法自理。它不能自己开门，不能开关水龙头，不能准备好食物，更不能去购买日常用品。这是因为我们的环境是为人类的行为设计的，它仅能为人类提供便利——这被心理学家詹姆斯·吉布森称为"功能可供性"。[43]我们的门把手、电脑键盘、椅子和床都有着符合人类解剖学结构的功能可供性。如果我们没有双足站立的姿态、双眼的视觉、完善的运动能力和控制能力，那么我们现在习惯的所有活动几乎都会变得不可能。

乔治·莱考夫和他的同事马克·约翰逊假设，人类的身体不仅决定人类的行为，也决定其思维方式。在他们著名的《我们赖以生存的隐喻》(*Metaphors We Live By*) 一书中，莱考夫和约翰逊认为我们在语言和思想中用到的大多数概念都是由更简单的想法通过隐喻组成的。"因为我们的经验中有太多很重要的概念，它们可能是抽象的，可能无法被清晰描绘（情感、想法、时间等）。"他们写道，"所以我们需要用更为具象的概念（空间方向、物体等）来帮助我们理解。"[44]在莱考夫和约翰逊的观点中，我们的概念系统根植于我们的经历。换句话说，甚至更高级的认知也是具象化的。我们不需要帮助就可以很好地理解诸如"上""有""推"这样的概念，因为它们与我们的生理机制非常接近，比如我们的站姿和我们可以用手完成的动作。为了展示这些基本概念如何帮助我们搭建更复杂的想法，莱考夫和约翰逊指出，

　　　　　　　　　　　　　　　　　　　生物性思维

对于本源上非空间和非物理存在的概念，仍然可以用空间性和物理化的词语进行讨论。举个例子，当我们谈到幸福时，我们会说"幸福感上升"；我们会说"情绪高涨"或"兴高采烈"。当我们谈论时间时，我们把它当作一种可以被我们抓住、保存或收集的资源，我们可以拥有或失去时间，或是给别人一部分时间。当我们谈到争论时，我们在语言上把它比作身体上的冲突；我们彼此观点对立，我们的逻辑推理可能是强有力的，也有可能是站不住脚的。

一个将人的身体姿势与想法和态度联系起来的实验为莱考夫和约翰逊的观点提供了有趣的实验证据。在一个例子中，鹿特丹大学的安妮塔·厄尔兰德（Anita Eerland）和她的同事做了一个测试，他们认为，预测数量和人们在脑中想象的数字有关系，并且他们进一步探究了这一现象为什么与身体姿势有关。[45] 研究人员让实验对象站到一处难以被察觉的斜坡上，同时让他们猜测不同的数量，比如大象的平均体重或者是埃菲尔铁塔的高度。当斜坡向左倾斜的时候，实验对象也会向左倾斜，就像是他们向数轴上数字小的那一方倾斜一样。令人惊奇的是，站姿上的微妙改变与偏小的答案有着系统的相关性。与向右倾斜的实验对象相比，向左倾斜的实验对象会觉得大象更轻，埃菲尔铁塔高度更小。在另一场对想法－姿势关系的演示中，由阿伯丁大学的林登·迈尔斯（Lynden Miles）带领的团队在 20 个志愿者身上安装了动作感应器，然后要求他们想一些未来或者过去的事。[46] 在这个实验中，当被试思考未来的时候，他们的身体会向前倾；当他们回忆过去的时候，身体则会向后倾。

研究锻炼对大脑功能的影响为身体和认知的连接提供了最强有力的证据。这些研究认为，有活力的身体会提高大脑的活跃性。运动可以延缓衰老及认知功能减退，这一诱人的建议让人们对相关研究产生了极大的兴趣。对超过50岁的成年人而言，45～60分钟的由缓和至剧烈的运动事实上会提升在记忆、专注度和解决问题测试中的表现。[47]实验中，认知能力的提高会同时出现在健康的对象及早期阿尔茨海默病患者中存在轻微认知障碍的对象身上。同样有一些证据表明，运动对年轻人的认知是有益的。[48]斯坦福大学的心理学家玛丽莉·奥佩佐（Marily Opezzo）和她的同事丹尼尔·施瓦茨做了一个实验：他们将大学生分为两组，在空房间中，一组人坐在椅子上，另一组人则在跑步机上走，然后他们对两组学生进行创新思维的标准化测试。[49]和坐着的学生相比，在跑步机上走的学生在对常见物体的创新比喻或不同寻常的用法上给出了更好的答案。在一个相关的实验中，两组实验对象分别走路或坐轮椅穿过学校，结果同样表明，走路穿过校园的学生在创新性测试中体现了更为显著的认知提升。

　　当我们说有人"头脑敏捷"，或是他"用脚思考"时，我们也许无意中将身体活动和认知联系在了一起。但是这一关系不仅存在于隐喻当中。现在人们认为，锻炼可以直接产生将大脑和身体其他部分连接在一起的生理变化。[50]在短暂却剧烈的锻炼期间和结束后站立时，人的心跳加速，大脑血流量增加，大脑的供氧量和供能量提高。大脑也会自行产生作用于局部的活性化学物质，叫作神经营养因子，它会

　　　　　　　　　　　　　　　　　　　　　　　　　生物性思维

促进细胞生长和保养。长时间来看，这些化学物质会使海马体产生新的神经元。海马体对记忆的形成格外重要，所以海马体细胞的补充对消除阿尔茨海默病带来的后果尤为关键，而阿尔茨海默病会导致这一脑区的细胞死亡。因此，锻炼对认知的影响证明，通过我们在前一个部分提到的已确定的生理通路，我们对自己身体所做的相对肤浅的事情能够改变我们的思维。

————

我们已经从多个方面观察了脑外的生物学是如何影响大脑的想法和感觉的。显而易见，如果抛开我们的身体特征、健康和生理机能（比如 HPA 轴），我们就将不再是我们。在作曲家帕格尼尼和修建水坝的海狸的例子里，我们看到身体特征塑造了个体能够承担的精神活动。在紧张的惊喜派对或通过锻炼增强认知的例子中，我们能发现大脑和身体怎样在一个生理上互相依赖的闭合回路中相互作用。但要说明身体对大脑的重要性，一个格外有说服力的证据可能来自一个简化的实验：将一个新的大脑移植到一个人的身体里，然后对比观察他从新大脑和身体里分别继承了什么特征。遗憾的是，现代技术还不能实现脑移植，但是一种不那么激进的方法——身体部件的移植或改变——是既可行又普遍的。器官和组织移植能够改变一个人的思想或者个性吗？

越来越多的证据表明这个问题的答案是肯定的。最轰动的故事来自心肺移植对象克莱尔·西尔维娅（Claire Sylvia）。在《换心》（*A Change of Heart*）一书中，她回忆道，她不仅仅得到了器官，同时还得到了捐献者的性格和记忆。她在手术后的某天晚上意识到了这件事情，她在梦中遇见并亲吻了她的捐献者——蒂姆·L。"我在醒来后意识到，我真的意识到，"西尔维娅写道，"蒂姆·L就是我的捐赠者，他的灵魂和性格的一部分到了我的身体里。"[51]伦敦《电讯报》近期的一篇文章讲述了两个人在接受器官移植后性格发生改变的故事。[52]一个故事主人公是凯文·马什福德（Kevin Mashford），他在接受了一个在车祸中丧生的自行车骑行者的心脏后成为自行车爱好者；另一个故事主人公是谢莉尔·约翰逊（Cheryl Johnson），她认为自己从肾脏捐献者那里获得了极高的文学品位。尽管这些报道非常吸引人，但是并没有任何科学依据证明大脑以外的器官会存储或传输特定的记忆或者偏好。同时，科学对这些接受器官移植的病人性格大变这一事实也并无质疑。

我们可以合理地相信，像克莱尔·西尔维娅接受的这种移植会对意识产生广泛的影响。"心脏移植会触发大量显著的生理和心理变化，但是整体的变化因人而异。"网络杂志 *Slate* 的技术编辑威尔·奥勒姆斯（Will Oremus）写道，"一个常见的影响非常明显：死里逃生的经历会让人变得更开心、更积极。"[53]1992年，一组奥地利研究人员采访了维也纳一所医院的47名心脏移植患者，完成了最早的真正针对移植病人的数据可观的心理研究。[54]差不多20%的病人表示自己在术后两年中经历了性格变化。大部分病人把这种变化归因于手术过

　　　　　　　　　　　　　　　　　　　　　生物性思维

程中的濒死体验，但是有些人不这么觉得。那些受影响最严重的病人反映说，他们的喜好和世界观都变了。"我的移植者是一个冷静的人，而不是慌乱的人。"一个病人说道，"现在他的感受转移到了我身上。"

心脏象征着爱和热情，也许这些联想使病人们的故事更显生动。那其他不这么引人注意的器官的移植呢？毫不奇怪，基于移植病人遭遇的一切，认知和情感的变化几乎会在所有病人身上出现。有时候我们可以找出周边器官影响头脑所利用的特定的生化和激素通路。通过移植手术解决器官衰竭的问题会产生最直接的改变。举例来说，肾脏和肝脏衰竭都会导致血液里的有毒物质增加，比如尿素和氨，从而导致性格转变和智力障碍。用健康的器官来替换病变的器官会解决这些问题，同时能直接改善认知情况。[55] 一项研究对比了意大利的 12 位病人术前术后的表现，结果表明，肝移植会在很多方面实现长效的精神改善，包括注意力、记忆和空间问题的解决。[56]

消化系统的医学操作对人的思维和感受有着特定的强大影响力。这一特殊的关系很可能是因为连接大脑和消化系统的广泛的生化和神经交流网络，这一网络的主要组成部分包括迷走神经（一条连接大部分腹部器官和脑干的分叉神经信息高速通路）和肠神经系统（由肠道中与大脑双向作用的上亿个神经元组成，这一系统大部分独立，可以说是"第二大脑"）。[57] 对消化系统的侵入性改变很可能直接或者间接地影响这种结构。

改变消化器官最常见的手术不是移植手术，而是缩胃手术，这是一个针对肥胖症患者的常见治疗方案。根据 ObesityCoverage.com 网站的数据，几乎一半做过减重手术的病人都有过性情转变。[58] 和这些手术相关的电子留言板写满了转变的经历，像是小说《化身博士》里的杰科博士由好人变成坏人海德一样，但偶尔也有一些相反的案例。"我被崭新而美妙的情感狂轰滥炸。"一个做过缩胃手术的患者写道，"我喜欢现在的我，但是我真的很困惑。我变成了一个全新的人，甚至不同于曾经苗条和年轻的那个我。"[59] 这种分裂的普遍程度或许可以解释缩胃手术后伴随而来的极高的离婚率。[60] 这些生活巨变是胃自身发生改变的生理结果还是因为患者术后的减重？将这两个因素分开讨论几乎是不可能的，但极有可能是这两个因素造成了这一结果。

一个关于移植改变精神构造的最神奇的例子也来自消化系统。在这个例子里，移植的不是一个器官，而是菌落和其他生活在肠道里的微生物——所谓的肠道微生物群落。制造肠道微生物群落可以靠粪便移植或者食用一些富含微生物的食物，比如酸奶。像这样的细菌疗法被用来治疗由有害病菌引起的肠道感染，比如艰难梭菌，这种细菌造成美国每年成千上万的人感染结肠炎。[61] 这些疗程会增加健康肠道内"好细菌"的比例，"好细菌"可以把有害细菌挤出去，从而减少炎症。近期一些研究证实，肠道微生物群落的改变不仅会影响肠道的消化功能，同时也会影响心理状态，比如引起焦虑、压力、抑郁等。[62]

细菌疗法在人身上的应用越来越广泛，但是最显著的行为影响来源于小鼠研究。在一个实验中，由麦克马斯特大学的史蒂芬·柯林斯领导的团队在两种小鼠（BALB/c 和 NIH Swiss）身上进行了双向粪便

生物性思维

移植。[63] 正常情况下，BALB/c 小鼠比 NIH Swiss 小鼠更温顺，它们不喜光，喜欢待在一个地方，不喜欢探索新的领域。令人惊奇的是，BALB/c 小鼠在接受了 NIH Swiss 小鼠的粪便的移植后，会变得外向且乐于探索。相反，NIH Swiss 小鼠在接受了 BALB/c 小鼠的粪便的移植后，会变得更加保守和焦虑。在另一个实验中，科克大学的约翰·克赖恩（John Cryan）带领团队给一组小鼠喂食肉汤，肉汤中含有鼠李糖乳杆菌，这是一种存在于某些乳制品中的"好细菌"。[64] 相比那些没有喝肉汤的小鼠，这些小鼠在压力下的恢复能力变强而敏感度下降——它们变得更喜欢探险，更不容易受到惊吓。当它们被扔进水桶时，它们会坚持游很长一段时间也不放弃。柯林斯和克赖恩对肠道微生物群落的操作均造成了小鼠大脑中神经化学物质的改变，而且针对人类的功能性磁共振成像研究也证实了细菌疗法和大脑响应的联系。[65] 肠道微生物群落影响大脑处理信息的生理网络，它现在被称作微生物群落–肠道–脑轴。

这些老鼠和人的故事不断地告诉我们，身体的改变会用一种令人惊奇且重要的方式改变个人的感受和行为，从而改变思想。同一个人、同一个大脑，在接受了影响身体其他部位的疗法或移植之后，他的性格或观念可能会改变。神经科学史上最著名的个案研究之一恰巧证实了这一结论。1848 年，一个名叫菲尼亚斯·盖奇（Phineas Gage）的铁路工人在一场突然的爆炸中奇迹般幸存，但他大脑的部分前额皮质却被炸出了一个洞。在他受伤之后，他变得更加冲动、鲁莽和粗鲁，他的人际关系和职业发展都受到了影响。盖奇"不再是盖奇了"，当时的目击证人这样说。这个案例中出现了安东尼奥·达马西奥的躯体标识假说中同类型的情感和决策问题。[66] 在这个小节，我们见识了拯救生命的器官移植、胃缝合术或是肠道微生物群落，这些操作对人格的改变似乎在量级上可以比拟盖奇所经历的人格变化，但是这些方法并没有接触大脑。

———

近期，美国国会工作人员在我的大学了解这里正在开展的神经学研究，我与他们开了一次会。简短的学术展示之后是来访者的提问时间。举手的人很多，第一批提问者中有一个人直击要害，问道："有可能提升认知吗？"

这个问题让人立刻联想到被大脑修补术武装的末日后的人类，就像是《星际迷航》里可怕的博格人①。稍微友好一点的例子有加拿大系列科幻小说《连续体》（*Continuum*）中更为低调的科技移植体，它们可以增强记忆和感知能力。脑机接口的技术进展使通过这些侵入性机制来增强认知能力看起来更加现实。全球大概有超过三万人在大脑植入移植体，这些移植体能将微小的电刺激传送到特定的大脑区域，从而缓解肌肉萎缩和帕金森病引发的运动失调。[67] 光遗传学的发展，也就是我们在第 2 章简单介绍的那种光学的神经刺激法，使科学家们

———

① 博格人即半有机物半机械的生化人。——译者注

在未来有希望像用键盘打字一样简单地操控大脑——输入新信息、控制注意力、进行快过任何自然大脑完成速度的运算。[68] 设想这样的幻想与现实的距离非常合理且正是时候。

但是我的同事劳拉·舒尔茨（Laura Schultz）用这样一个问题跳出了惯有思维："你今早喝咖啡了吗？"当然，她真正想表达的是，咖啡是很多人每天都会用的一种低科技大脑增强剂，它不涉及任何人们可能想到的未来主义的脑植入体和手术干预。尽管咖啡并不像半机械人设备那样"酷炫"，但是它非常容易获取，而且在我们处理困难任务的时候是很有效的。

劳拉的问题打破了常规，因为它明显不同于大众对增强大脑认知的刻板印象。她的问题同时呼应了我们这一章的主题，那就是：影响认知的因素并不一定符合常规且直接作用于我们的大脑。咖啡就仅仅通过消化系统被消化，而其中的有效成分咖啡因扩散到了全身各处，在大脑和其他部位催生变化，直接干扰一种叫作腺苷的化学信号分子。拦截腹外侧视前区的腺苷对觉醒的影响最直接，它相应地带来全身性的改变，包括血压和皮质醇水平的升高，同时还可能造成轻微的焦虑和压力感。[69] 所以咖啡因建立了大脑和身体之间的相互连接，喝完咖啡后产生的那种警觉的主观感受也有赖于此。

在这本书的第二部分，我们会更多地考察大脑的神秘性如何影响我们对一些药物和技术的看法，这些药物和技术作用于脑内或者脑外，进而影响意识。但在此之前，我们要探究大脑的神秘性最后一个但却尤为重要的方面：大脑和意识可以与我们周围的环境分离。

第 6 章

大脑非孤岛

"我们要照着我们的形象、按着我们的模样来造人。"《创世记》中的神说，"让他们统治大海里的鱼、天空下的家禽牲畜，乃至整个地球，还有所有在地上爬行的动物。"（《创世记》1:26）除了神，就是人类在统治着这颗星球，人类注定要塑造而不是被塑造，命令而不是被命令，消费而不是被消费。当今世界上的大多数人都对智人的霸权抱有相似的信念，无论他们的宗教信仰或生活方式如何。即使是表面上拒绝征服动物的虔诚的素食主义者或佛教徒也通过城市化、交通、农业和工业逐步参与到征服地球的全球化文明进程之中。正如现在许多人所说的，我们生活在人类世时代。

如果没有大脑，那么人类不可能战胜自然，这还仅仅是一个有所保留的言论。似乎我们每个人都在用执行自主运动的能力来掌控我们所处的环境，这种能力曾经与形而上学的灵魂或自我联系在一起，但近来却完全被中枢神经系统取代。著名神经科学家彼得·米尔纳（Peter Milner）在 1999 年出版的《自主大脑》（*The Autonomous Brain*）

一书中写道："人们逐渐认识到，自我不需要离开身体，它更有可能被认为是一种复杂的神经机制，人们通常称之为大脑的执行系统。"[1]伦敦大学学院的认知科学家帕特里克·哈格德（Patrick Haggard）也发现："现代神经科学正朝着一种观念转变，这种观念认为，自主运动基于特定的大脑过程。"[2]

这种转变的部分原因要归结为本杰明·李贝特等人的著名实验。[3]李贝特在 20 世纪 80 年代的实验表明，大脑发出的电信号可以用来预测一个人在做出有意识的行动决定之前的明显的自主运动。实际上，大脑在我们自身意识到之前就"知道"我们要做什么。这表明大脑是老板，它有可能决定我们的行动，并或多或少地决定我们的想法。正如神经科学家大卫·伊格曼所说，大脑是"负责整体操作的任务控制中心，它通过颅骨这一'装甲掩体'的小入口收集信息"[4]。

然而"掩体中的大脑"这一比喻体现了大脑和环境相互作用的一种矛盾观念。除了保守估计大脑和身体之间的联系，它也暗示了更广阔的环境对大脑功能所起的贡献作用是被动的。环境向大脑提供信息，之后大脑检查数据并决定如何应对。大脑是指挥者，是一切自主行动的发起者。装甲掩体的厚重和入口的狭小暗示着指挥官与战场上的行动是充分隔绝的，使指挥官在远离实际战斗的情况下考虑情报及规划战略。但从大脑内外差异鲜明的情形，以及它们之间不平衡的权力关系中，我们可以看到本书前几章讨论过的另一个科学二元论的例子。

这里的悖论在于，我们很难确定外部的信息在哪里转化成了决策。我们能否构想一个切换点——一个确切的位点或是一个更分散的

"复杂神经机制"——在那里，对环境输入的不可抗反应结束，同时大脑的认知控制开始发挥作用？一些哲学家认为，构想这样一个地方就等于假设有一个小人儿——一个小矮人——坐在大脑里，接收所有的输入，并试图弄清楚该做何反应。2015年，迪士尼热门电影《头脑特工队》将这一场景改编成动画，在动画中，五个名为乐乐、忧忧、怕怕、怒怒和厌厌的拟人化情感在一个小女孩头部的控制面板上转动旋钮和操纵杆来影响她的行为。[5] 但这是如何做到的呢？难道他们每个人的身体里不需要有另一组小矮人将输入转换为输出吗？这个概念递归地应用，就像你站在两面相对的镜子之间看到的无穷无尽的镜像（见图6.1）。由此产生的矛盾以哲学家吉尔伯特·赖尔的名字命名为"赖尔回归"，1949年，赖尔在代表作《心的概念》（*The Concept of Mind*）中讨论了这个问题。[6]

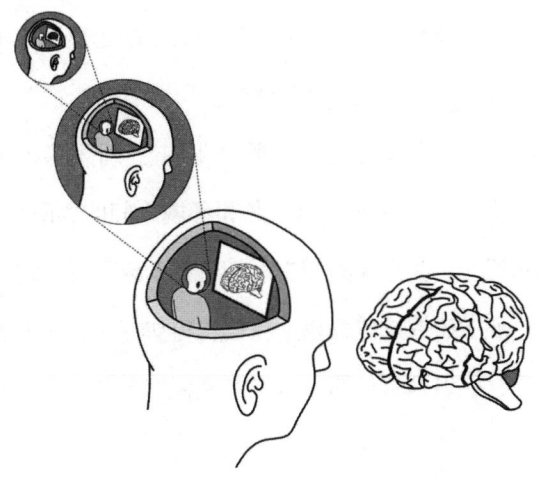

图6.1　关于赖尔回归和小矮人悖论的图像

一个明显可以避免赖尔回归的方法就是放弃大脑能独立于周围世界自行运转这一想法。在这一观点中，环境对大脑的决定性影响更为深入，并直抵决定和行动本身。当一个苹果从树上掉下，冬雪融化成春天的溪流，或者一辆摩托车从公路上滑进沟渠时，决定它们路径的是物理定律和周遭环境。也许大脑就像一个坠落的苹果，在击中牛顿头部时受到自然力量的控制。19世纪早期的哲学家亚瑟·叔本华在他著名的《论意志的自由》（*Freedom of the Will*）一文中坚称："就像自然界中所有生物的行为一样，（人类的行为）一定是严格遵守因果律的。"[7] 如果这是真的，那么人类的大脑就只是因果链中的一个元素，一颗在生命之弦上被动振动的珠子，而不是拨动那根弦的手。自然会支配大脑，而不是被大脑支配。

当今时代和叔本华时代的一个不同之处在于，如今我们可以获得大量有关环境如何影响我们的大脑和行为的实验数据。在这一章，我们将验证其中一些证据，并将看到环境和大脑的因果作用不仅仅是理论式的抽象概念。人们常说，"人是时间和地点的产物"，"先天和后天都很重要"，"学习和记忆是由经验产生的"，可大脑和环境之间的关系远比这些老生常谈深刻。当大脑和环境之间的界限变得模糊时，每一个想法和行为，甚至在其产生之初就都变成了更广阔世界中各种影响的结果。通过研究这些联系，我们将再次与大脑作为控制者的神秘性做斗争，并认识到我们的大脑在多大程度上是遵守普遍因果律的自然实体。

生物性思维

———————

　　关于环境和思想的互动有一则著名的寓言，这则古老的寓言源自三只智慧猴子的雕像。据说，17世纪，日本日光市德川家康陵墓门口有这样三尊雕像。[8]一只猴子捂着眼睛，另一只捂着耳朵，第三只捂着嘴，它们代表着永恒的命令："不看邪恶，不听邪恶，不说邪恶。"猴子以四处走动闻名，这三只猴子也不例外。这样的猴子雕像现在是世界上最泛滥的庸俗作品之一，在六大洲都有售。有一个专注于收藏这种雕像的小型收藏家协会，协会成员经营着一个网站，并且每年相聚一次。[9]猴子雕像是圣雄甘地为数不多的财产之一，象征着他严格的道德准则。[10]意大利黑手党成员也用这些猴子来代表他们自己的准则，即拒绝做证或恪守"沉默誓言"。[11]有些描述增加了第四只守护着自己私处的"不作恶"猴子，以幽默的方式提倡保持贞洁。这三只将视觉、听觉与言语行为放在一起的猴子教给我们这样一个道理：行为与从感官开始的外部影响密不可分。

　　我们的主要感官系统——视觉、听觉、触觉、味觉和嗅觉——为我们指出了环境影响我们思想和行动的最直接途径。它印证了另一则东方寓言，一个古老的印度教版本的柏拉图著名的战车比喻——用拉着一辆象征身体的车的五匹马来呈现感官。[12]几乎所有我们学到的东西都是通过感觉器官摄取的，但是感官提供的不仅仅是我们受教育的素材，感官系统允许环境刺激以更直接的方式塑造我们的思想和行动。在连续的基础上，我们被源源不断的从感官到大脑的输入淹没。

就像消防水管里的水流一样，这种信息流的力量势不可当。即使在睡眠和麻醉中，我们的感官也仍然活跃着并能在大脑中传递信号，不管我们是否意识到了它们的存在。通过深入研究感官生物学，我们可以了解大脑抵抗外部刺激的影响是何等困难。

我们的感官中被研究得最多、或许也最有影响力的感官是视觉。视觉研究人员花了几十年的时间来研究抵达眼睛感光部分——视网膜的光线是如何被视杆细胞和视锥细胞检测到，然后被加工成神经冲动（动作电位），再通过视神经向大脑延伸的。20 世纪 70 年代，神经生理学家霍勒斯·巴洛通过测量视网膜输出神经元（神经节细胞）的电信号发现，每个单独的光量子（光子）可以产生平均 1～3 个动作电位。[13] 巴洛还发现，即使在完全黑暗的情况下，一些神经节细胞每秒仍能发射多达 20 次这样的尖峰脉冲。这种活动本质上是系统中的噪声，但它仍然填满了大脑的"收件箱"。

加州理工学院的马库斯·迈斯特（Markus Meister）教授发明了一种分析视觉最初阶段的方法，他分离了活动物的视网膜，并将它们像小毯子一样铺在记录电极上来同时测量数十个神经节细胞。[14] 利用这一技术，迈斯特和其他神经科学家已经了解到视网膜是如何快速适应图像强度和对比度的巨大变化，从而确保视觉信息向大脑的大量传输持续不断的。在一项研究中，研究人员估计，从人眼到大脑的数据传输总量大致相当于一台连接了互联网的计算机在每片视网膜 100 万个神经节细胞的轴突上每秒移动约 1 兆字节的视觉输入（400 万次尖峰脉冲）。[15]

生物性思维

非视觉感官也是大脑输入的重要来源。内耳的螺旋器将声波转化为神经冲动——它相当于耳朵的视网膜。即使是在较低的声音水平下，螺旋器中的大部分听觉神经元也以超过每秒 50 次尖峰脉冲的速度发射动作电位。[16] 人类每只耳朵大约有 3 万个听觉神经元，每秒钟从双耳到达大脑的动作电位总数就会达到数百万。大量的输入也可以来自身体最大的感觉器官——皮肤。正常的皮肤包含四种触觉或压力敏感受体细胞、两种温度敏感受体和两种疼痛受体。这些受体大多直接连接到脊髓和突触，而突触连接的神经元从那里投射到大脑。有些触觉受体的密度达到每平方厘米 2 000 多个，也就是说，你的一只手上就有 17 000 个这样的细胞。[17] 舌头的表面和鼻子的内层是两种特殊的皮肤，它们分别含有味觉和嗅觉的受体。到目前为止，嗅觉受体神经元的数量更多；超过 1 000 万个嗅觉受体神经元把鼻子直接与大脑相连。[18] 这意味着，尽管这些细胞的平均放电速率约为每秒 3 次，但总体上，它们向大脑传输的电脉冲仍比眼睛或耳朵传输的多。[19]

我们发现，每秒钟汇聚在大脑中的感觉信息包含数以千万计的动作电位，这反映了我们的大脑与周围环境之间永恒而强大的联系。要了解这个量的大小，请再次设想，单眼到大脑的输入与通过活跃的互联网连接传输的数据相当。如果是这样，那么我们所有感官的输入总量可能超过 10 个标准的互联网连接所传输的数据，每秒通过数百万根神经纤维带来大约 10 兆字节的数据。如今，这么多的数据很容易让一个普通的家庭电脑系统内存达到饱和。有时黑客们正是利用这种方法来攻击互联网站点，这种攻击被称为拒绝服务攻击。[20] 通过类比，我们的感官环境似乎在对我们的大脑持续进行拒绝服务攻击。

有趣的是，就动作电位的庞大数量而言，进入大脑的感觉输入量也比得上大脑的总输出量——从大脑传至身体其他部分、激发运动并调节肌肉张力的连续不断的信号。大脑的大部分运动输出都由所谓的锥体束传递，锥体束由100多万条轴突组成，这些轴突发射动作电位的平均频率约为每秒10～20次尖峰脉冲，结果就是每秒会出现数千万次尖峰脉冲。[21] 从局外人的角度来看，大脑可以被视为一个有点儿复杂的机制，它将每秒数以千万计的输入信号转换成大致等量的输出信号，就像一台电视机将有线电缆或天线的输入信号转换成可见的变化的图像。

所有输入的尖峰脉冲是如何影响大脑的？因为大脑已经逐渐可以接受这种输入，对感官的突袭并不能算作真正意义上的攻击。此时，大脑没有丧失功能，但它有所变化。对于嗅觉以外的感觉系统，大脑的信息入口是一个叫作丘脑的结构，而嗅觉信号通过一个叫作嗅球的区域到达大脑。这些区域依次连接到大脑皮质，如位于大脑枕叶的初级视皮质（简称V1），或位于颞叶的初级听皮质。超过40%的皮质被认为专门用于感官处理。[22] 在视觉系统中，视觉是人类最广泛的感官模式，信息从V1传播到大脑的两组区域，这两组区域能识别出每个刺激的不同特征。在所谓的背侧流中，沿大脑枕叶和顶叶的顶部分布的区域根据空间位置或运动等基本属性来辨别视觉刺激；腹侧流沿着大脑枕叶和颞叶的底部分布，专门负责更细粒度的分析，如识别特定目标或面孔。类似的分层处理区域流处理声音、气味、味道和触感。

就像散布在远方的朋友或家人之间的流言一样，传入大脑的感觉信号几乎无处不在。即使是复杂的高阶感官区域也能对极其简单的刺激做出反应。例如，闪烁的线条图像会在整个背侧和腹侧视觉处理流中产生神经反应。更令人惊讶的是，专门处理某种刺激的大脑区域实际上也能对其他刺激做出反应，就像中世纪的理发师也能拔牙。例如，研究人员已经证明[23]，视皮质中的神经信号也可以指示听觉刺激[24]，其他的研究也显示了听皮质对视觉和触觉刺激的反应。具有非感觉作用的大脑区域也会对简单的感官刺激做出反应。[25] 大脑额皮质是大脑"执行功能"的部位，它的某些部位是由基本的视觉或听觉输入激活的。即使在麻醉状态下，额叶区域也能观察到视觉反应，这表明，即使我们毫无察觉，感官刺激也能深入我们的大脑。[26]21 世纪初，神经科学家马克·赖希勒（Mark Raichle）首次注意到一个不同寻常的现象：在许多刺激物的作用下，一些完全不同的大脑区域持续失活，换句话说，感官输入似乎降低了这些区域的神经活动水平。[27] 失活的区域覆盖了大脑皮质相当大一部分，而这部分区域位于感觉或运动处理系统之外。当没有什么值得关注的事时，这些区域似乎是最活跃的，因而它们被称为大脑的默认模式网络。

即便是细微的环境变化也可能会给大脑的活动带来显著的影响。大多数关于感觉反应的神经生物学研究的方法都很直接，它们使用短促且强烈的刺激唤起短暂的大脑活化。例如，通过检测电脑屏幕每隔几秒在一个灰色区域和一个明亮的红绿棋盘间切换时产生的神经脉冲或 fMRI 变化来检测视觉反应。为了研究排除这种干扰性刺激的大脑动力学，研究人员进行了一项特别的实验，在实验中，他们对恒定条件下的被试大脑进行数分钟的监控，而被试只是被动地躺在扫描仪中（并被鼓励不要入睡）。[28] 由此产生的静息状态数据通常会显示大脑每个点上的神经影像信号存在的微小波动。如果你观察一场体育赛事中的观众，即使你不知道比赛中发生了什么，根据谁一起欢呼或发出嘘声，你也能判断哪些人支持同一个队。运用类似的逻辑，研究人员试图通过寻找强度同时增减的像素来辨别哪些大脑区域属于同一类。这种相关性被认为能反映不同大脑网络的神经活动，被称为静息状态功能连接。[29]

静息状态成像研究表明，持续影响着我们的视觉刺激，会改变大脑活动。神经科学家莫里齐奥·科尔贝塔（Maurizio Corbetta）和他的同事搜集了一些被试的 fMRI 和 MEG 数据。为了模拟自然状态下的感官体验，这些被试被要求观看一段空白视频或意大利式西部片的一个视频片段。[30] 分析表明，两种条件下的功能连接模式存在显著差异。在观看电影片段时，被试的神经影像学信号的相关性在多个覆盖全脑的网络中降低，揭示了进行中的感官体验是怎样扰乱不同大脑区域的动态的。重要的是，即便是远不如克林特·伊斯特伍德的电影那样精彩的影片，也同样能改变大脑活动。耶鲁医学院的塔玛拉·范德瓦尔（Tamara Vanderwal）向被试播放了一段内容为抽象且不断变化的图形——你也许在电脑屏保上见过这些图像——的视频，并测试这些图像对静息状态 fMRI 波动的影响。[31] 范德瓦尔的视频内容尽管平淡无奇，但仍然干扰了与视觉、注意力和运动控制有关的大脑网络的功能连接。由麻省理工学院的研究人员领导的另一项研究表明，无意义的噪声也会影响功能连接模式。[32] 背景噪声对赖希勒默认模式网络中的区域造成了影响，这再次证明，看似微不足道的感官因素可以干扰大脑功能的总体特征。

感官信息处理方面的科学知识帮助我们理解为什么那三只智慧猴子会担心它们的眼睛和耳朵接收到的东西。感觉器官不断地向我们的大脑注入数以百万计的神经冲动。大脑对这种环境输入毫不阻拦，即使是最平淡的感觉信号似乎也会侵入大脑皮质中最高级别的区域，比如大脑额叶。大脑额叶的演化史相对较近，它将猴子和人类与其他哺乳动物区分开来。[33] 然而，这还不能证明环境中的信号能控制我们。当我们发现感官的影响渗透到了大脑最深处时，我们可能只是在见证信息是如何到达著名的小矮人手中的。也许我们每个人的大脑中都有一种类似小矮人的神经机制，即使面对感官冲击，它也能保证我们的自主性不受影响。为了证明这种可能性，我们必须探索我们的行为在多大程度上受环境刺激的影响。

————

作家阿尔贝·加缪认为，人与其说是环境的主人，不如说是环境的奴隶。在加缪的小说《局外人》中，大自然母亲驱使加缪的非英雄主角莫尔索谋杀别人。在书中高潮迭起的场景中，莫尔索在阿尔及尔的海滩上遇到一个对手，并开枪打死了他。"我只能感觉到，阳光在我额头上撞击所发出的钹声，以及从我面前飞起的刺眼利刃。"主人公叙述道，"灼热的刀锋削着我的睫毛，扎入我刺痛的眼睛。就在那时，一切都摇晃起来。大海发出一种浓重的、炽热的气息。我觉得天空似乎从一端裂成两半，要降下火焰。我的整个身体都绷紧了，手紧紧地握着左轮手枪。"[34] 由于书中先前的事件，莫尔索带着枪来到战场，他准备用暴力解决。但在关键时刻，是炽热的太阳和咆哮的海浪刺激他扣动扳机，而不是他大脑中的热血或恶意的预谋。通过加缪的叙述，我们见证了一个思想不受自己控制的男人。研究加缪的学者马修·鲍克（Matthew Bowker）写道："莫尔索的罪行似乎完全不是出于本意，没有决心，也没有自由。"[35]

有人可能会说，是高温使得莫尔索这么做的。在这方面，小说虚构的这个在阿尔及尔的法国人与现实中的阿姆斯特丹警察有一些共通之处。在 1994 年的一项研究中，一组心理学家对荷兰警方进行了观察，他们在一个温度可变的房间里进行了一项训练。[36] 当房间变热时，警官们表现出明显的敌意和好战的迹象。最令人震惊的是，当温度为 81 华氏度（约 27 摄氏度）时，他们向假扮的罪犯射击的倾向比在 70 华氏度（约 21 摄氏度）时高 50%。这不是偶然的发现。普林斯顿大学的所罗门·向（Solomon Hsiang）领导的研究人员调查了 60 项将气候与各种形式的冲突联系起来的不同研究。[37] 10 个案例揭示了温度与暴力犯罪或家庭纠纷之间的关系。在一个例子中，即使在同一天把其他潜在偏差都考虑在内，明尼阿波利斯市的袭击事件数量与环境温度的关系也每小时都在变化。[38] 这指向了某种温度依赖性的生物学基础，而不是街上行人的密度或当地经济的波动等社会因素。作为补充证据，脑成像研究展现了功能连接中可能与对行为的影响有关的依赖于温度的变化。[39] "虽然把温度和攻击性联系在一起的生理机制尚不清楚，"所罗门·向和他的合著者写道，"但在不同的语境中，这种因果联系似乎都很牢固。"

温度和攻击性之间的联系有两个特点，说明感官环境可以直接控制行为。首先，这是一种我们很少意识到的关系，于是我们自然也没有表达的意识。这就把温度对攻击性的影响完全置于我们的控制之外，并限制了认知过程可以干预的程度。其次，与许多人工环境刺激（如交通灯或电视节目）的反应不同，温度对行为的影响无法简单地通过研究来解释。即使是未经训练的实验鼠，在温度为65～90华氏度（约18～32摄氏度）时也表现出更强的攻击性，就像在恒温调节的房间里被关在一起的实验鼠更容易互相啃咬这一现象所显示的那样。[40] 这表明，与温度有关的攻击性或多或少是天生的，而且我们缺乏获得或摆脱这种环境敏感性的自由。我们可以想象，在一系列事件中，温度的变化促使我们皮肤中的受体激发大脑活动和神经化学变化，这样会增加产生敌意或暴力行为的可能性，而这些行为都没有任何受我们或我们的大脑控制的迹象。

另一个与人类行为密切相关的环境因素是光线。对这一现象的理解在很大程度上要归功于一位名叫诺曼·罗森塔尔（Norman Rosenthal）的精神病学家。[41] 罗森塔尔于1976年从南非移居美国，以继续他的医学研究。离开约翰内斯堡宜人的气候，他发现很难适应纽约更为恶劣的天气；他发现冬天的漫漫长夜十分令他不快。每当冬季来临的时候，罗森塔尔都觉得自己的精力在减少，工作效率也在下降。"我妻子的情况比我糟糕得多。"他回忆道。在那段时间里，他的妻子几乎卧床不起。然而，与其他"冬季忧郁"的受害者不同，罗森塔尔的医学背景促使他着手去做些事。他开始对昼夜节律、疲劳周期、饥饿周期及其他每天都会波动起伏的生物过程感兴趣，于是他加入了美国国立卫生研究院的一个研究小组。有一天，罗森塔尔和他的同事遇到一个躁郁症患者，该患者仔细记录下了自己的情绪波动，这份记录似乎使人确信这些波动与每日光照量的季节性变化有关。罗森塔尔的同事阿尔弗雷德·莱维（Alfred Lewy）建议给患者更多的光照。结果表明，将患者暴露在明亮的荧光灯下补充白昼的时长可以缓解他在冬季的抑郁。一些更大的研究也确认了这一发现，并因此鉴定出一种名为"季节性情感障碍"（SAD）的疾病。研究表明，这一病理性失调影响着全世界数百万人，医务人员通常采用光疗法对患者进行治疗。[42]

环境光通过一条专门的视觉感知路径控制情绪和昼夜节律，它不受意识的控制。[43] 眼睛中有一组特殊的视网膜神经节细胞，它们直接对蓝光做出反应，部分避开了通过杆状和锥状感光细胞的正常光感觉通路。这些特殊的神经节细胞被连接到一个大脑区域上，该区域被称为视交叉上核（SCN），因为从左右眼发出的视神经在大脑底部形成希腊字母χ状的交叉，而视交叉上核就处在这一交叉的节点上，故而这样命名。来自视网膜的输入让 SCN 中的基因在白天做有规律的开启和闭合，这种遗传性的昼夜节律会在神经信号从 SCN 传递到另一个叫作松果体的大脑结构的过程中产生影响。当夜幕降临时，SCN 刺激松果体将褪黑素释放到血液中。褪黑素是一种广泛作用于多个人体生理系统的激素，其作用包括促进睡眠。关于这一过程如何关联到低光期抑郁症仍存在矛盾。[44] 一个观点认为，过多的褪黑素本身就会导致情绪沮丧。而另一个观点认为，白天时间太短影响褪黑素释放的时间点，这才是问题所在。褪黑素分泌过量的冬季也与一种神经化学物质——血清素的水平降低有关。低血清素水平本身就与抑郁有关，像百忧解和西酞普兰这些抗抑郁药物就是通过提高大脑的血清素水平来发挥功效的。

除了热量和光，环境中的颜色也可以通过我们的感觉系统来影响我们的行为。画家康定斯基曾说："色彩是对灵魂直接施加影响的一种手段。"[45] 关于他的观点，人们已经争论了好几个世纪。有关颜色带来的影响的生物学研究可以追溯到美国内战时期的将军奥古斯都·普莱森顿（Augustus Pleasonton），他引入了一种名为"色光疗法"的伪科学医疗技术。[46] 这种疗法的中心思想是天蓝色的光促进康复。[47] 色光疗法现在是实践新潮生活的一个环节，但大多数医生并不相信这种疗法。然而，心理学比医学更好地证实了颜色对人的影响。一个值得注意的例子是"贝克－米勒粉"现象，贝克－米勒粉是一种特殊的淡品红色，似乎能抚慰一些凶狠似野兽的人。[48] 这种镇静效果是亚历山大·肖斯（Alexander Schauss）在 20 世纪 60 年代发现的。肖斯指出，暴露在粉红色调的环境中，会降低运动后的心率和呼吸频率。他说服当地监狱将牢房涂上这种颜色，然后令人称奇的现象发生了：监狱报告，粉刷后，囚犯间的敌意急剧下降。[49] 监狱主管吉恩·贝克（Gene Baker）和罗恩·米勒（Ron Miller）成为这一色彩的名字来源。但我们很难排除文化偏见对贝克－米勒粉效应的影响。例如，在美国社会中，粉色常与女性化相联系，这一认知可能会影响贝克－米勒粉效应在美国的接受度。有关这一颜色的进一步实验则产生了相互矛盾的结果，该结果证实，不同人群可能会对刺激做出迥然不同的反应。[50]

加州大学洛杉矶分校的心理学家阿尔伯特·梅拉比安（Albert Mehrabian）和他的学生帕特里夏·瓦尔德斯（Patricia Valdez）对 250 名大学生进行了一项关于颜色对心理功能的影响的缜密研究，他们向参与者们展示了 76 个色调、亮度和饱和度各不相同的颜色样本，并要求参与者们报告自己的情绪反应。[51] 他们发现，色彩饱和度对颜色的影响强烈，尤其是在蓝、绿、黄这一范围内的颜色最具激励作用。此外，一些特定的颜色在激发愉悦感的程度上差别很大，参与者给蓝色和紫色的打分明显高于黄色和绿色。这些具有相对普遍性的研究已经被应用于各种证明颜色对认知任务的影响的实验。比如，慕尼黑大学和罗切斯特大学的研究人员发现，在用红笔标注的智力测试中，被试的表现比用绿色或灰色调标注的测试的结果差得多。[52] 尽管颜色的刺激对被试而言微弱得让人无法意识到，但头皮电极记录显示，大脑活动的细微变化和与颜色相关的行为效应有关。2009 年，不列颠哥伦比亚大学的研究人员发表在《科学》杂志上的一篇论文为这一结果提供了可能的解释，他们的研究表明，红色往往会诱发潜意识的回避行为。[53] 实验还显示，文字游戏和产品选择测试中的蓝色对参与者更有吸引力，蓝色的刺激也会提高被试在创造力任务中的表现。尽管这些结果并不能证明蓝天有任何医学意义上的优势，但它们却与普莱森顿和色光治疗师的信念产生了奇妙的共鸣。

所以，人们就像植物，会随着天气的变化——在某些情况下是室内装潢师的一时心血来潮——开花或枯萎。明亮的日子会让人心情愉快，炎热的日子会让人脾气暴躁，晴朗的日子会让人思维更加清晰。我们所考虑的环境影响当然是通过我们的大脑发挥作用的，但它们却不由我们的大脑控制。位于波动环境中的大脑接受和反映周围环境，将外部的影响无缝导入变化中的情绪状态和行为。由环境因素驱动的那些活力四射或无精打采的时期，可以对我们的生活产生深远的影响。我们在觉醒、平静、热情或沮丧时追求不同的目标，因此，其他人也会以不同的态度看待我们，这影响着我们的事业和人际关系，甚至可能影响我们基因的命运。我们的情绪状态帮助决定了我们对特定情境或刺激的反应，为我们在眨眼间就做出的重大决定定下基调，比如是否接受求婚、是否接受工作邀请，甚至是否从桥上跳下。与此同时，塑造我们情感的环境因素起作用的速度比人类的思想和行动慢，它们也只利用了我们大脑接收到的感觉输入的一小部分，那么剩余的输入是如何影响我们的呢？

————

与环境中的光和热相比，大量的感官轰炸在更短的时间尺度上改变了我们的行为。就像影响情绪的环境因素一样，迅速产生强烈作用的刺激也自带力量——它们不只是我们的认知中枢处理器将要接收的快件。检测这一现象的一个方法是考察刺激如何以中央控制器都无法实现的方式相互干扰。如果你像我一样，那么当你试图在有噪声的环境下集中精力工作时，你就会遇到这种情况。由此产生的冲突也因其在教育领域的重要性而得到了充分研究。心理学研究人员已经定义了一种被称为"非相关声音效应"的现象，它描述了在背景声的刺激下短期视觉记忆（对阅读至关重要）的中断。[54] 在有关这一效应的一个例证中，心理学家埃米莉·埃利奥特（Emily Elliott）对不同年龄段的人群进行了记忆力测试，要求他们听一组反复播放的不相关单词。[55] 她发现，成年人在听不相关的主题时的表现比在安静环境中差10%左右，而小学二年级学生的表现差近40%。因此，非语言类的背景噪声，如音调和音乐，也会影响认知任务的情况。

我们的感知能力取决于刺激物之间的相互作用，就像是不同的输入在争夺对我们大脑的支配地位。如果你常参加音乐会，你可能会注意到有些人在闭眼时似乎能更好地欣赏音乐。你可能也注意到人们在接吻时几乎总是闭上眼睛。这些现象可能是因为关闭视觉输入可以提高其他感知能力。伦敦大学的研究人员要求一组被试记住视觉显示器上的字母，同时测试他们察觉触觉刺激的能力。[56] 结果表明，当视觉任务更容易时，被试能更好地察觉到触碰，这表明视觉任务干扰了对触觉输入的感知。在另一项研究中，德国耶拿大学的科学家们证明，无论是在光照下还是在黑暗环境中，闭上眼睛都有助于提高对触觉刺激的敏感度。[57]关于视觉输入对其他类型刺激的影响，最离奇的例子之一是所谓的麦格克效应。麦格克效应是一种令人惊叹的现象，在这种现象中，被观察到的说话者的嘴部运动似乎凌驾于对语音的感知之上。[58]你可以去听人模仿绵羊所发出的声音，当这个声音搭配一段讲话者口形不同的视频时，你所感知的声音就是按视频中的口形发出的声音。但只要你闭上眼睛，声音又会回到羊原本的叫声。在多感官环境中，你看到什么就会认为那是什么，即使你听到的本该是不一样的东西。

环境对感官的控制影响通过集中注意力有了明显的减轻。注意力可以被喻为一盏聚光灯，将我们在特定时刻最感兴趣的事物照亮，这是我们拥有的最重要的认知能力之一。注意力这盏聚光灯决定了我们最乐意处理、记忆和响应的刺激物。然而，这束光从何而来却是一个有争议的问题。我们用给予和付出这两个动词来搭配注意力，但也说吸引和捕获注意力，这反映了在二分式的注意力上，比起消极参与，我们自己更积极主动。神经科学家用显然由每个人控制的自上而下的机制以及与之对立的由刺激物本身引导的自下而上的机制来表述这一差异。[59]伟大的威廉·詹姆斯在 1890 年写道："注意力的转移形成了我们内心的核心，而自觉地将游移的注意力带回来……正是判断、性格和意志的根源。"[60]詹姆斯甚至宣称："意志不过是注意力而已。"他认为，在实践中自主或自由地做任何事情，归根结底是对事情的专注。

自下而上的注意力天然地将环境而非我们的大脑置于主导地位。

走在任何一个大都市中，我们都总是受到外界刺激的召唤。我们的头会本能地转向刺耳的喇叭声或附近沥青路面上尖锐的轮胎摩擦声，即使是远处的汽笛声也会使我们不由自主地警觉起来。当地比萨店或中餐馆里的味道会吸引我们，可能会"抓"着我们的胃引发饥饿感。晚上，路边的闪烁霓虹灯和汽车前灯似乎像磁铁一般吸引了我们的目光。这些都是生存的本能反应，而且它们有很好的理由被确切地写入我们的大脑。可以想象，拥有同样的大脑机制的原始人类在躲避一头扑过来的狮子或滚落的巨石时也会产生同样的反应。

在自下而上的注意力中，将感官输入与行为反应相连的生物学过程不仅依托于感觉系统本身，也依托于将刺激标示为"重要"或"显著"的大脑通路。[61] 这些通路会自动地给予显著刺激更大的影响，而忽视其他刺激。最为显著的刺激往往暗示着特定的益处或威胁，这就解释了为什么我们的注意力更容易被比萨的气味而不是汽车尾气的气味吸引，或者更容易被建筑工地突然的碰撞声而不是火车缓慢的隆隆声吸引。一些看似微不足道的感官刺激通过与显著刺激联系而获得力量。伊万·巴甫洛夫的狗学会了把铃声与即将到来的食物联系起来——这种情况下，铃声就变成了显著刺激，猎犬一听到铃声就会流涎。许多神经科学家相信，刺激的显著性信号是由特定神经递质的脉冲在大脑中发出的。[62] 对奖励刺激（比如食物和性）效应的研究最为透彻，这些刺激会导致大脑中与运动功能有关的区域释放多巴胺。相比之下，警觉刺激似乎会导致神经递质去甲肾上腺素的释放。截然不同的神经化学过程参与到自下而上的注意力机制之中，这再次强调了，对几大类

生物性思维

环境刺激做出行为反应实际上是经过自然演化固化的内在机制。

　　与显著刺激引起的非自主反应相反，自上而下的注意力是人们为自己设定的目标引发的，至少它在名义上受内部控制。但即使在这种情况下，你所处的环境也会对你的行为起重要的作用，甚至在短期内也会影响你的行为。这生动地体现在马丁·汉福德（Martin Handford）的《瓦尔多在哪里？》(Where's Waldo?) 中。[63] 在这本书中，每一页都有一个类似精灵的角色，他名叫瓦尔多，穿着红色条纹衬衫，戴着绒线帽，混迹在体形一样、衣着鲜艳的巨大人群中。作为读者，我们的任务是找到瓦尔多，但这并不容易。注意力专家罗伯特·戴西蒙和他的同事的研究表明，我们的视觉系统在处理图片时有两种方式相互作用。[64] 一种是将整个场景收录，寻找自己偏爱的特征——红色的斑点、帽子的尖顶，这些因素吸引视觉系统做更进一步的观察；与此同时，视觉系统将视野中心的小区域放大，检查它们是否与瓦尔多这个顽皮的家伙匹配。在汉福德设计的复杂场景中，千姿百态的特征吸引着我们的目光，使我们的眼睛反射性地环视着书页。然而，我们的眼部运动却出奇地系统化：我们花在每一个点上的时间和我们的眼睛在图片上的点之间跳跃的长度都是可以预测的，这是由视觉场景的特征而非任何内部决策驱动的。[65] 当我们看脸的时候，也会发生类似的事情。我们的凝视会用一种系统性的方式收录被凝视对象的眼睛、鼻子和嘴巴。[66] 同样，我们面对的刺激的具体细节在很大程度上决定了我们的大脑活动和行为。

　　即使在更粗糙的层面，自上而下的注意力也不完全是自上而下的。首先，很明显，来自环境中的信息为我们指明需要关注什么。在实验室的实验中，指导自上而下的注意力的是明确的视觉线索，比如闪烁的符号或箭头、研究人员发出的指令；在没有剧本的普通生活中，自上而下的注意力转移及随之而来的一串复杂行动，也由我们周围世界的琐碎幻象引起。饼干屑的味道让马塞尔·普鲁斯特笔下的人物沉浸在关于生活、宇宙及一切的七卷本的狂想曲[1]中，而去参观一所曾经熟知的老房子则让伊夫林·沃笔下的查尔斯·莱德在《故园风雨后》中找到宗教信仰。[67]古代历史学家苏维托尼乌斯写道，公元前49年，一个神秘吹笛人的音乐将恺撒的军队引至卢比孔河畔，然后，乐手突然奏响的小号声触发将军跨入罗马的决心，由此开始的内战导致恺撒的独裁统治及罗马共和国的终结。[68]因此，深度的决定是由肤浅的感官体验推动的。

自上而下的关注很容易受到这些影响的侵蚀。令世界各地的课堂教师感到沮丧的是，对注意力持续时间的研究表明，大多数人在注意力被分散前只能专注于某项活动几分钟。神经科学家约翰·梅迪纳认为，听众在10分钟后就会对讲座不再关注，基于此，他定义了"10分钟准则"。[69]为了让人们保持参与度，梅迪纳建议在一定的时间间隔内提供一些情感突出的逸事或刺激，这种方法实际上是利用自下而上的注意力机制来约束那些本应靠自己做得更好的听众。报告显示，当人们使用数码设备后，注意力持续时长变得短得可怜。2015

---

[1] 此处指马塞尔·普鲁斯特的长篇小说《追忆似水年华》，共7卷。——编者注

年，微软的一项被广泛报道的关于网络习惯的研究称，人的平均注意力时长只有 8 秒，这在很大程度上是由 21 世纪电子设备分散注意力造成的。[70] 无论我们花了多长时间才对我们在特定时刻关注的事情失去兴趣，都总会有另一个数码刺激物等待着我们：等等，让我读一下这条信息！一些似乎最能让人全神贯注的活动，比如玩电子游戏、看电视、上网冲浪，总是在不断地变化，不断地向我们抛来新刺激。这并非偶然。当面对这样的信息轰炸时，我们注意力的持续并非因为我们的大脑想要保持注意力，而是因为外面的世界的确令我们的大脑摇摆不定。

―――――

在人类从世界接收到的刺激当中，那些从我们彼此身上得到的刺激具有特殊的冲击力。我们都意识到来自他人的强大影响，但这些影响对我们自我决定能力的削弱程度是巨大的。1951 年，一位名叫所罗门·阿希的年轻心理学家进行了一项经典实验，证明来自同伴的刺激具有强大的效果。[71] 阿希将被试分组，要求他们进行知觉判断任务。阿希给他们看一张画有一条线的卡片，然后给他们第二张卡片，上面画有三条线，并要求他们公开投票，看哪一条线与第一张卡片上的线条相符。在每个被试都不知情的情况下，小组的其他成员都是实验中的诱饵——他们是藏在实验中的演员，并被指导如何在任务中投票。在某些情况下，尽管正确的答案总是显而易见的，但所有的诱饵却被要求给错误的答案投票。在这些案例中，困惑的被试被迫在坚实的视觉数据和房间里其他人明显一致但是被误导的意见之间做出选择。令人惊讶的是，大多数参与者在某些时候受到同伴的压力而拒绝接受摆在眼前的证据；有些被试无论怎样都随大溜；只有大约四分之一的被试坚持自己的观点。

"我们发现，在我们的社会中，从众倾向是如此强烈，以至于相当聪明和善意的年轻人愿意颠倒黑白，这令人担忧。"[72] 阿希在总结他的实验时写道。但是，在他的实验中，墨守成规的人可能还不如一条鱼在面对一群鱼逆向游泳时那样坚定，也不如一只角马在逃避捕食者时孤身偏离方向那样独立。就像没有生命的刺激物，如音调和图像，会以独特的方式影响大脑一样，人类的外形和声音这样的社会刺激也是如此。现代神经科学已经揭示，一系列大脑区域专门负责一些重要的社交功能，如对人体解剖结构的识别和对人类语言的处理，其中有些是我们在第4章见过的。这些区域在视觉和听觉等更基础的功能上有点儿类似于感官系统。它们与形成和巩固人际关系的强大机制互为补充，确保我们从其他人那里接收到的信号是显著的环境元素。

乍一看，低水平的输入（比如嘈杂的噪声）对我们行为的影响与他人行为对我们的影响之间似乎有着天壤之别。在后一种情况下，我们一般会考虑某种程度的反应，例如，在阿希的从众实验中，实验对象在做出判断之前，考虑了他们自己的自信程度、房间里其他人是否可靠及刺激的属性。但是社会刺激不一定比噪声更复杂。想想我们对人类的尖叫、婴儿的哭声、某人脸上的微笑或恐惧的表情做出的本能反应。功能脑成像研究表明，观看情绪化的面部表情尤其会对大脑活动产生直接影响，观看者的大脑活动与观看者亲身经历这些情绪时预期的大脑活动有部分相仿之处。[73]

非情感的社会刺激也可以催生几乎自动的行为反应。一个著名的例子是传染性哈欠，它的功能未知，但已被证实存在于人类和黑猩猩中。[74] 另一个例子是阈下语音启动现象。在这种现象中，一个快速说出的词会改变听者对后续问题的回答，即使听者并没有故意感知这个单词。[75] 例如，将"牛"这个字不知不觉地插入一串听不懂的杂音，这会让你更容易在之后听得更清楚时识别出"牛"这个字。[76] 语音启动效应表明，我们对人类语言的反应完全可以和我们对无生命刺激的非自觉反应一样具有反射性。

要知道社会刺激在我们环境中的重要性，先要考虑这些刺激被消除时会发生什么。如今，数以万计的美国人是一项有悖常情的实验的对象，实验目的是衡量剥夺社会属性会带来何种影响。[77] 这项实验的对象是被单独监禁的囚犯 [78]，他们被关在简陋的牢房里，牢房面积不超过 80 平方英尺 ①。他们的食物通过门上的一个小孔被送进牢房，他们每天最多有一个小时在牢房外锻炼。他们唯一的人际接触是在送餐或被护送到运动场的时候与狱警的接触。根据倡导者团体"孤独观察"（Solitary Watch）的说法，被单独监禁的囚犯反映了一连串的心理困难，包括"对外界刺激过度敏感、产生幻觉、恐慌发作、认知

---

① 1 平方英尺约为 0.09 平方米。——编者注

缺陷、强迫症、偏执和冲动控制问题"[79]。一名接受记者采访的囚犯描述了单独囚禁中发生的一种特定形式的崩溃:"在号子里,每一天、每个小时,人们都精神错乱。他们大喊、尖叫,他们跟自己说话……在凌晨两三点,有人开始大叫:'啊!'……你会摇摇头说:'又一个疯了的。'"[80] 1972 年,一项研究观察了囚犯的神经电信号,结果发现,被单独关押数天的囚犯的脑电波总体上变慢了。[81]这些记录也支持了刺激超敏性的行为发现,其结果显示,囚犯的大脑对闪光反应得比非囚犯快。很明显,一个被孤立的人的大脑与处于自然状态下、社会关系丰富的人的大脑有很大不同。

影响人类个体的瞬间性刺激能产生一种影响整体人口的全球性文化因素。广义的社会性刺激包括战争、饥荒、大规模移民、离婚率、教育和互联网等的影响。这些因素构成了一个舞台,在那里,我们仅仅是参与者。你可能读过一则笑话:在天堂中,警察是英国人,情人是法国人,机械师是德国人,厨师是意大利人,而瑞士人负责组织一切事宜;在地狱里,警察是德国人,情人是瑞士人,机械师是法国人,厨师是英国人,而组织事宜由意大利人负责。[82]尽管任何一个拥有大量欧洲朋友的人都可能会反对这种粗浅的刻板印象,但文化形成的行为模式极有可能是真实存在的。例如,2013 年,对 39 个国家的皮尤调查①显示,法国人对婚外情的容忍度明显高于其他国家。[83]这极不可能意味着法国人的大脑有任何内在本质上的特别之处——但从

---

① 皮尤调查是美国一家独立性民调机构皮尤研究中心发布的调查,该中心对那些影响美国乃至世界的问题、态度与潮流提供信息资料。——编者注

基因上讲，法国公民实际上比其他任何欧洲民族更接近高度坚持一夫一妻制的瑞士人。[84] 相反，对待婚姻的态度这样的文化特征是复杂的社会性刺激，并通过我们的生活环境影响我们的大脑。

神经科学家迈克尔·加扎尼加认为，"交互大脑之间的空间"可能是"我们寻求理解思想与大脑之间关系的答案"的一部分。[85] 有些人很难将自主和自由意志这类属性与个体大脑的活动联系起来，然而它们从加扎尼加描述的涉及多人的多层次、分布式的互动中体现了出来。这也许与玄学派诗人约翰·邓恩的著名论题"没有人是一座孤岛"有神似之处。[86] 用邓恩永不过时的话来说："任何一个人的死亡都会让我消减，因为我与人类息息相关。"如果思想是由大脑之间的社会互动促成的，那么任何人大脑的改变或死亡无疑都是对集体经验的损害。

在这一章，我认为，考虑大脑时不仅要关注大脑间的关系，还要关注大脑与整个环境的关系。我们的大脑经常受到来自四面八方的刺激。外界影响的范畴包括了从我们感官环境的细微变化到始于无生命起源和有生命起源的更强烈的冲动。这些影响不仅仅是分派至我们头部指挥中心的信息，还是将我们的大脑和思想切入最深层次的因果力量。神经系统将环境输入转化为行为输出的方式，在很大程度上与树木的物理结构决定太阳、风和雨如何引导它的生长和运动一样。树的叶子向阳光张开，摇摆着以避免强风的伤害，但是如果说树控制着它的行动，那着实别扭。相反，树木和大脑都从根本上对周围的世界做出反应，两者都没有针对环境提供防火墙，在这个环境中，环境的角色从主动变为被动。脱离笼罩着环境的巨大影响，就无法理解上述两者中的任何一个。

这里讨论的大脑功能内部和环境驱动力之间的二分法类似于本书第一部分介绍过的其他二分法，比如：第 5 章中专属于大脑的心智功能和辐射全身的心智功能之间的二分法；第 4 章中局部化和弥漫化脑信息处理之间的二分法；第 3 章中神经系统的复杂性和可追踪性之间的二分法；第 2 章中大脑生理学的无机与有机观点之间的二分法。在每一种情况下，前一种观念都强调了大脑与自然世界不同或分离的方式，这些观念使关于大脑是什么及如何运作的错误认知广为流传。大脑被描绘成无机的、超复杂的、功能完备的、自主性强大的，代表着无实体灵魂，它为被我称为科学二元论的态度的出现提供土壤。大脑的神秘性建立在这种态度上，这种态度甚至在像我这样的人当中也很普遍，他们相信人类心灵的物质基础。要拒绝这种态度，就需要接受心灵的生物学基础，并见证大脑、身体和环境如何共同发挥作用、塑造我们。实现这一点是第一部分的目标。在第二部分，我们将摒弃大脑的神秘性，转而信奉生物性思维，并通过探讨这两种做法对我们个人和全球化文明都很重要的原因，将目光从科学转向社会。

第二部分

生物性思维

第 7 章

先天和后天

在本书的第二部分，我们要探索的是，大脑的神秘性是怎样通过将人类行为问题还原为大脑的问题来束缚我们的文化的。传统上，我们将性格特质看作抽象心智的固有特征；现在，我们将其归为自身神经生物学的内在方面。虽然这种看法促使人们有了对人类活动的更科学化的理解，但它也保留了那种深植于我们的历史与习俗中的夸大倾向，即将我们自己看作自治个体，由大脑或思想支配，而不由外部环境塑造。在这一章，我们将探讨以大脑为核心认识人类本性的现代观念有哪些社会意义，以及这种观念忽视行为的外在成因的倾向。

我们该如何看待塑造我们的内外力量的相互作用？这是个深刻影响我们文化的有争议的话题。在政治界与经济界，保守派与自由派的界定取决于彼此矛盾的关于内部驱动的个人雄心和外部决定的社会与环境变量的价值观。这两派的拉锯战影响着税收立法与福利政策，使有的人不劳而获，而另一些人被榨干了积蓄。在刑事司法领域，有罪的确立、惩罚的判定均离不开在个人责任的重要性与导致犯罪的环境间的权衡，这是在内部动机与外界胁迫间的权衡。美国前总统巴拉克·奥巴马曾高调声明："正义存在于我们共同的信念之中，用俗话说就是，'我是我兄弟的守护人，我是我姐妹的守护人'。"他以此强调相互依存的社会力量的作用。[1]而他的前任罗纳德·里根却郑重叮嘱国民："不要在每次发生违法事件的时候都责怪社会而不是去追究违法者。"他直白地宣称："是时候修正美国人民的准则了——每个人都应为自己的行为负责。"[2]这些哲学观点与如何在公共生活的诸多方面鼓励成就与进取心的态度相得益彰，例如，关于知识产权与政府资助的政策反映了激励个人与创造高效能环境之间的紧张矛盾。

有一个永恒不变的争论，它与围绕着人类行为成因的冲突观点类似，那就是在人类发展中，先天差异和后天培养哪个占主导地位。尽管此时此刻，关于我们的身体如何运作的争论在某种意义上可以与我们是如何成为现在这个样子的这一问题区分开来，但总体而言，强调将个人心智或大脑作为我们行动的内部驱动的观点会更轻视外部因素，比如在过去塑造了我们的教育和教养。相反，强调成年人对外界环境的敏感性的观点，会看重儿童时期的培养的作用。这些立场转而影响了育儿策略、教育理论与社会优先次序。

因此，在解释人类行为时是向内看还是向外看，在两种视角之间寻求共识是一个有深远意义的挑战，而解决这个问题的关键就在于大脑。这是因为大脑是绑定内部生理与外界环境的因果链上的一个本质环节，它是重要的沟通者，它将外界的信号传递到每一个人那里，然后又将信号输出。如果不以生物学为基础来审视大脑，我们就忽略了

　　　　　　　　　　　　　　　生物性思维

个体与其周边环境的交互作用，因而必将会在人类行为是由外部决定还是由内部决定的看法上选边站队。当我们将大脑理想化时，我们夸大了它从内部决定人类行动的能力。反之，当我们忽视大脑的作用时，我们可能会夸大外界影响的重要性，而未能辨别个体差异。但是，通过揭秘大脑，并认识它与我们周遭成千上万个影响因素的连续性，我们能更好地理解大脑、身体和环境是如何合作指导人类行为的。

在接下来的部分，我们将看到历史上对人类行为成因的不同意见，以及个体在社会中定位的问题如何导致不同概念的极端分化。特别是今天以大脑为核心的立场，在某种程度上就是对行为主义的回应，而与之形成对照的行为主义是以环境为核心的理论，它在 20 世纪中期如日中天，追求用外界因素来解释人类行为。继行为主义之后，理论倾向于向内看，以大脑为基础进行解释，这种倾向直到今天还引导着我们看待某些现象的方式。这里说的现象包括从犯罪到创造性的各种问题。这种思路将我们的注意引回个体，而不是个体的周边环境。更加平衡的视角是重新强调外部环境会提供信息输入，并成为大脑发挥功能的背景。这种视角把我们作为生命体来对待，而大脑有血有肉地深植于因果交织的联系中。

————

心理学的历史是辩论的历史，辩题是：人类行为该从个体的内部还是外部来分析？是内部因素还是外部因素对人们的生活影响更大？在过去的 150 年中，来自不同学派的思想家在不断争执中宣传彼此对立的观点。他们在不同时期各领风骚，像一个巨大钟摆般反复，带来了知识层面与社会层面的影响。循环往复的变化带来了各种思想，伟大的德国哲学家黑格尔和他的学术后裔卡尔·马克思认为，历史是系列的辩证过程，或者说历史是对立的双方之间的冲突过程，比如奴隶与奴隶主之间的冲突或工人与资本家之间的冲突。[3] 在政治领域，马克思预测，不同阶级会来来回回地斗争，直到建立绝对平等，他还构想出"四海之内皆兄弟"的和谐社会愿景，尽管这一愿景至今尚未实现。[4] 然而，对心理学而言，行为外因和内因的对立观点是有可能达成统一的，这需要一种观念作为媒介，即大脑以生物学为基础，然而，大多数心理学研究严重缺乏这一点。

历史学家约翰·奥唐奈（John O'Donnell）曾写道，19 世纪晚期，对心智的研究"几乎与灵魂哲学难以区分"[5]。尽管哲学家们也开始做实验，心理学变为一门科学，但这门学科仍忠于它的名字——心理学（psychology）一词取自古希腊语的"psyche"，意即"灵魂"。对被称为"科学心理学之父"的那些人——最有名的有德国的威廉·冯特和美国的威廉·詹姆斯（见图 7.1）——而言，研究的对象是个人的主观意识，而主要的研究方法是内省。现代心理学坚定地扎根于这样的信念，即认为心灵应当是一个自律的、有待从内部检查的实体，这种看法发展了笛卡儿始创的传统——当年，他在通过内省推定自身的存在时留下了不朽的格言：我思故我在。

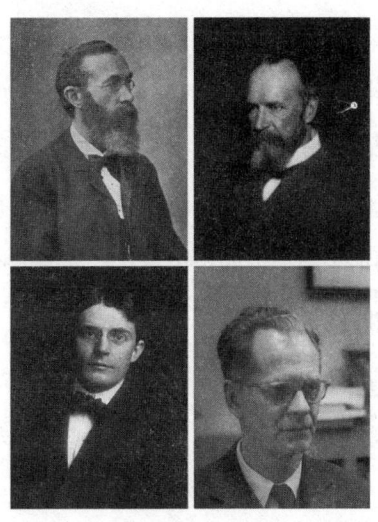

图7.1 19世纪和20世纪的几位著名心理学家：威廉·冯特（左上）、威廉·詹姆斯（右上）、约翰·华生（左下）、伯尔赫斯·弗雷德里克·斯金纳（右下）

冯特编写了第一部实验心理学的教材，并于1879年在莱比锡大学建立了实验室，它被认为是世界上第一个现代心理学实验室。据说，他年轻时有做白日梦的习惯，这个习惯甚至影响了他的学业，但这也许为他将来的职业奠定了基础。[6] 作为一名医学生，冯特开始对科学研究感兴趣，指导他的是他的叔叔，一位解剖学和生理学教授。后来，冯特得到了一个让人眼红的职位——他成了令人尊敬的物理学家及生理学家赫尔曼·冯·亥姆霍兹的助手。能独当一面后，冯特博采众长，酝酿出了一种探寻人类心灵内在本质的细致研究。

冯特的研究依靠内省，把意识的结构分解成基本要素，例如感觉和认知，这种研究方式后来被称作结构主义。"在心理学中，"冯特曾写道，"人从内部审视自己，并试图解释这些内省之间的相互联系。"[7]

在实验室中，冯特和他的研究团队设计了一些实验，探测经过精细调整的外界刺激引起的心理变化过程。为了使他们的心理学更贴近物理学，冯特的团队使用了一些在今天看来离奇而过时的精密仪器。这些工具中，有的用来给实验对象施加精确时长的短时视觉刺激，如速示器；有的用来自动记录数据，如记波器；还有时间间隔精确到毫秒的极速秒表——极微时间测定器。[8]

在一个典型的实验中，冯特的学生将研究对象精心安置在一台速示器前，对其施加视觉刺激，然后测量信号发出与研究对象报告主观感知的时间差，以此来记录心理过程的时长。实验结果以一系列反应时间呈现：识别颜色要 30 毫秒，识别字母要 50 毫秒，做出选择要 80 毫秒，诸如此类。通过对多个实验对象在不同实验条件下的简单测量，可以得出更宏观的结论。例如，冯特发现，识别当时德国的哥特体字母比识别罗马体字母需要更长的时间，但是认出用两种字体书写的单词的速度是相同的，于是他推测，读单词的认知操作不依赖于对单个字母的识别。[9]

尽管冯特的实验研究的是外部世界与个体内部的交界，但是心理的内部过程才是他首要关注的，而调整外界的感知信号仅仅是用于研究内部的手段。外界刺激是载体，用来启动内部过程，而内部过程才是冯特真正的研究对象。对他而言，实验心理学"先向外，从外界导向内部"，但"主要将关注投向心理层面"。[10]

冯特还忽略了研究大脑的需要，因此避开了探究刺激遇见及改变个体想法的过程。他认为，大脑与外部物理世界联系紧密，而外部物理世界与外界刺激相连，却与内部心理现象领域截然不同。冯特觉得，将这两个领域（外部物理世界和内部心理现象）联系起来的尝试在很大程度上是在推测，这对理解心灵来说是不必要的。1897 年，他写道，对大脑生理学的考量"彻底放弃了为心理科学提供实践基础所做的努力"[11]。类似这样的观点被冯特的学生爱德华·铁钦纳加以改良并发展。爱德华·铁钦纳是一个在莱比锡学习的英国人，他后来在康奈尔大学落脚的时候，将结构主义带到了美国。铁钦纳对从内部研究心理的研究方法甚至比他的老师更深信不疑。"内省实验是了解我们自身的一种可靠的方法，"他曾自信地宣布，"这是通向心理学的唯一大门。"[12]

威廉·詹姆斯是与冯特及铁钦纳同一时代的心理学家。在哈佛大学，他最先开设心理学课程，并指导了哈佛大学的第一个心理学博士。詹姆斯出身于一个富裕而有教养的新英格兰家庭，但在学术上，他是个自力更生的人，他在艺术、化学和医学方面均有涉猎，后来投身于心理学这个还没有完全诞生的学术专业。[13] 尽管他与同行们都是同一知识前沿的"兄弟"，但詹姆斯认为那些著名的欧洲同人的心理学研究乏善可陈。詹姆斯抱怨，冯特及其同事的方法过分精细，认为他们"榨干了耐心，而在一个国民会厌倦的国家，这样做难以有所成就"[14]。与他们不同，詹姆斯支持比较实际的心理学，通过研究心理与大脑经过漫长演化的功能来了解它们，而不是探究它们的组成要素。

詹姆斯用不着结构主义者们的各种古怪仪器，但他全心全意地相信他们的观点，即心灵应当从内部进行探究。詹姆斯写道："内省观察是我们第一位的、最重要的、永恒不变的依靠……我将这种信念视作心理学所有假设的基石。"[15] 与冯特不同，詹姆斯在他 1890 年的巨著《心理学原理》中，以两个关于大脑的章节开篇，以此宣誓，表明他忠诚于心理学的生物学属性。尽管詹姆斯假设心理活动与大脑过程相对应，但他却难以解释其中的因果关系。他宣称："自然的物质和过程……改变着大脑，但结果是大脑并不能感知这些目标和过程。"也就是说，外界可以影响神经系统的生理机能，但是有意识的认知的控制保留在心灵内部。最后，詹姆斯押注在身心二元论上，他的解释是："将受到某些神秘影响的灵魂与大脑的各种状态相对应，灵魂以自己的有意识的情感做出回应，这对我来说似乎是逻辑上最顺理成章的解释。"

詹姆斯、冯特和铁钦纳的内省观念渗透到了当时的心理学界。他们的思想出现在海量作品中，据说，光是冯特的创作就有五万页之多。[16] 心理学元勋们的教诲也漂洋过海，使哈佛大学、莱比锡大学和康奈尔大学的很多学生成为美国和欧洲第一批心理学系的成员。[17] 当一些第二代学者不再继续研究其导师所潜心研究的内省和个体意识时，另一些却正是抱持这些研究方法所包含的态度在更广阔的天地里产生了影响。于是，心理学的公众面目映射出它在学术圈的形式：围绕着心灵自我关注的特点形成，几乎不受社会或自然界环境的塑造。

结果，在 20 世纪到来之际，一种本质主义人性观主导了应用心理学，它主张人的能力与性格是天生的，往往不可改变。这个观念最著名的实例就是心理测试产业的出现，其基础概念是，智商是一种天生的属性，是可以被客观测量的。查尔斯·斯皮尔曼、爱德华·桑代克和詹姆斯·卡特尔都是冯特和詹姆斯的门生，他们积极地开发了第一批智商测试和相关解释方法，特别是桑代克设计的测试，被广泛应用于美国军队中。

这个时代的几位心理学家也参与了对本质主义的一个类型的研究：优生运动。罗伯特·耶基斯（Robert Yerkes）是哈佛大学的一位心理学家，也是著名的智商测试与优生学的支持者，他与冯特的学生雨果·闵斯特伯格有来往。耶基斯主张："测量人的身心特性的方法对繁育更好的人类是不可或缺的。"[18] 卡特尔是另一位著名的优生学家，他曾是弗朗西斯·高尔顿爵士的研究助手，弗朗西斯·高尔顿爵士正是在 1883 年创造了"优生学"一词的英国科学家、博学家。从当今的观念看，卡特尔并没有那么矛盾，他也是一位学术自由和个人自由的狂热支持者，个人主义又与当时的心理学呼应。这种行动主义使卡特尔公开反对美国在第一次世界大战中的征兵行为，因此，他成了众矢之的。在 1917 年，他被迫辞去了哥伦比亚大学的教授职位。[19] 尽管在那个时代，个人天赋最被推崇，但个人面对周边环境的反抗能力还是有限的。

————

20 世纪早期充满叛乱与革命。早在巴尔干冲突的战火点燃全球前，中国就从四千年的封建王朝统治中解放了自己；爱尔兰游击队拿起武器应战英国；墨西哥进入了十年内战。第一次世界大战将见证君主制的衰落，以及欧洲乃至全球阶级结构的重建。工人们找到了解开自己枷锁的方法。从波罗的海的塔林到亚得里亚海的杜布罗夫尼克，新国家将像新生的群岛般从大陆帝国的废墟中诞生。同时，西亚的奥斯曼帝国将要瓦解成很多国家，其中的怨怼之火一直烧到今天。

1913 年春，革命也造访了心理学界。约翰斯·霍普金斯大学的教授约翰·华生发表了一篇挑起论战的宣言。这篇宣言的正式标题为《行为主义者眼中的心理学》（Psychology as the Behaviorist Views It），它表面上只是一篇发表在《心理学评论》（*Psychological Review*）上的 19 页的无伤大雅的文章。[20] 然而，这篇文章的首段不光针对冯特和詹姆斯的心理学，还针对人性的本质，展开了一顿反传统的猛攻。

> 在行为主义者眼中，心理学纯粹是自然科学中的一个进行客观实验的分支，其理论目标在于预测并控制行为。内省并非其方法中不可或缺的一环，其数据的科学价值也不取决于能否用意识来解释。行为主义者在努力得到统一适用于动物反应的程式时，认识到人与兽在这一点上没有区别。人类行为具有如此精致和复杂的特性，但这也只是行为主义总体研究程式中的一个部分。

随着这顿猛轰，华生宣布他要创造新的行为主义科学，旨在改变心理学的本质。华生和他的追随者们提出，心理学家应当只注重研究外在可观察的行为，以及实验室条件下，行为对可控的环境因素的依赖。他们的目标是建立外界产生和改变行为模式的规则，而抛开了所有关于内部机理的猜测。他们不去解析深藏的灵魂结构，而是简单地忽视这些问题。用无法证实的心理学类别分析人类行为的早期工作不被认可，作为一种上个时代的主观心理学被归为唯心主义而搁置一边。就连早些时候关于动物智力的研究，也被认为是透过唯心主义的有色眼镜分析得到的产物，也许只能被当作民间传说里的拟人化学说，而不可能被科学接受。[21] 在华生的新运动中，人类和动物成为平等的研究对象，共同接受行为主义者不带偏见的观察与研究。

对华生的呐喊，起初人们反应不一。很多心理学元老拒绝响应华生的号召。铁钦纳认为，行为主义是"用技术取代科学"的粗糙举措，它更注重行为控制而无益于理解人类心理。[22] 罗伯特·耶基斯强烈抵制华生为"彻底抛弃自省方法"所做的努力，而哥伦比亚大学的詹姆斯·卡特尔尽管本人常处于争议的旋涡中，却依旧指责华生"过于激进"。[23] 但是，业界内外同样有很多人认为华生的观念很有吸引力。历史学家弗兰兹·萨梅尔森（Franz Samelson）的理论认为，在一战后的觉醒中，行为主义的看法对提升社会控制的关注度起了绝佳作用，它"结合了客观的硬科学、实际效用、思想解放这三者的魅力"，为华生的豪言壮语赢得了拥护者。[24] 另外，尽管欧洲的心理学家明确反对行为主义，但他们提出的其他理论，例如马克斯·韦特海默的格式塔学派等，都没有行为主义影响大。同时，以病人为关注点的西格蒙德·弗洛伊德和卡尔·荣格的分析精神病学虽然得到了公众的青睐，但在科学圈内不受重视。[25] 于是，行为主义主导了美国的心理学界，轻易地把内省、意识和其他内部认知理论排除在学术讨论之外五十多年。

如果说华生是该运动中的摩西，那么伟大的俄国心理学家伊万·巴甫洛夫就是那燃烧的荆棘。[26] 在人们试图弄明白环境如何控制行为时，行为主义者从巴甫洛夫最著名的条件反射研究中获得了启迪。巴甫洛夫范式的精髓是刺激-反射关系，即某种环境的刺激能使某动物产生重复的、几乎本能的反应。巴甫洛夫最著名的研究是狗对食物的刺激产生分泌唾液的反应，这是先天的反射，无须习得。[27] 然而，巴甫洛夫还发现，新的刺激－反射关系可以被人工诱导或者控制。在当今被称为经典条件作用的实验中，巴甫洛夫通过将具有唤醒性的刺激（比如有香味的肉）与事先准备好的中性刺激（比如铃声）匹配，来获得结果。在重复测试过程中，狗明白铃声响之后会有食物，于是它听到铃声就会分泌唾液。通过这种方式，过去环境中不重要的部分，即无关的铃声，控制并影响了动物的行为。[28]

华生相信，刺激-反射关系能解释大多数行为，甚至对人而言，条件作用能控制任意复杂的活动。依据这一观点，对个体的行为而言，环境的影响比任何内在的特征更具决定力量，至少在一个特定物种的能力范围内是这样的。在一次夸张的自我宣传活动中，华生断言，他能随机选择任何健康的婴儿并且"将其训练成他所选择的任何领域的专家——医生、律师、艺术家、商人，甚至乞丐和小偷，这无关婴儿的天赋、嗜好、倾向、能力、天命及先辈的种族"。[29] 这段话默认了婴儿对训练和调控的特殊敏感性——一个被现代研究者用术语描述为发育早期的关键期。然而，华生和其他行为主义者很少对中枢神经进行深入研究，他们避开了一些侵入性技术，比如对脑样本进行电极记录和显微镜观察，而是致力于对更容易观察和掌握的行为现象进行分析。

在华生与其研究助理的一段婚外情丑闻曝出后不久，华生的职业生涯中断了。1920 年，他被迫从学术位置上退下来，但是第二代科学家很快重申了心理学中行为主义者的立场。这些新行为主义者的领军者是伯尔赫斯·弗雷德里克·斯金纳，他是学者和大众作家，也被视作 20 世纪最有影响力的心理学家。[30]斯金纳提出了一个被称作操作性条件反射的实验方法。在这个实验方法中，动物习得了与奖惩刺激相关的行为。[31]在一个典型的实验中，老鼠被放在一端装有杠杆的陌生盒子内。每当老鼠压到杠杆时，食物会自动落入盒中供老鼠食用。最初，老鼠只是偶然地按压杠杆，它在探索盒子，但是经历几次奖赏后，老鼠学会了通过按压杠杆来获得食物。按压杠杆变得更加频繁和更具目的性，我们称该行为被强化了。通过该方法，动物通过训练可以完成相当复杂的任务，诸如跑迷宫和做出感知判断。斯金纳将操作性条件反射视为一种训练技巧，通过该技巧，所有的人类行为都可以建立，从骑自行车到学习语言。[32]

像斯金纳这样的行为主义者想要的不仅仅是实验室内的结果，还有在更广阔的世界有所成就，他们通过输出来自实验室的训练方法来追名逐利。有几位行为主义者基于这种科学方法发展了一些教育策略。斯金纳的一位名叫西德尼·比约（Sidney Bijou）的学生用奖惩法做实验，该方法就是当今普及的用于管束和教育孩子的"暂停法"。[33] 比约的方法开辟了一条更宽广的道路——应用行为分析，该方法将条件反射用于改善行为，适用范围从进食障碍到精神疾病。[34] 应用行为分析的分支至今仍被采用。[35] 行为主义的法则也引起了一种所谓的教学机器的出现。首个自动化教学助手在 20 世纪 20 年代被设计出来，但斯金纳本人率先更新并宣传了这一概念。他尽管努力将一款教学机器商业化，但仅获得有限的成功，葛罗里（Grolier）出版公司的一款叫 MIN/MAX 的设备获得了市场成功，在头两年就卖出了 10 万台。MIN/MAX 是一个塑料盒子，装着与打字机类似的转轴，设计通过一个小窗口向学生显示学习资料，学生将按照机器的显示来回答问题。机器对回答情况给予即时反馈从而使学生所学得到"强化"，这很像现在的一些教学软件。[36]

20 世纪中期的几位著名的建筑设计师和策划者通过把行为主义的方法运用于环境工程，将其对行为的影响带到了更广的层面。1923 年，瑞士裔法籍建筑师勒·柯布西耶将房子描述为"居住的机器"并因此出名。[37] 这是一个行为主义的隐喻，仅仅比斯金纳的盒子早几年出现。勒·柯布西耶和其他现代主义建筑师先驱，例如弗兰克·劳埃德·赖特和瓦尔特·格罗皮乌斯广泛地试验了开放性的建筑计划和公共住处，借此培养特殊模式的居家行为。一些公共设施也直接受到斯金纳的小说《瓦尔登湖第二》的激发，斯金纳在书里描述了他作为行为主义者的概念中的乌托邦。[38] 书中的设定契合了行为主义者的策略，比如该系统可以通过获得信用来强化劳动，并带有某种强烈的平均主

　　　　　　　　　　　　生物性思维

义精神，忽略了不同人之间的内在差异。[39]

行为主义者强调是外因而非内因控制行为，所以他们必然会反感脑科学。具有讽刺意味的是，华生自己的博士论文是对大鼠的脑与行为的关系研究，但他之后否认有对中枢神经系统给予特殊关注的必要。相反，他倡导更整体的生物学，与我在本书第 5 章介绍的观点类似。如华生所说，"行为主义者感兴趣的是整个身体的运作方式"，因此他们"一定会关注神经系统，但只是把它当作整个身体的一部分"。[40]华生对比了这种态度与内省主义者的不同。用华生的话说，内省主义者将大脑看作一个"神秘的盒子"，任何不能单纯用心理学术语解释的东西，都被装在这个盒子里。但华生也坚持，他那个时代的技术还没有发展到能完成分析大脑功能这种任务，这也就确保了在他所能观察到的时期，这个盒子仍会保持神秘。30 年过去了，斯金纳为忽视大脑提供了进一步的理由。在他看来，神经系统只不过是环境与个体行为间因果链条上的一环。简而言之，大脑并非行动产生的地方。作为一个最初对行为的预测和控制感兴趣的人，斯金纳主张，研究大脑是不必要的和无效率的。据传，他开玩笑说："我们不需要学习有关大脑的知识，我们有操作性条件反射。"[41]

在行为主义者的世界观里，环境就像艺术家在画布上作画一样，用"条件化"摆弄个人。环境决定着个人生活中的内容、颜色和连续性。今天的科学家有时会将大脑比作一台强有力的机器，但当年的行为主义者倾向于把环境比作一台机器，它实施或体现着行为强化的规则，塑造着人——这张降生在自然界里的"白纸"。行为主义的致命弱点在于错误的二分法，把人完全看作被动的，而认为环境是绝对主动的，这种鲜明对比导致了将个人视作完全被动地任由外界起作用的错误。虽然每个行为主义者的实验都基于对环境因素的仔细关注，但在解释世界时，他们对个人部分几乎不予考虑，当然，对大脑的作用也不考虑。行为主义者对无法产生可观察行动的纯粹的内部过程也无话可说。思维和知觉的内在精神生活已经没有地位，就像大脑本身没有地位一样。这是带有行为主义意味的二元论：将内部和外部空间分而视之，直接将有所作为的部分都放到个体以外，颠覆了詹姆斯等前辈的二元论，詹姆斯当时主张控制来自在内部起作用的灵魂或心灵。

————

哲学家约翰·塞尔用一个笑话打趣行为主义者的立场。两个刻板的行为主义者在做爱之后评估过程，一个问另一个："你表现得挺棒，我怎么样？"[42] 这两个人都没有自己的主观感受，只有可供别人观察的行为。然而，行为主义者最大的失败并不在卧室里。行为主义心理学家逐渐开始寻求解释高级的人类活动的方法，但还是用低级的条件作用解释模式，于是他们越来越多地遇到严重的自身理论上的问题。

1959 年，行为主义的理论框架遭受了致命的打击。在那一年，一位年轻的语言学家诺姆·乔姆斯基发表了一篇堪称科学史上最令人

　　　　　　　　　　　　　　　　　　生物性思维

惊叹的檄文，矛头直指斯金纳。乔姆斯基的批评表面上是对斯金纳的著作《言语行为》（*Verbal Behavior*）的评述，斯金纳的这本书试图用操作性条件反射来解释人类语言。斯金纳认为，言语对话可以用条件化过程中形成的刺激反应关系来解释。[43] 他的观点是，行为强化将人说出来的各种东西与现实世界的复杂刺激关联到一起，因此在任何特定的背景下，外界刺激决定了说出什么具体内容。乔姆斯基轻蔑地驳斥了这种说法，认为它太过简化和模糊。[44] 除了批评斯金纳这本书的内容，乔姆斯基还在更广泛的意义上审视了行为主义大厦的每块基石，从总体上挤压行为主义方法的水分，而不只是批评其在语言方面的应用。他对《言语行为》的评述成为心理学界的一座里程碑，就像当年华生的宣言一样。

乔姆斯基认为，在行为主义者施以高度控制的实验室环境之外的世界，所谓的刺激、反应和强化这些概念都难以被清晰地界定，因此在实践中也没什么用。多种刺激和多种活动并存时问题尤多。例如，如果一个哭泣的女婴在尿湿了尿布后得到一块糖，本来她正在摇篮里玩玩具而奶奶在边上哼着歌，那么是什么决定女婴多个行动中的哪一个会得到强化？或者哪个刺激会与奖励糖果关联起来？乔姆斯基还注意到，很多例子说明，人们做的某些活动根本不存在明显的强化，例如学者孜孜不倦地钻研的研究项目在旁人看来没什么意思，也没有什么明显的回报。行为主义者要如何解释是什么使这些书呆子铆足了劲儿？说得对斯金纳公平一点儿（也反映我本人作为学者的体验），可能还是有某些外在动机可以遵循，但乔姆斯基力图得出更普遍的观点。他坚持认为，我们不为奖励而从事某些活动，只能用内在认知因素——换言之，恰恰是行为主义者厌恶的心灵论的变量——来解释。相反，乔姆斯基的结论是"行为强化论学者在实验室里获得的感悟，只适用于复杂人类行为中那些最粗疏和肤浅的方面"[45]。

乔姆斯基对斯金纳的严厉指责，催化了整个心理学界的重新定向，心理学家们再次朝向对个体内部过程的研究，这是一次被称为认知革命的剧变。巨大的钟摆又一次摆向另一边，行为主义成了禁忌，而心灵论成了正途。在认知革命之后，在华生时代之前曾以心理学为特点的一些思想再次复兴。第一个思想就是经常提到的人类生活的主导力量是心灵，而不是环境。心理学家史蒂芬·平克将认知论的观点总结为："心灵通过感官与世界相连，在脑内将物理能量转换为数据结构，大脑通过运动程序实现对肌肉的控制。"[46]就像我们在第5章提到的"指挥官"，在脑内得以实现的心理活动基于大脑收到的输入信息指导行动、行使职权、进行调整、发挥自主性。

随着认知革命再次浮现的另一个旧思想，是将心灵看作一台仪器，它包含无数内在元件，专门用于执行各种不同的任务。这种类似巴尔干化的分割模式让人回想起冯特结构主义的核心观念，但与行为主义者的观点大相径庭——行为主义将个体看作"白板"，个体等待外部世界来实施条件化影响。乔姆斯基所捍卫的论点是，大脑含有一个语言器官——一个所有人都拥有的神经机制，没有它，就没有言语交流。[47]认知心理学家推论，心灵和大脑针对其他多种功能，如识别物体、唤起各种情绪、记忆存入和回忆、解决问题等，还含有许多分立的模块。平克还注意到这一理论与西方在心理和精神生活上的传统概念的相似性。"与行为主义观点相比，来源于认知革命的人性理论与犹太－基督教传统的人性理论有更多的共同点。"他写道，"行为不仅是自发的或引出的，它来自内部不同心理模块的努力，各心理模块都有着自己的议程和目标。"[48]

认知革命后，新确立的重视个体内在性质的潮流，与知识的进步合力促进了心理学与神经科学的合流。研究人员和非专业人士一样，开始将心理功能与大脑过程画等号。20 世纪 80 年代和 90 年代，特别是功能脑成像的发明促成了这种联系，使神经科学家能参与进来，一起检验心理和神经组织的模块化假说。在认知科学的时代，对心灵复杂性的赏识再次复兴，这恰恰与大脑研究的繁荣完美契合，大脑似乎是一个无限复杂的思想器官。一次同样重要的会合发生在心理学与新兴的计算机科学之间。正是在这个交界面上，反映心理功能的计算机学说出现了，这一理论的推动者包括知觉心理学家大卫·马尔。[49]大卫·马尔将心灵特征比作信息加工装置，好比计算机在物理硬件中，通过算法把输入信息转换成输出信息。[50]凭借这一观点，大卫·马尔声名鹊起。当时许多心理学家和神经科学家被这样的描述吸引，开始声称"心灵是大脑的软件"，心理加工的计算机模型延伸为一个全盛的比喻，它也就是第 2 章讨论的生物学功能。[51]

在这一时期，大脑神秘说达到顶峰，而且登顶的原因显而易见。

认知革命的大潮对大脑的推崇甚至到了不惜贬低更广阔世界的重要性的程度。神经科学成了热门话题，而行为主义成了一个落魄的词，这背后既有科学的不成熟，也有政治影响——斯大林时代，苏联出现了国家发起的行为控制。[52] 随着行为主义被废，当人们开始努力寻觅从艺术天分到药物依赖等各种心理性能的根本时，他们开始认为大脑是最重要的，相应地，考虑脑外影响的情况倒不常见了。[53]

某些评论家已经开始用神经本质论来描述这一现象。[54] 哲学家阿迪娜·罗斯基斯（Adina Roskies）在解释她对这个新名词的定义时说："我们许多人公开或私下里相信，我们的大脑界定了我们是谁，因此，在研究大脑时，我们是在研究自己。"[55] 中枢神经系统构成我们个人的本质，这样的想法是早期持本质论态度的那些人的回声而已，就像当初冯特和詹姆斯认为心灵是一套天生的属性，或者像耶基斯和卡特尔在 20 世纪早期拥护智力测验和优生运动，将内在性质的测评和培育作为其中的一部分。新旧观点的相似性，也许能解释为什么现代心理学和神经科学看起来与西方传统的灵魂概念那么合拍。

我们在第一部分谈到过的大脑神秘性和科学二元论，通过强调大脑与灵魂一样的性能——它是那么不可预测、那么有力量，甚至有不朽的潜质——促成了神经本质论。大脑与身体乃至环境的生化连续性和因果连接被遗忘了，大脑独自扮演了指挥官和控制者的角色。结果是，内部和外部影响的分界依旧像在过去那些某某主义的时代一样突兀，那时大脑在很大程度上被忽视了。

生物性思维

现在，我们明白了认知革命和神经科学的兴起是如何将大脑带到中心位置，并将它变成我们生活中最有说服力的因素的。神经本质论的态度，即我们的关键特征由我们的大脑决定，反映了存在持续的对行为主义及其对环境的强调的抵制。然而，像行为主义一样，现代以大脑为核心的观点也未能形成一幅完整的图景，来说明内外因素如何联合起来指导人类活动。相反，它鼓励将焦点放到大脑的作用上，而排除了其他影响人们思想和行为的因素。通过神经本质论当道时期的一个特殊例子，我们能把这点看得最清楚。

神经本质论在世界上最声名狼藉的象征，被安静地浸泡在一罐福尔马林里度过了它的黄金时光，它被与世隔绝地保存在得克萨斯大学奥斯汀校区的大脑库里。[56] 此标本平静地隐退于此，掩盖了它暴力的过去。它的灰色和白色的物质构成的条纹是这段历史难以磨灭的印记，就像污渍与褶皱记录着一张旧报纸的历史一样。从一开始，这个有名的大脑就不是完好无缺的。这个器官从它的自然生长处被取出后不久，一位病理学家的解剖刀就把它切成了片，将它的内部结构无情地暴露出来用于尸检。许多切口显示了严重的损伤变形。左侧的额叶和颞叶是眼、耳后面负责认知和感觉技能的地方，惨遭撕裂。骨头的碎片已经嵌进组织，这是炙热铅弹的冲击造成的，子弹打穿了本应起保护作用的颅骨。在这个大脑的另一部分，靠近浅粉色的被称为红核的地方，它的组织已经被另一颗"子弹"——一颗恶性肿瘤——撬开，肿瘤有胡桃大小，它预示着其主人本应死于某种疾病——如果不是先被金属弹丸打死。[57] 这个肿瘤和包藏着这个肿瘤的大脑说明，如何调和在个体内部和外部起作用的因素的问题，至今仍旧没有得到解决。

这个孤零零大脑的原主人是一名退役海军，也是一名受过专门训练的狙击手，名叫查尔斯·惠特曼，他制造了美国历史上最惨烈的大规模谋杀之一。1966 年 8 月 1 日一大早，他刺死了自己的母亲和妻子。当天上午晚些时候，他把一个小型武器库搬到得克萨斯大学奥斯汀校区 307 英尺高的主楼顶层，而后开始肆意扫射，杀死和射伤了钟楼内外的 48 人。暴行发生 2 个小时后，他被奥斯汀警察逼到角落，休斯敦·麦考伊（Houston McCoy）警官射中两枪，将其击倒。对公众来说，他们不习惯在日常活动的场所看到这种军事屠杀式的暴行，这次屠杀令人深感不安。"从许多方面来说，惠特曼迫使美国人面对真实的谋杀，并且促使他们明白，在自由和开放的社会环境下，公众是多么脆弱。"[58]《钟楼狙击手》(A Sniper in the Tower) 的作者加里·拉韦涅（Gary Levergne）在书中这样写道。

但是，惠特曼的大脑很快就来到了聚光灯下。在谋杀发生前几个月，惠特曼经历了痛苦的头疼，而且曾向一位精神科医生求助。在留下的一张自杀字条上，他推测自己患有某种精神障碍，并要求检察官在他死后进行一次彻底的尸检，弄清他到底出了什么毛病。尸检揭示，惠特曼下丘脑和杏仁核附近有颗肿瘤，而这里正是与情绪调节有关的脑区，于是某些人抓住这点，认为这是惠特曼令人费解的破坏性行动的一个可能解释。[59] 惠特曼的许多朋友和家人更是愿意相信脑肿瘤已经改变了他的性格，使其向坏的方向发展——正是有病的大脑使他犯下了伤天害理的罪行。[60]

杏仁核研究专家约瑟夫·勒杜认为，只要有肿瘤引发行为结果这种可能，也许就足以给他减刑。[61] 神经科学家大卫·伊格曼走得更远，他论证道，像惠特曼这样的案例，促使我们从根本上审视犯罪责任问题，因为这样的案例展示了脑生物学对行为的影响。我们无法控制自己的生物学因素，那么，我们怎么能被要求对其（结果）负责呢？伊格曼推测，很快，"我们将能够检测到小到难以想象的微循环改变，这种改变与我们的行为问题相关"[62]。伊格曼的推测并非完全是夸大宣传。在神经影像学技术应用的一个被谈论得最多的应用领域中，我们已经能够观察罪犯的活体大脑。"律师们常要求扫描罪犯的大脑，争论说神经损害使他们不能控制自己。"[63] 司法学者杰弗里·罗森（Jeffrey Rosen）写道。他解释说，这一运动已经走出如此之远，以至于"佛罗里达的一个法庭已经声明，在重大审判中疏于承认神经科学证据，可以作为翻案的理由"。

这些观点有力地说明了神经本质论的影响，它在这里表达为：一个人的大脑中可能有先天的、也许难以改变的某些特性，它们足以解释此人各种行为的性质，无论其行为是否与犯罪有关。这种结论的后续结果影响深远。如果我们的某些行动是不受我们的意识控制的，那么我们怎么能够继续坚持对自己的所作所为负责呢？比起判定一个人的所作所为是有罪还是无辜的，我们更应该判定他的大脑是有罪还是无辜的。不应当因为超出本人控制的生物学问题而惩罚行凶者，而应当去弥补在他大脑中发现的瑕疵。在找不到瑕疵的情况下，我们应当仅仅将收监作为保护社会的一种方法，就像我们会扣押一辆不适合上路行驶的汽车一样。斯坦福大学的神经生物学家罗伯特·萨波尔斯基（Robert Sapolsky）打趣说："虽然将人的问题医学化、比喻为破汽车可能看上去有些去人性化的意味，但这还是比将问题道德化、将人说成原罪者更有人道情怀。"[64]

查尔斯·惠特曼的大脑作为上述思想的一个看得见、摸得着的象征，静静地待在奥斯汀的一间贮藏室里——直到有一天，它消失了。这位谋杀者的脑组织曾经是 20 世纪 80 年代末得克萨斯大学奥斯汀分校被遗赠的约 200 件神经标本收藏品之一。大约 30 年后，摄影师亚当·沃里斯（Adam Voorhes）和记者亚历克斯·汉纳福德（Alex Hannaford）发现了这个大脑与关于这批收藏品的一本书之间的联系。[65] 他们的调查揭示，大约半数样本，包括惠特曼的大脑，已经丢失了。"这是一个谜，够写一本硬汉派侦探推理小说：100 个大脑从校园消失，而且没有人知道到底发生了什么。"[66] 汉纳福德在《大西洋月刊》上写道。在媒体的广泛关注下，得克萨斯大学的调查者努力找到了一种解释，他们很快报告，丢失的大脑可能是在 2002 年被当作生物学废物处理了。[67]

惠特曼大脑神秘消失事件引发了一次思想探索，很多人开始探究神经本质论的局限性，我们扪心自问：如果事件中的这个大脑被更彻底地抹去了会怎么样？如果它在医生拿到它之前就消失了，又会怎么样？那样就无从发现其中有恶性肿瘤，或者其他任何神经异常，那么

生物性思维

也就不会激发讨论，从而将惠特曼的罪行合理化，那情况又会怎样？

问题的答案是，我们会被迫另找影响因素来解释这个事件，况且从案例记录中，我们会很容易有所发现。例如，我们会看到，人际关系紧张贯穿惠特曼的一生。我们会发现，杀手和他的父亲关系不好，他的父亲是个严苛的人，经常打妻子，而恰恰在枪击发生几个月前，惠特曼父母的婚姻破裂了。我们还会了解到惠特曼的职业发展屡次受挫：在学校因为成绩不好而被迫退学，后来在海军服役时又不得不接受令人感到耻辱的军事法庭审判和降级处分。我们会看到惠特曼有药物滥用记录（在枪击发生当天，他带有一瓶安非他命）。我们会注意到惠特曼获得武器非常容易，而且我们能理解他所处的暴力文化。我们会明白他有足以完成这样的罪行的体格和体力。我们甚至会注意到谋杀发生时的天气记录，气温达 99 华氏度（约 37 摄氏度），而这会在一定程度上激发谋杀者潜在的好斗情绪。简而言之，杀手所处环境中的许多因素都可能对他的犯罪行为产生影响，就像他的大脑会影响他的行为一样。

解释人类行为的内外二分法至今仍存在，得州钟楼谋杀案就是一个典型。这里对加害者的行为有两种记述，一种是从内部记述的，而另一种是从外部记述的。内部记述是主观的故事，我们在本章前面提到的 19 世纪心理学前辈就已经可以做到这一点了——只要把"大脑"一词换成"心灵"就可以，然后就会水到渠成。另一种从外部的记述，听上去更像约翰·华生或斯金纳会提出的。这两种记述在将道德责任加诸查尔斯·惠特曼时，并没有什么程度上的不同。1966 年

8月的悲剧无论是来自惠特曼大脑中的病灶，还是来自其所处环境中的重要因素，都不影响我们对他进行抽象道义谴责——无论怎样解释，他都是大自然伟大的生死游戏中的一颗棋子。关注内部和关注外部的不同在于，我们在分析问题时在多大程度上聚焦于个人及其内在结构，又在多大程度上聚焦于个人周围的社会及环境。它们的不同在于，引导我们将什么原因考虑为重大的，教导我们以什么方式来避免今后发生类似灾难。最重要的是，它们的不同在于鼓励我们去思考公平与践踏在多大程度上是个人行为的产物，又在多大程度上是影响当事人的各种因素互动的产物。神经本质论将我们的注意力直接聚焦于个人和他的大脑，但这样做，我们会漏掉整幅图景的另一半。

————

如果我们把网撒得再大些，我们会发现生活经历中更多神经本质论的例子。每次，用占主导地位的神经学术语描述一个现象，都使我们难以看到另外的用外部因素做出的替代描述，这些外部因素在大脑周围起作用，而不是在脑内。当我们力求只以大脑为中心进行解释时，我们就掉进了哲学家玛丽·米奇利所说的"简单化陷阱"[68]。我们将大脑看作各种成因中最主要的那个，全体会议发言的总代表，而不是更广泛对话中的一员，其实在这种充斥着内部或外部声音的对话中，各方的意见都值得倾听。大脑的神秘性促使我们偏爱大脑，在各种情境下使我们不大可能考虑身体、环境和社会的重要性——即使我

　　　　　　　　　　　　　　　　　　　　生物性思维

们私下承认各种因素都会起作用。而这种做法，又转而影响我们在现实世界中理解和处理一系列社会和行为问题。

为什么青少年与成人不同？我们都会注意到，与成年人相比，许多青少年情绪易变，常会做出轻率的行动。"年轻人头脑发热而鲁莽，"莎士比亚写道，"而上了年纪的人虚弱而冷静。年轻者狂野，年长者温良。"[69] 认知神经科学家萨拉-杰恩·布莱克莫尔提出，脑生物学上的不成熟可以解释某些刻板印象中青少年的特质，如好冒险、冲动、控制力差、自我意识弱。青少年的大脑并不只是成年人模版的低经验型，神经影像学研究的证据显示，青少年与成年人的大脑之间既有结构的不同，也有动态的差异。"已经发现，与成人相比，青少年的边缘系统区域对冒险获得的快感特别敏感。"布莱克莫尔解释说，"恰在同时，青少年的前额皮质，这个阻止我们过度冒险的区域，在很大程度上也还在发育中。"[70]

然而，用青少年大脑的不成熟来为他们的不成熟行为开脱，也可能是一件危险的事情。有一件事不言自明：青少年的生物学因素与成年人的不同，不仅限于神经系统。除了大脑的不同，激素和身体的其他方面也极大地影响着青少年对自己的感受和对各种处境的反应。我们可能也注意到，在史前时代，进化选择我们、把我们同类人猿祖先分开时，人的预期寿命可能不到 30 岁。[71] 按史前标准，今天 15 岁以上的青少年正处于生命的黄金期。今天 15 岁以上青少年的大脑可能已经超越了 5 万年前发育相对成熟的人的大脑。当代青少年和旧石器时代晚期的同龄人相比，最根本的区别是文化上的，而非生理学上的。这表明，现在的青少年似乎更不成熟，这可能也更多地与文化有关，而不是与生物学有关。此时此地，青少年生活在一个与成人截然不同的世界。他们的社交从质和量两方面，都是现在绝大多数成人所不曾经历的，他们"书写"和掌控自己人生的方式，很少在成人身上见到，他们的日常目标与父辈或祖辈当年的很不一样。将脑生物学结果与环境因素分开几乎是不可能的，但如果我们想要努力理解，并在可能的情况下纠正我们的青少年亲戚或朋友的特殊弱点，那我们把主要精力聚焦于他们大脑的独特性，似乎是把问题简单化了。

是什么使人吸毒成瘾？成瘾性毒品绝不比我们享受的其他东西（如好吃的食物或阳光灿烂的日子）吸引力更强，而是可以渗透大脑，并直接改变脑细胞的行为。过去 20 年来，关于对麻醉品的易感性到底涉及哪些脑过程的研究已经取得长足的进步，其中有些工作就是我在我们自己的实验室完成的。美国国立药物滥用研究所（NIDA）强调脑生物学的核心地位，它将成瘾定义为"一种慢性的复发性脑疾病，其特征是不顾有害的后果，身不由己地寻找和使用药物"[72]。NIDA 用这种方式描述成瘾，部分就是为了缓和与药物滥用有关的道德耻辱。[73] 将成瘾解释为下意识的脑功能问题，似乎使成瘾摆脱了罪恶感——就像用脑病理学证据公然为查尔斯·惠特曼那样的罪犯开脱一样。

然而，要想原谅成瘾，不必将其归咎于脑生物学。外部的社会和环境变量，比如同伴压力和家庭结构脆弱就是众所周知的成瘾因素，当然这种因素还有性别为男性或成长于贫困环境。[74] 和很难责备

生物性思维

患有脑部疾病的人得了那样的病一样，我们也很难因为某人的艰难处境而责备他。同时，根据成瘾的特点把它总结为一种脑部疾病，可能会限制治疗它的可用方法。萨莉·萨特尔和斯科特·利连菲尔德提出，脑部疾病模型"分散了对可能有效的行为治疗的关注，而行为治疗才是避免复发的方法"[75]。精神科医生兰斯·多德斯力推类似的观点，强调环境刺激对毒品使用的作用。他写道："显著的情绪事件可以诱发成瘾行为，但成瘾行为也可以被其他情绪上有意义的行动替代。"[76]从更广的层面看，成瘾需要解决方法，包括以某种方式促进社会和文化的改变，而这是其他非传染病（如癌症）所不具备的。在减少贫困、维系家庭和改善学校环境方面所做的努力，可能与治疗成瘾相关脑内处理过程所做的努力（如针对大脑用药）一样有效。成瘾是一个多维度的现象，对头部之外的各维度保持敏感，是非常重要的。

是什么使有的人成为杰出的艺术家、科学家或企业家？梅尔·布鲁克斯于1974年导演的喜剧片《新科学怪人》中的主人公弗兰肯斯坦相信，他制造的怪物可以通过移植德国的伟大科学家和圣人汉斯·戴布流克的大脑，成为一个天才。[77]但是，拥有一个聪明的大脑，真的能让人成为对社会有伟大贡献的人吗？我们在第1章看到，研究者们奋斗了近百年，企图找到超常的个人成就与大脑特征的关联。科普作家布赖恩·伯勒尔告诉我们："没有哪一项对'精英'大脑研究，能确定地指出伟大心灵的来源。"[78]但这并不能阻止人们今天继续这样的探寻。现代研究者们采用神经成像技术力图定位"有创造力的大脑独一无二的特征"，这是心理学家、美国国家科学奖得主南希·安德烈亚森（Nancy Andreasen）的说法。[79] 在工作中，安德烈亚森已经发现了某些脑功能类型，这些发现似乎能将表面上不那么有创造力的职业与作家、艺术家和科学家区分开。其他研究者已经用以功能性磁共振成像为基础的方法，检验了脑功能与即兴创作、创新思维及其他创造性标志的关系。

当少数科学家或许还要为各种认知能力的不同点在脑生物学上的差异争论的时候，我们其实知道，文化、教育和经济状况对创造活动中各种能力的表达也有着巨大的影响。根据对同卵双胞胎创造性的研究，即使按最大化估计，遗传基因作用（决定与生俱来的脑结构特性）的证据也是模棱两可的。[80] 而同时，美国的人口是世界上种族和神经类型异质性最大的，到目前为止，其诺贝尔奖得主也最多。面对这样的统计，人们不禁要问，在生活方式多样化的背景下，促成创造力的难道真的是单一的大脑类型或单独的一套特征吗？换言之，可能根本就没有所谓的"有创造力的大脑"。

心理学家凯文·邓巴在分子生物学实验室里研究创造力。他发现纳入多样化观点的小组讨论最容易产生新的想法，而非由个别科学家在相对孤立的环境下苦思冥想。[81] 在某些情况下，创造力来自分立独行的不同思想的汇聚这一原则创造了整个看似具有创新性的领域，比如纳米技术或气候科学。即使个人是独立工作的，他们所具有的洞察力也可能是在各式各样的环境刺激下得到的。"所处物理位置的改变、视角的改变，迫使我们重新认识世界，从不同的角度来看待事物。"[82]

研究过创造过程的记者玛丽亚·康尼科娃这样写道。她解释说，有时"视角的改变可以激发思想的火花，打破决定的困难，或在此前预想不到的地方产生创造力"。相反，创造行动来自某个"有创造力的大脑"这种概念模式，却将生物学影响和环境影响的积累简单地还原为神经本质论者所希望找到的金钥匙。如果我们想要在社会中理解或激励创造性，那么参与到大脑周围的世界中去可能与培育大脑本身一样重要。

道义感来自哪里？是什么让人把某些行动看成对的或错的？神经本质论最引人入胜的表现之一，是用大脑的内在机制来描述道义感的复兴运动。1819年，弗朗兹·加尔认定前额上方的某个器官是负责道义感的，它的位置靠近左右额叶交会处。[83] 巴塞罗那大学的利奥·帕斯夸尔（Leo Pascual）、保罗·罗德里格斯（Paulo Rodrigues）和戴维·加利亚多-普约尔（David Gallardo-Pujol）的看法反映了最近的观点，他们的解释是："道义是一套复杂的情绪和认知过程，是跨多个脑区的一种反思。"[84] 功能神经成像研究指向道义感和相关脑区被激活的关系，这种激活是一个混杂的过程，包括移情、情绪、记忆和决策。这样的发现和我们的直觉没什么两样，许多道德问题下存在着复杂性，这样的发现也给我们所倾向的左右权衡、各种考虑找到了物理的落脚点。

但是，把道义感形成的过程率先用神经学术语加以梳理，其实又一次削弱了环境和社会影响的重要性。与我们所做的其他选择类似，伦理决定也高度依赖难以捉摸的外部因素，当然也依赖于身体状况。

与我们的情绪相互作用的脑外因素，可以影响我们的道德转向，例如，使我们偏向或反对攻击行为。我们内在的道义罗盘甚至更戏剧性地受社会暗示的左右。最明显的是，在感到没有人看着我们的时候，我们倾向于放松警惕。或者，当有问题的行为似乎能被社会接受时，我们更容易做出这种行为。这一点令人震惊地得到了证明，耶鲁大学的斯坦利·米尔格拉姆在 1963 年的研究显示，在随机招募的一组 40 位男性被试中，当一名组织者在实验室环境中鼓励他们用 450 伏的电攻击陌生人时，有三分之二的被试愿意施加这种令人痛苦的电击。[85] 心理学家乔舒亚·格林在哈佛大学领导过一个道义认知实验室，他注意到，涉及道义选择的神经机制"完全不是专门针对道义的"。[86] 事实上，把某一选择纳入道义领域的恰恰是它所依赖的外部环境和文化判断，这样的判断决定他人的所作所为是对是错。如果我们把道德推理降等为独立于外部特征的大脑过程，而实际情况恰恰是外部特征给大脑过程提供用武之地，那么我们就是在冒失去洞察力的风险。

———

是什么使人以他自己的方式存在？这个问题类似于历史学家强调的核心问题：是什么使历史事件以这样的方式展开？苏格兰历史学家托马斯·卡莱尔就这个问题给出了一个毫不掩饰的答案，他写道："人类在这个世界上所构成的历史，说到底是在这里活跃过的伟人们

生物性思维

的历史。"[87] 跨越时空凝视 1840 年环绕着卡莱尔的文化景观,对他来说,似乎"我们看到的存在于这个世界上的所有东西都完全是外在的物质结果,是上天送到这个世上的伟人们内心思想的体现,是他们的思想经过实践得以实现的产物"。这就是"伟人成就历史"的理论——假定少数高贵者的心灵改变了他们周围的文明,并决定着历史事件的进程。卡莱尔的比喻就好比但丁和莎士比亚的诗歌、塞缪尔·约翰逊与卢梭的著作、克伦威尔与拿破仑的专制,这些都不外乎从灯塔发出的光芒,"闪耀着天赐的智慧",并且将"来自高尚英雄的与生俱来的原始洞察力"赐予周围身在暗处的迷茫大众。

在被大脑的神秘性支配的当今文化中,"圣光"不再来自历史上的伟人,而是来自我们的大脑。这幅图景正是威廉·詹姆斯在写到所有人类的发明创造"都是个人头脑中天资的闪现,外部环境对此没有显示什么作用"时,他自己引发的。[88] 这条线索,一头连接的是詹姆斯的话,另一头串起今天神经科学界流行论文中亮起的大脑影像,以及将现代世界中的问题还原为大脑的问题。神经本质论者的论题是:大脑是一个自动的、指导我们行动的内部引擎。而反驳它的论题同样是一种极端的看法:行为主义者的观点将人的努力解释为由环境造就。

今天,我们可以把纷繁复杂的各个侧面拼到一起。随着认知论对行为主义的反抗退入历史浪潮,随着对大脑与环境互动方式的了解不断增加,我们不再需要把人性观点上的内在派和外在派(对内因和外因赋予不同的权重)看作对立的。在神经科学的时代,我们无须怀疑我们的心灵历程，或大脑在其间的中心地位。毋庸置疑的是，在同一时间，外在力量的触手深入我们大脑中最偏远的区域，用连续的感觉输入滋养着我们的思想，而感觉的来源是明摆在那里的。我们也无法否认，我们的每一个行动都受到我们所处环境中细微轮廓的引导，从日常所用门把手的形状，到我们参与其中的社会结构。科学让我们知道，神经系统完全是从其所处环境中整合而来的，由同样的物质组成，服从同样的、适用于更广阔领域的因果规律，而我们以生物学要素为基础的心灵活动，正是这种万物结合的产物。我们的大脑并不是从内部发光照向黑暗虚空的神秘灯塔，相反，它是有机的棱镜，将宇宙之光折射入自己内部。正是在大脑的生物学环境中，冯特与今天的神经本质论者向内看的世界无缝融入华生和斯金纳向外看的世界，它们本是一体，是同一个存在。

第 8 章

疯癫与文明

如果说你做的事情取决于你的大脑，那么，相似地，你行为中的缺陷也一定是由你大脑的缺陷所致。伴随着神经科学的发展与大脑神秘性的出现，人们把精神疾病重新定义为脑部疾病。支持者们认为，把精神疾病完全当作脑部功能失调看待，减少了社会中精神病的传统污名和对精神病的歧视现象。把抑郁症或精神分裂症这类疾病当作大脑疾病，减缓了人们责备精神病人的趋势。我们不会因为一个人患了肝病或肺病而责备他，我们又为什么要因为一个人患了脑部疾病而责备他呢？"精神分裂症是一种像肺炎一样的病，"著名的神经科学家埃里克·坎德尔说道，"把它（精神疾病）当作脑部疾病则立刻去除了它的污名。"[1] 有证据表明，从生物学角度重新定义精神疾病，可以使受困扰的患者更愿意寻求治疗，这对患者及他们的亲友而言都是一个十分重要的结果。[2] 因为让你承认你的身体得了病，可能比要你承认你的灵魂堕落了容易得多。

不久之前，精神病人还因为不合理的行为和对社会规范的反抗而被认为应该受到道德谴责。依照法国社会理论家米歇尔·福柯所说，启蒙运动时期，欧洲把疯子定义为"自愿地跨过世俗社会秩序的边界，并且把自己疏远于道德准则的神圣边缘"的人。[3] 在福柯的著作《疯癫与文明》中，他把疯子描述成对社会有罪的人，而不是患有某种疾病的人，这些人因为没有达到传统文化观念中对人的期望，而被禁闭在真正的监狱之中，饱受各种法律程序之外的严苛管教与剥削。甚至塞缪尔·图克（Samuel Tuke）和菲利普·皮内尔这些 19 世纪的精神病收容所改革者，都在给予病人们更人道的治疗的同时，持续地对他们进行道德说教。"将宗教信仰对这些精神病人思想的影响作为一种治疗方法，会产生举足轻重的影响。"[4] 图克在 1813 年这样写道。根据福柯的分析，图克时代的仁爱的精神病收容所依旧是"一个司法场所，人们被指控、审判和谴责"，疯癫仍被"禁锢在一个道德世界里"。[5]

把精神疾病定义为脑部疾病，可能是把精神疾病患者从福柯等人描述的道德禁锢中解放出来的最好方法之一。同样，比起之前很多价值和功效都值得质疑的手段，例如几个世纪之前的脚镣和水疗法，生物学的治疗机制明确以大脑为基础，使疾病治疗取得了无与伦比的进展。同时，精神疾病依旧对现代社会构成一种巨大的且难以应付的挑战。美国精神疾病联盟（NAMI，一个支持精神病人的大型组织）强调的统计数据显示，美国每年有大约 1/5 的成人饱受精神障碍之苦，严重的精神疾病给美国造成了每年 1 900 亿美元以上的损失。[6] 与此同时，在提高对精神疾病的接受度和增加病人的治疗机会上，尽管我

生物性思维

们已经做了很多努力，但每年仍有多于 50% 的精神疾病成人患者没有得到治疗。NAMI 报告称，抑郁症是"全球第一的致残原因"，并且在美国，90% 的自杀和精神疾病有关。很明显，我们还要付出很大努力。

在这一章，我想告诉你们的是，精神疾病现在还是这样一种灾难，其中部分原因来自大脑的神秘性。我们对大脑的理想化和对它作为精神疾病成因的强调，影响了三个重要方面。第一，精神疾病的污名虽被取代，但大脑的神秘性在精神病人身上引入了一种新的现象，使其背上拥有一个"破损的大脑"这样的污名。第二，把精神病人、医生和研究人员的注意力完全集中到大脑上，把精神疾病和脑部功能失调画等号的看法忽略了一些不实际进入大脑的治疗方法，而这些方法可能是潜在有效的。第三，由于每个大脑的问题其实就是每个人的问题，我们过度强调了精神疾病在神经学方面的理论支撑，却低估了个体以外的环境因素和文化因素对疾病的影响，这样的想法让我们对那些可能使精神疾病更加普遍的周边因素的发现与纠正看起来不那么紧急。隐含在这三个困难之下的是与我们在上一章看到的神经本质论相同的潮流：把社会中的问题简化为我们大脑中的问题。在精神健康的背景下，神经本质主义者的态度影响了很多研究项目和医学实践，它们与数十亿人的生命息息相关。

———————

在美国的研究实验室中，你会发现铁锈色卡纸封面的笔记本是最普遍的配置之一。实际上，所有生物学家和化学家都用它来记录每天的工作。当一个研究人员第一次打开一本这样的笔记时，那种经历可以说极其吓人：它是一本由空白的黄色画图纸组成的厚厚的对开本，这代表了他将要完成的堆积如山的工作。随着时间的推移，这些纸张会渐渐地被手写的关于实验设计、细节和成果的描述填满，通常还会粘上记录关键结果的打印件或照片。工作完成后，这些笔记就会被无限期地保存，因为它们常常是实验台前漫长又痛苦的劳动后留下的唯一实质产物。每当有学生或博士后为了寻求更好的个人发展而离开实验室的时候，他们的笔记本都照例会被交到实验室主任的手中。在我的办公室里，这样的笔记本占满了两个书架，其中有一些是 20 世纪 90 年代末，我在成为一个独立的博士后时放上去的。

2012 年 7 月 23 日，在科罗拉多大学的安舒茨医学中心，收发室发现了一本这样的棕色实验笔记。[7] 它和一叠被烧掉了一部分的二十美元纸币一起被装在一个信封中。打开这本笔记的过程令人极其胆寒。里面记录的是对病理的潦草书写，笔记来自詹姆斯·霍尔姆斯，一个曾经的神经科学博士。而在笔记被发现的三天前，他承认自己是科罗拉多州奥罗拉市一家电影院的一起枪击杀人案的凶手，这也是美国历史上最恶劣的枪击杀人案之一。霍尔姆斯没有把笔记本交给

生物性思维

他在大学里的导师，而是在承认罪行之前，把笔记本和被烧过的钱一起寄给了他之前的精神医生。笔记没有被用来记录科研进展，而是记录了霍尔姆斯进行大规模谋杀的方法，从反社会的思考到犯罪现场的示意图。[8] 比起科学家遭遇一连串失败实验的不幸，霍尔姆斯的这本笔记是一段更加痛苦的旅程，这段旅程以数十条无辜生命的陨落结束。

在霍尔姆斯的笔记中，几乎每一页都含有他虚无主义的和毁灭性的观点，但是与我们在第 7 章分析过的得克萨斯钟楼狙击手查尔斯·惠特曼不同的是，霍尔姆斯已经断定他的精神问题直接源于他的大脑。他反复提及他的大脑和心智已损坏，在以"受损头脑的自我诊断"为标题的笔记里，霍尔姆斯列举了从焦虑性躁狂到下肢不宁综合征等 13 种精神疾病症状。笔记以精神性骨折为主题展开，之后他写下了下面的内容：

> 我尝试去治疗它，我把治好它作为我唯一的信念。但是事实证明，这就像用一个已经受损的东西去治疗它自身，是一个无法克服的难题。神经科学好像是我应该寻求的方法，但它也未奏效。为了修复我破损的头脑，我的灵魂必须受到重创，可我不能为了得到一个"正常"的头脑而牺牲灵魂。尽管如此，我同我的生物性缺陷一次次抗争，始终抵抗着人类的预定性和易错性。

与霍尔姆斯的夸夸其谈同样荒谬的是，他自始至终认为自己的精神和身体感官已完全无可挽救地受损并有了缺陷。在霍尔姆斯被捕之后，他仍然与一位法院指定的精神病专家重复讲述他破损的大脑。[9]在审判的过程中，霍尔姆斯解释道，破损的大脑使他无法与人交际，最终导致他厌恶人性。

霍尔姆斯对接受精神疾病治疗丝毫没有抵触，也没有展现不愿承认他的精神病症状的意思，至少他自己和给他看病的医生们是这样认为的。从青少年时代开始，他就一直与心理学家和精神病专家保持联系，并且在枪击案发生前几周还与科罗拉多大学的一位精神治疗师见过面。[10]他也尝试过各种各样的药物，包括以缓解焦虑为人所知的苯二氮平类药物，以及被作为抗抑郁药物广泛使用的选择性5-羟色胺再摄取抑制药。他知道他的缺陷是"生物性"的，并且已经开始进行神经科学研究，这在某种程度上是为了解决这些问题。但是意识到自己明显的大脑疾病对霍尔姆斯来说是极其令人烦扰的，这是任何一种呼吸道疾病甚至癌症都无法匹敌的烦扰。他感受不到任何表面上的内疚或对他的精神状况的责任，但他所体验的自己的身体毫无价值的感觉可能比前两者还要令他感到痛苦。

詹姆斯·霍尔姆斯在遭受"拥有一个破损的大脑"的耻辱这件事上并不孤单。如果要从一个更加客观公正的角度来看，我们可以请教杰克·布莱根（Jack Bragen），他在18岁时被诊断患有精神分裂症，现在偶尔为加州伯克利的一家本地报纸撰写精神疾病专栏。[11]布莱根

　　　　　　　　　　　　　　　　　　　　　生物性思维

从受损大脑模型的角度描述精神疾病如何影响着患者——那些在是否接受自己的状况和是否有必要接受治疗之中挣扎的患者。"如果只是为了吃药，那承认大脑有缺陷并不是绝对必要的，"他写道，"但如果一个人不承认有这样一种神经性缺陷，那他就毫无理由服用这些药物。"[12] 承认自己的大脑有缺陷是一个痛苦的过程，在布莱根的经历中，那"不仅需要勇气和自尊，还需要一种无条件接受自己的能力"。对很多患有精神疾病的人来说，对自我的否认和玷污是一个严重的问题。[13] 那些认为自己已然妥协于无法改变的精神系统的患者，可能会认为改善他们的情况是无望的，因而他们更不愿意做帮助自己的事了。这就是描述精神疾病时，用生物学因果关系和神经科学的语言来取代个人责任和意念的语言的另一个方面。

虽然越来越多人认为精神疾病是以生物学为基础的脑部疾病，但这在动摇公众对精神病人的歧视和污蔑上似乎收效甚微。在一份1989～2009年欧洲和美国对精神疾病的态度变化的大规模国际分析中，研究者发现，尽管人们对从神经生物角度解释精神疾病的认识有了显著提升，但抑郁症或精神分裂症患者的社会接受度并没有提高或改善。[14] 嵌入这些结果的是一些微妙的相互矛盾的影响。此研究的其中一位作者、心理学家帕特里克·科里根（Patrick Corrigan）认为，对精神疾病的生物学解释可能会减少人们对精神病人的偏见。他和他的同事艾米·沃森（Amy Watson）提出："在接受了关于精神疾病是一种人们无法选择或避免的生理性失调的教育后，人们可能会反对对精神病人的社交规避。"[15] 但从另一方面来说，科里根、沃森二人强调："（对精神疾病的）生物学解释可能同时暗示，精神病人是从根本上不同的或缺失人性的。"在这些情况下，社会可能会从本质上把精神病人看作更危险的或是没有能力照顾自己的一类人。这只会加剧健康人群和精神病人保持距离或把精神病人置于可控制的体制之下的倾向。

有些人正是打着"保护社会不被有缺陷的生物机制侵害"的幌子犯下了虐待精神病人的恶劣罪行。20 世纪，欧洲和美国见证了成千上万个据说有智力障碍的人被强制绝育。[16] 其中一个臭名昭著的例子的主角是卡丽·巴克（Carrie Buck），一个据说心理年龄只有 9 岁的 18 岁少女。[17] 1924 年，巴克未婚先孕，之后因癫痫和智力障碍被送到弗吉尼亚州殖民地。巴克没有家人的保护，她的母亲在那之前几年同样被送到了殖民地的慈善机构。生下孩子后，巴克的输卵管被命令切除，尽管巴克一路胜诉，上诉到美国最高法院，但最终她还是败诉了。在批准绝育的过程中，首席法官奥利弗·温德尔·霍姆斯写道："与其等着因犯罪而处决那些明显不适合生存的人退化的后代，或是等着他们的后代因低能和愚笨而挨饿至死，还不如提前预防他们繁衍。如果社会能够阻止他们繁衍后代，这样做（绝育）将对全世界更好。三代低能者就够了。"[18] 就算是这位代表着那个时代最高的进步主义者的大法官，也把精神疾病看作一种严重的生理疾病，严重到需要用到我们现在看来毫无人性的手段。

1990 年 7 月，一场不同寻常的葬礼在德国蒂宾根市举行。[19] 这场葬礼见证了对大脑疾病的歧视和污蔑带来的最严重后果。在葬礼上，已故者不是某一个人，而是一系列科学样本，包括纳粹对精神病人执行的"安乐死"计划中的受害者的大脑切片。这些样本体现了纳粹时期的神经科学和导致1939—1941年超过7万人死亡的官方下令的大屠杀这两者的联系，事件中的受害者来自德国和奥地利各地的精神病院。[20] 屠杀发生是因为纳粹分子认为精神病人是浪费国家资源的低于人类的物种。那些受害者的精神疾病被认为是天生且无可救药的，这些疾病根植于可遗传的生物特征中，它们破坏了日耳曼民族的基因。尤里乌斯·哈勒沃登（Julius Hallervorden）是从大屠杀中获利的人之一。[21] 他是一位纳粹神经科学家，研究了受害者的大脑样本，目的是把精神疾病同使人不配活在世界上的大脑特征联系起来。哈勒沃登因检验了大约700位安乐死者的大脑而闻名，而其中一部分实验对象很有可能是单纯为了给研究充数而被杀害的。[22]

第二次世界大战后几十年，哈勒沃登解剖的这些大脑样本仍然被当作学术收藏品保存，而对保存它们的学术机构来说，这是一件极为尴尬的事。[23] 一块立在墓址的纪念碑写有对逾越伦理边界的科学家的警告：

> 流离失所，饱受迫害和虐待，
> 专制独裁和盲目正义的受害者，
> 首次在这里得到休息和安宁。

有一种科学，

在他们生前，不尊重他们的权利与尊严，

在他们死后，仍企图利用他们的身体。

仅以此碑警示生者。

从霍尔姆斯到哈勒沃登，我们看到的这些例子告诉我们，脑部疾病和其他器官疾病没有被同等对待。像过去流行的那些对精神失常无中生有的构想一样，对脑部疾病的看法仍旧带有很明显的主观臆测和人身攻击意味，也仍然是轻蔑的。虽然把精神疾病重新定义为脑部疾病更科学、更准确，并且出于好心，但这样做却似乎是在对基于神经因素的冷眼歧视清障开路。因为与道德败坏相比，大脑出了毛病看起来是不可改变的，所以，比起之前几代精神病人曾经面对的道德谴责，基于大脑问题的歧视甚至更加有害无益。患了可能由大脑引起的精神疾病甚至让人质疑自我价值，而对于癌症或心血管疾病却并非如此。而且纳粹并没有对患代谢性疾病和自身免疫性紊乱的人斩尽杀绝，他们只杀患有精神分裂和有学习障碍的人。当我们把人简化成一个大脑，并且对大脑和身体的其他器官区别对待时，拥有破损大脑的耻辱会在患者身上留下一道深深的伤痕，这道伤痕比这个社会强加在任何患病的或是不合流的个体上的其他任何耻辱都要深。我们在接下来的部分会看到，这个新的耻辱标记不仅是社会对精神病人不合乎道德伦理的反馈，而且在某些情况下，它对精神疾病的界定本身就是一种不合乎科学的简化。

在 19 世纪中期的英格兰，维多利亚时代的人对精神疾病带来的耻辱的本能反应就是把它从人们的视线中抹去。这种本能反应与日益增长的精神病病例诊断数量相结合，导致被送到收容机构的人口激增，到 19 世纪末期，这个数字已经从 1800 年的约 1 万增长到了约 10 万。[24] 为了容纳这个不断扩大的群体，当局建造了许多精神病院。尽管如此，对收容设施的需求量还是远远超过了供给量。当时的精神病院是一个自相矛盾的地方，在那里，人道主义关怀的目标每天都在与对超负荷的医疗系统的持续需求发生冲突。庄严的新古典主义或哥特式风格的复兴建筑、用瓷砖铺砌而成的精致走廊，甚至是宽敞的舞厅，都营造了一种雅致的氛围，与病房里拥挤的环境形成了鲜明的对比（见图 8.1）。[25] 这些设施由被称为"异形学家"的绅士医生监管，"异形学家"来自法语中的"疯子"一词，后者让人联想到灵魂从痛苦的身体中逃离。但是，许多治疗方法显然与文明社会格格不入，包括普遍使用的手铐、脚镣、约束衣和软墙病房，以及患者的溴化物用药（溴化物是一类会产生有毒副作用的镇静剂，现在已经停止使用）。[26] 图克和皮内尔主张对精神病患者培养道德纪律，他们的理念与更残酷的训练形式并存。举个例子，在 1869 年摄于著名的西瑞丁疯人院的一张照片中，一位老人穿着囚犯的条纹制服，胳膊和脖子被绑在椅子上，一个头箍压在他的头顶，他被压得表情痛苦（见图 8.1）。[27]

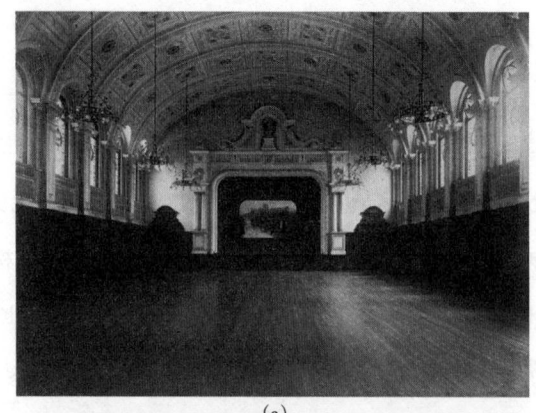

(a)

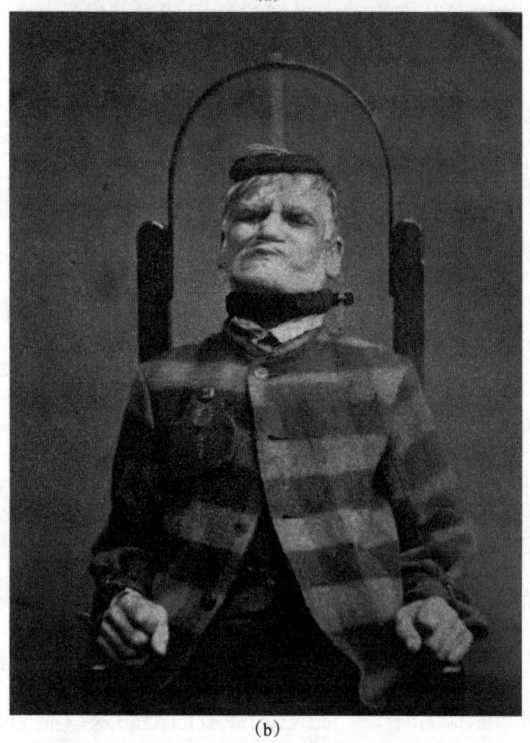

(b)

图8.1　19世纪精神病院的景象：克莱布里精神病院的舞厅，摄于约1893年（图a）；一个坐在约束椅上的人，摄于1869年的西瑞丁疯人院（图b）。这两幅图片都来自伦敦惠康图书馆

　　　　　　　　　　　　　　　　　　　　　　　　　　　　生物性思维

从现代人的角度来看，19 世纪的精神病院还有另一个反常的特征，那就是疾病看似来自身体和来源于环境的病人的比例。[28] 当今时代，大多数住院的精神病人患有精神分裂症、双相障碍或严重的抑郁症，而这些病症通常都被归为大脑疾病。然而，19 世纪的记载揭露了一系列古怪的非脑部原因导致的疾病，其中最常见的是经济困难、酗酒过度、男性自慰、家庭矛盾、女性问题和女性分娩。[29]

在维多利亚时代的精神病院，最具毁灭性的疾病是一种被称为麻痹性痴呆的疾病，这种病会导致进行性痴呆和运动控制功能丧失，它出现在性传播的细菌性疾病梅毒的晚期。[30] 正如我们在第 5 章看到的，正是这种疾病使作曲家罗伯特·舒曼倒下。在 1826 年的一篇报道中，法国精神病学家路易-弗洛朗坦·卡尔梅尔（Louis-Florentin Calmeil）冷酷地将这种疾病描述为"谵妄加剧，理智消失，缺乏情绪感受，患者甚至认不出身边的人。这种高等才能逐渐衰退的现象，分布在持续时间不定的突发性阶段，导致精神错乱加倍，焦虑走向极端"[31]。有一种说法是，在英国的精神病院中，患有麻痹性痴呆的病人多达 20%，这种疾病持续泛滥，直到 20 世纪早期抗生素被研发。[32] 在欧洲大陆及美洲大陆的部分地区，还有一种让无数精神病院的病人饱受折磨的疾病，那就是糙皮病，这是一种具有皮炎、腹泻和痴呆症状的致命综合征。[33] 糙皮病最严重的一次暴发发生在美国前邦联各州，据估计，这次在 19 世纪、20 世纪之交的暴发一共感染了 25 万人。[34] 最终，一位名为约瑟夫·戈德伯格的匈牙利裔美国流行病学家发现，这种疾病并非源于生物实体，而是由于饮食中缺乏维生素 B_3。[35]

19 世纪的精神疾病可以被抗菌药物和饮食补充治愈，这个事实在以下两个方面是值得注意的。一方面，梅毒和缺少维生素 B_3 引起精神疾病的生物学本质是清晰明了的——这两者都导致中枢神经系统中的神经元退化——这种生物学本质是人类大脑中生理学基础存在的证据；另一方面，麻痹性痴呆和糙皮病的病因从本质上反驳了精神疾病可以和大脑疾病画等号的观点。麻痹性痴呆和糙皮病作用在大脑上，而不是因为大脑出现问题而发病。像这样的病理学反而例证了精神疾病的实例发生在多层背景下。这些背景包括认知和行为缺陷本身，以及伴随着它的脑部生理异常，也包括了一个更广泛的成因网络，其中不仅包含特殊刺激信号和引发大脑功能障碍的病原，也包含这些因素传播并增殖的社会背景和环境背景。因此，一种像麻痹性痴呆这样的疾病可以同时是脑部疾病、细菌性疾病和社会性疾病。这是波兰医生和医学历史学家路德维克·弗莱克（Ludwik Fleck）强调的一种复杂性。弗莱克混合描述了多种道德观点和医学观点，这些组合的观点在近现代定义了梅毒本身。[36]

如果过去的精神疾病是由外因和内因的平衡引起的，那么可能现在的一部分精神疾病也被同样地"移位"了。在第 6 章和第 7 章，我们考虑过了大脑以外的因素对神经系统功能和表现的影响程度。如果这些混合的因素也是使神经系统的功能和行为出现病变的原因之一，那一点儿也不令人惊讶。事实上，对于外部因素和内部因素，都有著名的证据证明它们能够影响精神疾病。这导致了一张因果关系网的产生，而这张关系网拒绝承认精神疾病与大脑疾病之间存在任何简单直

　　　　　　　　　　　　　　　　　　　　　生物性思维

接的相等关系。

　　尽管我们对大多数精神失调的生理基础还不够了解，也不能判定每一种疾病中多少是先天决定的，又有多少是环境导致的，但通过研究每一种精神疾病由父母遗传给子女的概率，我们能对先天和环境的比例有个模糊的概念。如果一种疾病是通过黑色头发或矮小身材等性状遗传的方式遗传的，那就意味着这种疾病主要是由基因导致的，这些影响因素从受孕的那一刻起就写在我们的 DNA 里。因此，把精神疾病和基因数据关联起来，给了我们一种判断某种疾病的可遗传程度的方法。[37]

　　如果一个患有精神疾病的人有一个同卵双胞胎哥哥（弟弟 / 姐姐 / 妹妹），检查基因联系最简单的方法就是去检测双胞胎中的另一个是否也患上了同样的疾病。[38] 同卵双胞胎的基因是百分之百相同的，所以他们也应该有同样的疾病特征，例如抑郁症或精神分裂症，当然，前提是这些疾病是由基因决定的。对大多数患有精神疾病的人来说，他们没有同卵双胞胎兄弟姐妹，但我们可以看他们的近亲之中是否有人患有同种疾病，以检查基因联系。因为每个人都和他们的父母、子女还有兄弟姐妹共享着很大一部分基因，所以我们的预期是，近亲之中有相同疾病特征的可能性高于这种疾病的平均发病率，前提是该疾病由基因决定。随着基因定位技术的进步，测试一种疾病是否有遗传成分的另一个有力手段是，从上千人中收集基因数据，不管这些人是否得病，之后检验某种疾病与某一个或某一组基因变种之间的相关程度。在这一类研究中，最重要的当然是确保外部无关的因素不会干扰结果。例如，在对双胞胎基因的研究中，把双胞胎共享的环境因素和双胞胎共有的基因区分开是至关重要的。[39]学者通过建立对照实验组来解决这个问题，比如对于双胞胎实验，对照组可以是异卵双胞胎；对于亲戚的实验，对照组可以是被收养的家庭成员……在这些例子中，实验组和对照组的环境因素应当是相同的，但是基因组成却是不同的。

通过这些方法，科学家们计算出了很多精神疾病的遗传率，即基因组成中的变种导致某种疾病发生的情况所占的比例。[40]遗传率为 1 的疾病，其发病情况完全可以由基因变化解释，然而遗传率为 0 的疾病，其发病被认为完全由环境因素导致。根据自 2012 年起公开的多个科学研究中的数据，遗传学家帕特里克·沙利文（Patrick Sullivan）、马克·戴利（Mark Daly）、迈克尔·奥多诺万（Michael O'Donovan）报告了几种主要的精神疾病的遗传率。[41]遗传率排第一位的是精神分裂症，它的遗传率是 81%；最后一位是抑郁症，遗传率是 37%；双相障碍、注意缺陷多动障碍、尼古丁依赖、神经性厌食和其他疾病的遗传率在两者之间。这些调查结果表明，基因和环境共同影响着主要的精神疾病，仅靠天生的生物因素并不能解释这些疾病的发生。

关于如何解释和遗传率有关的统计数据，有很多微妙之处。例如像抑郁症这样的疾病，它的遗传率可以表示大体上和很多种基因要素有微弱关系的那部分发病情况，或者它可以表示和某个特定的基因完全相关的那部分发病情况，而与之相对的另一部分是和基因彻底无关的发病情况。值得注意的是，遗传率不反映疾病显现的细节，也不预测什么因素会引发诸如抑郁症、双相障碍和精神分裂症这样的疾病。

同样重要的是，精神疾病不管与基因有没有联系，都不能确认也不能排除脑部生理因素的致病作用。也就是说，和疾病相联系的基因可能只是间接地影响大脑，例如改变大脑外和情感相关的生理机能中的元素，或决定一个人的外貌对其社会地位的影响。[42] 相对地，一种疾病和基因之间缺乏明显联系，并不意味着大脑病理学对这种疾病发作没有主导作用。举个例子，在没有基因直接作用的情况下，创伤性脑损伤经常引发精神并发症。[43] 任何影响人类行为的疾病一定都和大脑有关，但是大脑的异常究竟是某种疾病产生的根本原因还是疾病带来的二级影响，我们并不能单单通过遗传学判定。尽管遗传学证据能够表明环境因素是精神疾病的主要原因之一，但为了了解环境作用的本质，我们还是要把目光投向更广阔的世界。

20 世纪 30 年代，芝加哥大学的两位社会学家就准备这样做。那时，芝加哥大学拥有新兴的芝加哥社会学学派，其中的活跃学者分开前往周围的城市社区，记录下他们所见的生活模式。露丝·肖农·卡万（Ruth Shonle Cavan）是他们中的一员，她在 1928 年发表了一篇开创性的研究报告，该研究发现了在社会解组现象普遍的社区中自杀率的升高。[44] 一名叫罗伯特·法里斯（Robert Faris）的年轻研究生受卡万的研究的启发，尝试在一项关于精神疾病的调查中应用卡万的方法。[45] 法里斯和同级的学生 H. 沃伦·邓翰（H. Warren Dunham）合作，用了 13 年的时间一起检验了芝加哥地区的 35 000 个精神疾病案例。这些数据揭示了一个惊人的现象：最神秘的精神疾病——精神分裂症的发病率和城市环境密切相关（见图 8.2）。[46]

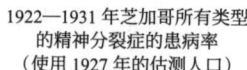

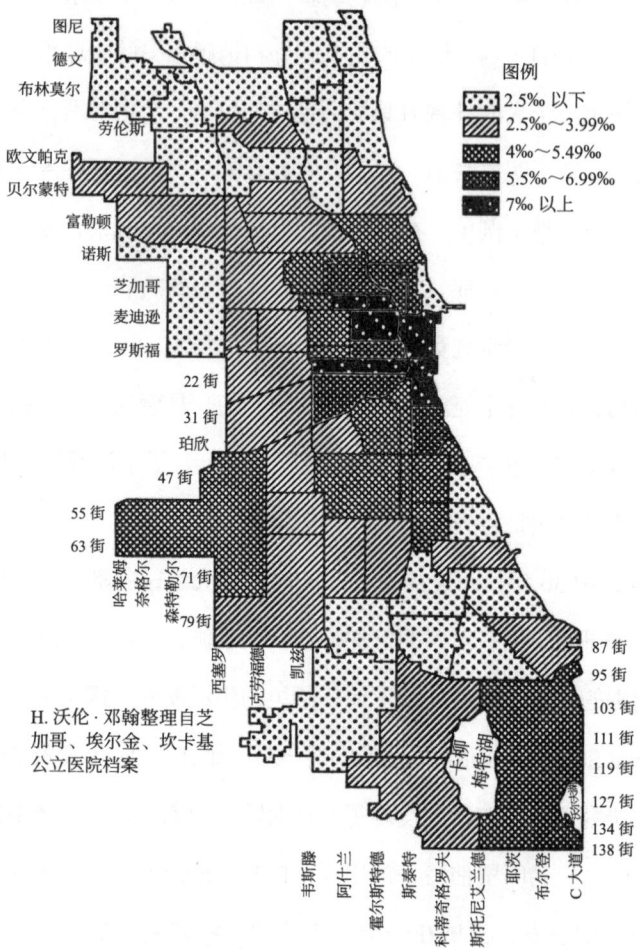

1922—1931 年芝加哥所有类型
的精神分裂症的患病率
（使用 1927 年的估测人口）

图例
- 2.5‰ 以下
- 2.5‰～3.99‰
- 4‰～5.49‰
- 5.5‰～6.99‰
- 7‰ 以上

H. 沃伦·邓翰整理自芝
加哥、埃尔金、坎卡基
公立医院档案

图 8.2 芝加哥的精神分裂症统计数据地图，罗伯特·法里斯与 H. 沃伦·邓翰制于
1939 年

　　精神分裂症的患病数量在芝加哥闹市区的贫民窟达到顶峰，也就
是在雕塑艺术家安尼施·卡普尔所设计的镜面云门坐落的地方附近，

随着到这个辐射中心距离的增加，患病数量逐渐减少。在北面的高地公园和南面的海德公园这样植被茂密的住宅区里，精神分裂症的患病率仅为辐射中心的约 20%。这个结果明显与居住在芝加哥不同地区的人的种族或国籍没有关系，它也只针对精神分裂症——抑郁症和双相障碍等其他精神疾病并没有呈现同样的规律。1939 年，法里斯和邓翰的研究结果发表在他们的著作《城市地区的精神疾病》(*Mental Disorders in Urban Areas*) 中，直至今日，这本书仍被看作精神疾病流行病学这一领域的一座里程碑。

临近 20 世纪中期，把精神疾病的发病原理与来自社会的压力和问题联系起来的想法变得很常见。[47] 这是一种偏见，它忽略了在当时已经存在的关于精神分裂症源头的基因数据，因此，法里斯和邓翰的研究受到了批评。[48] 然而，后来的研究澄清并确认了他们研究成果中的很多部分。[49] 比如，在多个国家的众多城市中，居住在城市和患上精神分裂症两者之间的相关关系，与他们的研究结果相似。虽然有些人通过提出精神病患者在经历"社会漂移"后，来到生活标准更低、毒品滥用更普遍的城市地区的假设，来试图解释这个现象，但是欧洲的一系列实验表明，仅出生或者长大在城市环境中这一简单事实，就意味着之后患上精神分裂的风险更大，从而反驳了前者的假说。[50] 对于精神分裂症和居住在城市的关系在各地都一致地显现相关性，至今还没有一个令人信服的解释，但是这一关系的存在，已经是环境因素影响这种毁灭性疾病的一项令人惊奇的证据。

在环境因素和精神疾病之间，流行病学家也找到了很多其他有趣的关系。[51] 精神分裂症和少数民族血统有关，尤其是白人占多数的国家的非洲人和加勒比海黑人的移民，以及这部分人的后代，他们患病的可能性比在他们祖国的同种族人更大。大麻和其他非法药物大约会使精神分裂症的患病风险提高两倍。最后，不管是南半球还是北半球，出生在冬天的人患上精神分裂症的可能性更大，这表明精神分裂症和季节性传染病有关。同时，无业人员，包括不寻求在外工作的持家者（家庭主妇或家庭主夫），患抑郁症的可能性更大。[52] 离异、分居和丧偶的人患抑郁症的风险比在婚姻关系中的人或未婚的人高一倍，对于不同年龄和性别的人都是这样。带有精神分裂症和抑郁症部分特征的双相障碍展现了一种混合的关联，在包括收入低、受教育程度低、离异、丧偶的人群中，双相障碍的患病率比其他人群的患病率高。[53]

也许不用流行病学家告诉我们，我们都知道精神疾病至少有一部分是我们周围这个世界的产物。作家埃利·威塞尔的思考是："不管是健康还是疾病，在我们每个人的体内，都有一个隐藏的区域，一个秘密地对疯癫开放的区域。一步失足，一次不幸的命运的打击，就足以让我们掉入深渊，我们奋力挣扎，却感受不到丝毫重新崛起的希望。"[54] 我们都知道，文学中的很多故事支撑了威塞尔的叙述。在西尔维娅·普拉斯的半自传体小说《钟形罩》中，女主角被自己申请的写作项目拒绝，因而陷入抑郁，这又加剧了她对职业和自身的失望。[55] 陀思妥耶夫斯基的长篇小说《罪与罚》中的主人公拉斯柯尔尼科夫也是一样，当他尝试去面对他犯下的可怕谋杀案的后果时，他已在疯癫与理智的边缘徘徊。[56] 最负盛名的是莎士比亚的《李尔王》，李尔王

生物性思维

被女儿们的冷酷无情逼疯——让他在荒原上无谓地徘徊的不是他自己的基因，而是继承了他的基因的女儿们。[57]

在环境、遗传和这两者之间的生物学的影响之下，精神疾病的致病原因可能就和带有神秘色彩的大脑本身一样复杂。如我们之前所见，患病的大脑被比作一辆坏掉的汽车，但一种精神疾病更像一场交通事故，它由几个因素共同导致。事故可能源自汽车的毛病、驾驶人的疏忽和路面问题的共同作用，就像一种精神疾病的发作源自大脑功能的瞬时影响、遗传决定的易患病体质和更广泛的环境、社会因素的共同作用。在某些情况下，可能只是因为一辆车的制造方式不匹配它未来行驶的路况，就像患有精神疾病的人在患病之前没有充足的准备，在心理崩溃时不具备应对这些状况的能力。对那些和精神病人一起工作过，或是得过精神疾病的人来说，他们对那些证明精神疾病有多重致病原因的证据一点儿也不会惊讶。但我还是要说，大脑中的谜团会扭曲这幅图像，如果我们过于注重大脑本身，那么我们就会对造成大脑中的问题的背景不再敏感，这又会导致我们忽略最基本的神经科学道理：大脑是一个嵌在一条连续因果链中的有血有肉的生物器官。之所以不把精神疾病单独简化成大脑的病理学，还有很多更深层次的原因，这些都将关系到精神疾病本身的概念。

————

1970 年 7 月 7 日，一位叫娜塔莉亚·戈尔巴涅夫斯卡亚

（Natalya Gorbanevskaya）的苏联诗人在莫斯科市的一个法院的地下室接受审判。[58] 几个月前，戈尔巴涅夫斯卡亚因为未经批准自费出版了能证明她和其他七位持不同政见者举行反对 1968 年苏联侵略捷克斯洛伐克的示威活动的著作而被捕。她被指控违反了苏联刑法的第一百九十条第一款，其规定传播虚构的、诋毁苏联政治和社会系统的谣言之人有罪。[59] 审判时没有具体的指控，但是戈尔巴涅夫斯卡亚在任何情况下都不得进行自我辩护。当时她被关在臭名昭著的布特尔卡监狱，苏联国家安全委员会（KGB，即克格勃）的建立者费利克斯·捷尔任斯基曾经被关押在这里。[60] 此外，医生们为戈尔巴涅夫斯卡亚做了检查，他们认为，从医学上看，她不适合参与诉讼过程。苏联首屈一指的法医精神病学研究中心——谢尔布斯基研究所的专家证明被告人"具有不健全的大脑，并且需要在特殊精神病医院接受强制治疗"。[61]

谢尔布斯基研究所诊断部门的首席医生丹尼尔·伦茨（Daniil Lunts）为庭审提供了最重要的证据。他证明戈尔巴涅夫斯卡亚"患上了一种呆滞型精神分裂症，这种病并没有明显的症状，但是却能使病人产生情感和意志的改变、思考模式的改变，以及病人对自己的精神状态批判性不足的认知的改变"。由于没有明显的证据，辩方律师索菲娅·卡莉斯特拉托娃（Sofia Kalistratova）很难反驳伦茨的专业看法。作为一位著名的持不同政见者的支持者，卡莉斯特拉托娃发现了伦茨诊断结果的冷酷本质。呆滞型精神分裂症的发明者是安德烈·斯涅日涅夫斯基，他是苏联医学科学院的精神病学院院长，也是当时苏

生物性思维

联精神病学的重要人物。[62] 他诊断出这种虚幻的疾病，为把很多反对苏维埃政权的人强制性关进收容所做了铺垫。受害者们被永久地关在全苏联各地的精神病院内，他们被孤立、毒打、强迫服用药物。面对检方已预先决定的案子，戈尔巴涅夫斯卡亚的团队能做的只有向法庭陈述案情乞求从宽处理。"如果我的女儿犯了罪，可以宣判她有罪，甚至给她最严厉的惩罚，"被告的母亲在听证会上乞求道，"但是不要把她这样一个绝对健康的人送进精神病院。"[63]

戈尔巴涅夫斯卡亚在医疗拘禁下度过了两年，她被逼服用药物，还挨饿了一小段时间。[64] 1972 年，她被释放，然后迅速逃去了法国，之后一直在法国居住，直到 2013 年去世。[65] 当红的民谣歌手琼·贝兹创作了一首歌来表达对戈尔巴涅夫斯卡亚的敬意，歌词写道："你疯了吗 / 像他们说你的一样 / 还是说只是被遗弃……我知道这首歌 / 你永远不会听到 / 娜塔莉亚·戈尔巴涅夫斯卡亚。"[66] 尽管戈尔巴涅夫斯卡亚幸运地避开了歌中的预言，并在相对舒适的环境中度过了余生，但是很多来自东欧国家的持不同政见者就没有戈尔巴涅夫斯卡亚那么幸运了。带有政治目的的对所谓"精神病人"的监禁一直存在，直到 1991 年苏联解体，并且据说这种行为直至现在还在世界的某些地方存在着。[67]

当我们心有余悸地回看苏联精神病学的暴行时，我们会用最严酷的语言评价像伦茨和斯涅日涅夫斯基这样的医生。一个苏联逃亡分子曾经把伦茨描述为"像纳粹集中营里在狱囚身上进行非人实验的罪犯医生一样罪恶"[68]。但美国乔治·华盛顿大学的精神病学和行为学教授瓦尔特·莱希（Walter Reich）持不同的看法。1982年，莱希去苏联对安德烈·斯涅日涅夫斯基进行私人采访，采访之后，他在《纽约时报》上发表了一篇文章。在文章中，莱希的观点是："鉴于苏联政治生活的本质和这种生活带来的主流社会认知，持不同政见的行为在那里看起来确实是很奇怪的，并且由于斯涅日涅夫斯基的诊断系统的某些本质，在某些情况下，持不同政见者的奇怪表现最终被看作精神分裂症。"[69] 换句话说，谢尔布斯基研究所的医生们把戈尔巴涅夫斯卡亚和其他政治犯诊断为呆滞型精神分裂症患者的时候，他们的行为可能是出于善意的——如莱希所说，他们可能"真的相信这些持不同政见者患了精神疾病"。

莱希的假说之所以可以被当作娱乐性的，这就要说到一个概念，即所有的精神疾病都是脑部疾病。其中一个最基本的破绽就是，精神疾病的概念本身就是主观的，不像其他疾病，会有一种细菌、一个化脓的部位、一处找得到或找不到的肿瘤或病变，大多数精神疾病的诊断依赖专业人员做出决定，并依赖专业人员使用的公共判断标准。曾经这些标准的制定极不正式，是根据对合理举止和道德行为的文化期待。而在今天的美国，精神健康的详细说明已被编辑成一本精神病学专业的"《圣经》式"著作——美国精神医学学会的《精神障碍诊断与统计手册》（DSM）。[70] 在最新的DSM第五版的修订工作中，一支由超过160位心理学和医学界专业人士组成的团队承担编辑工作，在修订过程中咨询了300多位代表无数专业团队和群体的顾问，并参考了公众评论员提供的大量反馈。[71] DSM第五版提供了一份大约300

种精神疾病的判断标准的列表，每一种疾病的判断标准都是在给予意见的个人和团体一致同意后确定的。

1952 年，DSM 首次出版时，尽管它对一些精神病的核心特征达成了广泛一致，但大多数疾病的诊断标准还是模糊不清的。例如，当时的 DSM 对精神分裂症的诊断指导中写道，一个月内，病人需要满足以下症状中的两种或以上，才能被诊断为精神分裂症患者，症状包括：妄想、幻视或幻听、言语紊乱、行为紊乱和消极情感。判断标准还包括："自紊乱发作后的大部分时间里，（患者身体各部分）的功能水平一定要低于发作之前的水平。"[72] 很明显，将一个月作为诊断时间是很武断的，并且，疾病发病时刻和症状的严重程度都取决于诊断医生。这就好比幻想成为一名电影明星在什么时候算作野心或志向，什么时候又算作妄想；和已故者交谈在什么时候算作一种精神历程，什么时候又算作幻听呢？在过去的 60 多年中，疾病分类经历了很多变化，这些变化为精神疾病中牵涉到的社会因素提供了进一步的证据。[73] 1952 年的 DSM 中仅列出了 106 种疾病，仅为 DSM 第五版中认可的疾病数量的 1/3。在这些年的改变中，神经官能症和同性恋的词条被取消了，自闭症和注意缺陷障碍的词条被引入。尽管其中的一些改变归因于新的科学知识，但还有一些反映的只是文化的变化。最后我想说的是，精神疾病的定义在很大程度上与统计学有关，在任何时间、任何地点，都是多数人的风俗习惯与道德观念决定着理智和正常的边界。

记者伊森·沃特斯走遍世界各地，亲眼见到了对精神疾病病理学的认知有多么变化无常。[74] 他描述了异国的精神疾病，比如"狂杀症"（amok），它在马来语中表示突然暴发的具有暴力或自杀倾向的行为；再比如 zar，这是一种发生在中东女性身上的情绪紊乱，在当地传统中，人们用一套狂热的唱歌跳舞仪式来为患者"驱魔"。沃特斯提出，跨文化调查揭露了"一部分令人印象深刻的证据，这表明，在世界范围内，精神疾病从来没有统一过（不管是在流行程度上还是在疾病的形式上），但是这些疾病都不可避免地由处在特定时间和地点的人们的道德精神引发、促进和影响"[75]。沃特斯同样也观察到美国精神病学实践对其他文化的侵略，它在那些采纳美国对精神疾病的分类的国家中最为突出。在这样的侵略下，DSM 中定义的精神疾病似乎代替了之前的本土疾病。就像沃特斯描述的："一部分精神健康失调（其中包括抑郁症、创伤后应激障碍和厌食症）现在在各种文化中似乎以传染病的速度传播。"

精神疾病的分类本质上受文化影响，这意味着关于这些分类的任何遗传学或者神经生物学的特点都会反映文化偏见。如果在持不同政见者身上，苏联遗传学家曾找到和呆滞型精神分裂症有关的特定基因，那么在那些还没有公开成为持不同政见者的人身上，具有这些基因便会被认为是会发展为呆滞型精神分裂症患者的潜在对象。生物学家可能会研究相关基因，研究这些基因为何能让人患上呆滞型精神分裂症。应用最新的分子技术，他们甚至可能通过改变小鼠的基因，模仿持不同政见者的基因，以制造患病的小鼠模型，然后，这些小鼠模型可能会在一连串生物技术下被透彻地研究。以上这些都是以假设为前提的研究，但它们可能和现实中很多科学家对 DSM 中列出的疾病的研究是相似的，并且科学家们可能会得出一些结论。例如，和特定基因相关的特定性格特点很可能驱使人们成为持不同政见者，并且使他们展现斯涅日涅夫斯基医生和伦茨医生寻找的心理特征——但是这些基因和相关的神经生物学现象真的是一种"大脑疾病"的基础吗？持不同政见者的行为与遗传学和生理学的关系可能是真实的，但是把这些特征视为致病的缺陷和谢尔布斯基研究所的医生们最初做出诊断是一样主观的。

1960 年，一位叫托马斯·萨斯（Thomas Szasz）的精神病学家在他带有挑衅性地命名的《精神疾病的神话》（The Myth of Mental Illness）一文中，对这个难解的问题给出了一个激进的回答。萨斯解释道："精神症状的概念与精神疾病产生的社会背景（包括种族背景）密不可分。"[76] 与此同时，他还建议道："对于那些把精神症状看作脑部疾病的人，精神疾病的概念是不必要的，也是具有误导性的。"换句话说，如果一个人的大脑中确实有可识别的问题，那么从心理学角度讨论这个问题就毫无用处。实际上，萨斯把这些不直接与大脑异常对应的精神疾病简单地看作生活上的问题，这些问题并不需要用医学手段解决，也不需要用药物和住院的方式治疗。在那个时代，因为这些评论，萨斯得到了异端的恶名，而且很多精神病学家同行把他对精神疾病的否定看作对自己专业的不负责任的攻击，但其他人认为他站在病人一边，他反对过度建立医学理论和设施，这是值得称赞的。[77]然而，不管是否有人赞成他的想法，萨斯的评论都完美地强调了我们对精神疾病的这种看法最重要的后果之一：我们对精神疾病的认识决定了我们选择如何治疗它们。

─────────

我们知道，精神疾病是一个多层的复合现象，环境和文化因素与内在的人体生理因素交织在一起，从而产生了疾病的表现形式和我们对它的认知。当我们完全专注于精神疾病的某一层，而忽略了其他层的时候，我们对恰当的治疗方法的态度将会扭曲。例如，假设回到19世纪，我们若是认为麻痹性痴呆是一种脑部疾病，那么我们可能永远也不会想到一种传染性细菌会是致病原因，我们更想不到用抗生素治疗这种疾病。因此，我们可能选择直接抵抗梅毒引发的大脑退化的药物。这些药物能缓解神经退化，也就是所谓的神经保护剂（例如咖啡因、鱼油和维生素 E）。[78] 或者，我们可能把麻痹性痴呆当作一种风流放荡的结果。在现代药物使用之前，这种想法确实很常见。我们可能会教病人养成更好的生活习惯，宣扬一夫一妻制的生活方式，并且管制卖淫嫖娼。[79]

事实上，怎样才能最好地分析精神疾病，这个问题是医学界热议的话题之一。1977 年在《科学》杂志上发表的一篇极具影响力的文章中，美国罗切斯特大学的精神病学家乔治·利布曼·恩格尔定义了这场辩论的两个阵营。[80] 恩格尔描述了他所称的生物心理社会模式，在该模式中，思考病人对各种症状的体验和对治疗的反应的心理和社会因素，与从生物角度对疾病的考虑结合起来。他把这个模式和生物医学模式做对比。在生物医学模式中，疾病由一个特定的生物原因导致，这个原因通常是分子级别的，并且完全可以通过药物、外科手术和其他医学技术治疗。恩格尔在这场辩论中的观点并不是中立的，作为 20 世纪 40 年代的一名年轻的精神病学家，他曾投身于身心医学的领域，而身心医学注重社会因素和心理因素与身体机能之间的相互作用。[81] 在这场与分子医学的进步和生物医学观点日益上升的主导地位的对抗中，恩格尔为自己的专长辩护，对医生们认为他们"不需要考虑医学责任与权威之外的心理社会问题"这种思维模式感到失望和痛惜。他写道，这样做要么会"把精神病学排除在医学的领域之外"，要么会限制医学关于"大脑功能障碍引发的行为紊乱"的研究。[82]

在某种程度上，恩格尔提出的两种极端的对比映射了现在两种主流的精神病治疗方法：谈话疗法与药物疗法。[83] 谈话疗法有很多不同的方式，但每一种都强调帮助病人在心理层面或社会层面解决问题。谈话疗法的例子有心理分析方法，这种方法注重了解病人潜意识的想法或已被忘记的想法，以及这些想法与情绪失常的相关性；有像认知行为治疗这样的现代技术，这种技术注重训练病人改变他们想法与行动互相矛盾的习惯。[84] 相反，药物疗法直接改变大脑的生理流程。很多药物都面向神经化学过程，比如治疗抑郁症的 5- 羟色胺再摄取抑制药，以及通过模仿大脑中主要的抑制性神经递质伽马氨基丁酸（GABA）来达到镇定作用的苯二氮平类药物。[85] 其他精神病治疗药物通过还未确定的机制来起作用，比如用于治疗双相障碍的锂元素，尽管还未确定效果，但这些药还是作为处方药被广泛使用。[86]

———————

近期关于医疗保健的一些调查揭示了一个很清晰的趋势：药物使用增多和心理治疗减少。这些数据体现了医疗文化中的一系列连续的改变，这是恩格尔在 40 年前就开始反对的。一篇来自美可保健公司的报告被广泛引用，研究者记录了 2001—2010 年美国男性、女性和儿童使用精神药物治疗的百分比，这些比例持续上升。[87] 在这段时间里，成人使用抗抑郁症药物或最新一代的精神病治疗药物的百分比几乎翻了一番。在英国，一项类似的研究发现，1998—2010 年，用于精神疾病的处方药的使用每年大约增加 7%。[88] 与此同时，一篇发表在《美国精神病学杂志》上的研究报告称，接受心理治疗的精神病人占患者总数的比例从 1998 年的 56% 减少到了 2007 年的 43%，而在同一时期，接受药物治疗的病人比例从 44% 增长到了 57%。[89]

越来越多的人相信大脑生理在精神病中的致病作用，我们却很难证明这就是药物治疗增多的原因，但是，这两者之间有可能就是这样的关系。我们知道，在精神药理学越来越流行的同时，我们对神经科学的认识也在增多。同一批调查既发现了相信以大脑为基础的对精神疾病的解释和污名化精神疾病之间具有相关性，也发现了对神经

　　　　　　　　　　　　　　　　　　　生物性思维

科学的认知和接受精神药物治疗之间具有相关性。[90] 当人们相信一些疾病源自神经化学物质的不平衡和其他大脑功能障碍的时候，自然而然地，人们会倾向于使用直接作用在大脑上的药物来治疗他们的疾病，比如精神分裂症或抑郁症。心理学家萨莉·萨特尔和斯科特·利连菲尔德接受这样的逻辑，但反对这种结果。他们写道，"脑部疾病的模式让我们走上了一条狭窄的临床医学道路"，但是"它过度强调了药物介入的价值"。[91] 医学记者罗伯特·惠特克（Robert Whitaker）的观点则更为激进，他谴责药物治疗使用的增多，及其带来的精神病副作用。他认为，公众对药物治疗的效率有一种错误的认识。他说，病人们很早就被告知"他们的大脑出了问题，他们可能余生都需要接受精神药物治疗，就像'糖尿病患者需要一直注射胰岛素'一样"。[92]

然而，把药物治疗大脑和谈话治疗心灵视作对立面也是一个谬误，这个谬误部分还是大脑的神秘性造成的。就算我们接受大脑对我们思想和行为的首要控制作用，我们也应该很容易明白：有很多内在和外在因素都可以作用在我们的大脑上，都可以帮助备受困扰的病人。反过来，我们也不能忽视另一个事实，那就是心理疗法同样作用在一个人的身体上，而不是作用在一个抽象的灵魂上。富有同情的声音可能和有效的药物一样能轻易给某个人的身体带来好处。"在药物疗法和心理疗法之间，生物方面的疗法和心理社会方面的疗法的分化是一个谜，因为两种疗法的对象都是患病的神经功能。"[93] 阿伦·普罗瑟（Aaron Prosser）、巴托斯·赫尔弗（Bartosz Helfer）和斯蒂芬·勒希特（Stefan Leucht）在《英国精神病学杂志》上发表的一篇评论中这样解释。他们指出，药物疗法和心理疗法之间的区别只是在作用模式上：药物使大脑化学产生相对非特异性的改变，而谈话疗法针对同一个生理现象提供"量身定做"的治疗。这个结论很重要，因为它反对"精神疾病的非药物治疗本身是没有科学依据的"这一概念，并且使病人更容易接受最有用的疗法。

另外一个原因也表明，把药物疗法和心理疗法视作对立面是错误的，那就是：这两种途径都未从精神疾病的社区层面和文化层面考虑这个问题。相反，药物疗法和谈话疗法都有一个很狭窄的关注面，那就是病人自己的思想或大脑，这反映了新旧观点的相似性。但是大脑、身体和环境之间的关系暗示我们：检测和治疗精神疾病都需要达到一个高于病人自身的层次，这一点是很重要的。历史告诉我们，如果没有经历过流行病学的研究和随后在公共健康方面所做的努力，那么像麻痹性痴呆和糙皮病那样的经典疾病将永远不可能被消除。精神分裂症和出生在城市之间的一致相关性，以及双相障碍和低收入、低受教育程度之间的联系，这些现象告诉我们，关于精神疾病产生的背景，还有很多需要我们去发掘。也正是由于这个原因，我们不能仅仅把精神疾病当作病人个人大脑或思想的问题，我们一定要把每一个患病的个体放在其生存的大环境中看，在这个大环境中，社会和环境的作用力以及生物因素对精神疾病有着相同程度的影响。要想减轻精神病人各方面的负担，还要依赖更有效地应对这些背景作用力。

把精神疾病不仅看作个体的问题，还看作他们所处环境的问题，这可能是消除精神疾病污名的最令人信服的方法之一。帕特里克·科里根和艾米·沃森把这些对精神疾病的背景化说明称作（精神疾病的）"心理社会学解释"，这种说法省略了乔治·恩格尔之前所说的"生物心理社会"中的"生物"前缀。"精神疾病是否和其他医学疾病平等，心理社会学解释没有在这上面耗费口舌和精力，"他们解释道，"而是把重点放在了环境应激物和创伤这些致病因素上。"[94]科里根和沃森引用了一些相关研究，并写道："相比生物学的观点，人们发现，对精神疾病的心理社会学解释可以有效地改善精神病人的形象，并消除人们对精神病人的恐惧和戒备。"心理社会学的解释没有责备病人受损的大脑，把病人说得没有人性，谴责病人的道德缺陷，甚至剥夺病人的合法地位，而是把精神疾病描绘成"对生活中的事件合乎情理的反应"。

现代技术可能会提升我们识别和处理精神疾病的社会和环境致病因素的能力。在 2015 年就有对这种潜力的暗示，当时美国国立精神卫生研究所所长托马斯·英塞尔（Thomas Insel）宣布，他正带领政府部门与科技巨头谷歌公司合作，这个消息使他的同事十分震惊。在解释这个计划时，英塞尔描述了他用网络技术提升诊断和治疗技术的梦想。"技术可以覆盖大多数诊断过程，因为你可以使用传感器，并以客观的方法搜集关于病人行为的信息。"[95]英塞尔解释道，并暗示这些测量可能会对以 DSM 为指导的诊断起辅助作用。有了联网传感器，医生可以分辨出一个人的声音或行为中的微小区别，微小的区别也可能指向一个酝酿中的精神问题。"同时，很多精神健康的治疗是心理社会角度的干预，这些也可以通过一部智能手机实现。"英塞尔补充道。他尤其建议使用认知行为疗法，这是一种受行为学家的训练方法启发的心理疗法，可以通过电子设备远程实现，从而减少人们接受治疗的障碍。[96]

人们对以网络为基础的精神病治疗有很强的兴奋情绪，这种兴奋大多围绕着通过监控网络行为来检测精神疾病这一手段。例如，我们可以通过网络及网络活动来识别和诊断一个患抑郁症的人。心理学家阿德里安·沃德（Adrian Ward）和皮尔卡洛·瓦德索洛写道："点对点的文件共享、频繁的邮件往来和线上聊天、快速地在不同网页和其他资源之间切换，这些趋势都预示着可能出现抑郁症状的倾向。"[97]使用这类数据来判断谁需要医疗关注会成为可能，尽管这也存在着显而易见的隐私问题。然而，上升一个层面来看，把网络上可以检测到的病理标志匿名地和社会环境背景（包括社区、经济因素、文化位置等）对应起来，是一个争议较少的想法。在这个框架下，以网络为基础的筛查会充当一种精神健康普查，这是任何现有的调查都不能达到的，它具有多重标准的敏感度。这种研究可以算作精神疾病流行病学的经典研究的一个现代版本，并且将以它惊人的清晰度揭示精神健康怎样成为一种重要的现象，因为它不仅关乎个体受损的大脑，也关乎世界范围内人类占有的更广泛的精神环境。

技术可以作为了解大脑在健康和疾病状态下的输入和输出关系（作为起因的部分和作为结果的部分）的工具。通过阐明这种围绕着我们每个人的因果结构，技术的作用可能会帮我们消除一种过时的观

　　　　　　　　　　　　　　生物性思维

念：我们曾相信我们拥有自主灵魂，而大脑仅仅是灵魂的实体替身而已。技术同时还可以作为有目的地改变大脑和大脑功能的工具——几十年来已经充斥在大量的未来主义憧憬中的种种可能。在下一章，我们将看到大脑的神秘性如何激发和限制这些想象。

第 9 章

神经黑客

　　这个世界上的第一个超人通过大脑强化而得到超能力。我们都知道超人卡尔–艾尔[①]，那个从另外一颗星球来到地球上的具有远超凡人能力的神秘来客。在他之前，一个叫比尔·邓恩的穷困地球人服用了一种人造药物，变成了超人。[1]在大萧条那段最艰难的日子里，在等待分配救济食物的队伍中，邓恩被一位名叫斯莫利的无良科学家选中。在一顿饱餐的承诺的引诱下，这个流浪汉去了科学家的家里，却发现自己喝的水中被掺入了斯莫利新近研制的精神活性药剂。邓恩头晕目眩，神志不清，但很快就恢复过来，并且发现自己掌握了读心术和千里眼的超能力。"我是一块虚拟的海绵，能够吸收每一个秘密。"这个刚刚被创造的超人宣布道，"每一门学问我都了如指掌，最深奥的问题在我惊人的智慧面前也只是小儿科。我就是名副其实的神！"

①　卡尔–艾尔（Kal-El），美国漫画公司 DC 旗下的超级英雄，也是美国漫画史上第一个超级英雄。——编者注

超人邓恩学会了如何利用他新获得的天赋，但他的计划大多是伤害他人的。邓恩在人们的大脑中植入欲望，让人们把他们的钱都捐给他。一个药店的员工二话不说就给了他 10 美元，之后一个富有的企业大亨给了邓恩一张 4 万美元的支票（相当于今天的 70 万美元），做这一切时，他甚至没见过邓恩。再加上他预见未来的能力，这位超人还成了一位非常成功的投资者。然而，当他对自己的力量越来越自信的时候，他也变得越来越有破坏力。邓恩残忍杀害了斯莫利，并尝试通过在虚构的国际联盟中引发外交对决来激发全球性冲突。当赋予他超能力的药剂毫无征兆地开始失效的时候，他正要谋杀一个不幸被派去调查他的记者。邓恩变回了最初那个可怜的流浪汉，并且他预知的最后一件事就是，他自己又回到了领取救济食物的队伍中。

1933 年，比尔·邓恩的神奇故事以杂志中的九页插图的形式出现，标题是《超人的统治》。这个故事由两位高中生——杰罗姆·西格尔和乔·舒斯特创作并发表。两年后，两人重塑了他们最初的超人形象，使其成为我们现在熟知且喜爱的钢铁之躯。1938 年，他们把这个角色概念卖给了漫画公司 DC，之后的发展情况大家都知道了。[2] 在这位来自氪星的超级英雄名扬四海的时候，他平凡世俗的原型也就被人们遗忘了。但是两位年轻人创作的关于一个普通人因为大脑技术而变得不平凡的故事，和我们对之后时代的希望和恐惧深深地交织着，因为在那个时代，修改和操纵人类神经系统的未来技术正被逐步实现。

今天的神经技术创造了种种奇迹，包括让人变得更聪明的药片、

生物性思维

远程操纵或刺激神经系统的设备、能够重塑大脑结构的基因技术。[3]
人们可以轻易地想象出这些工具在一个漫画中的英雄或恶棍的装备库
中出现的场面，而且，西格尔和舒斯特的故事让我们感觉到事情很可
能会开始扭曲，人类实验和无良地把技术化为私用的危害，以及对他
人的伤害只是其中的一部分。在现实世界中，对于如何安全、道德地
应用这些新的神经技术，我们必须小心谨慎地再三考虑。我们也必须
决定我们需要努力实现什么未来技术，并做到什么程度。我们到底是
应该为缔造真正的超人而奋斗，还是应该努力阻止他们的出现呢？

　　在这一章，我们将探讨大脑和对大脑的理想化如何影响我们
对神经技术的认识。我们会看到这些神秘感如何增加人工干预大脑
的诱惑力，但同时促进对直接和间接作用在大脑上的技术的人工区
分。一种观点可能会削弱这些区分，并改变我们对神经技术及其发
展的看法，这种对大脑本身及其与身体其他部分和周围环境的关系
的观点更实际，同样重要的是，它可以帮助我们更加仔细地审视一些
社会问题，比如那些更深层地控制我们思想的神经技术的问题。

————

　　关于神经技术的潜力和风险，或许最好的例子就是"黑进大脑"
（侵入大脑系统）的概念，这是一个近些年来在流行媒体中迅速扩散
的谜团。[4]围绕着这个想法的渴望和忧虑，反映了一个普遍但值得质
疑的概念：有目的地改变一个人的大脑可以是一种改变其生活的恰当

方式。2015 年，《大西洋月刊》的一篇标题为《黑进大脑》（Hacking the Brain）的文章中，记者玛丽亚·康尼科娃把"黑进大脑"和提升人类智力的未来目标明确地联系在一起。[5] 其他作者认为，可以通过电刺激或磁刺激的方法操控大脑，他们强调为这种可以改变人类行为的方法所做的努力。在一系列时兴的 TED[①] 演讲中，很多都提到了某种形式的对大脑和思想的黑客行为，包括安德烈斯·洛扎诺关于黑进大脑如何让人变得更健康的展示，以及魔术师基斯·巴利的演讲（我们应该把这位读心术师"当成一个人类大脑的黑客"）。[6] 这些演讲的口吻热情洋溢——TED 网站这样问道："需要更多证据来证明未来已经到了吗？"[7] 但也有一些人选择了充满担忧的角度。例如，康尼科娃想知道，大脑黑客行为是会导致一种"个人命运完全取决于他可以获取的认知增强技术的反面乌托邦"，还是会"让我们的思想都陷入某个权威人物的控制中"。

————

英文"hacking"（意为砍或黑客行为）是个生动的词，它带有反映这种不明确性的隐含意义。对我来说，和这个词最直接地联系起来的是菜刀、砍刀、镰刀，以及它们被应用的背景，如肉品店、丛林突袭和卢旺达大屠杀。然而，对我在麻省理工学院的学生们来说，这个

————

① TED 是美国的一家私有非营利机构，该机构以它组织的 TED 大会著称，会议的宗旨是"传播一切值得传播的创意"。——编者注

词主要的意思是关于数码方面的。在这所大学，最受欢迎的课程半数都关于电脑编程，hacking 在大多数情况下指的是具有破坏性但通常无害的一种消遣——工程的狂热爱好者突破并改变电脑安全系统、软件或电子硬件。麻省理工学院也因"黑客行为"而出名——学生们为了夺人眼球而在校内外制造技术精湛的恶作剧。[8] 在这种风气下，麻省理工学院的黑客们曾经把一辆警车运到了学校的大圆顶礼堂上，也偷过加州理工学院标志性的大炮并将其装在了自己校园里。hacking 的这些不同意思一开始看上去只是松散地联系着，但它们都与侵略和粗俗的举动有关。例如，尽管黑进 iPhone 的操作系统实际上没有"砍"开任何东西，但它确实是强行进入了手机软件中的一个先前被禁止进入的区域。尽管和砍劈被屠宰的动物尸体比起来，恶作剧者的黑客行为没有那么暴力，但他们的行为通常也是不拘小节、不择手段的。

大多数人可能认为"hacking the brain"这个词组更接近"hacking"的数码意义——这个词组隐含闯入大脑并控制它的意思，往往通过把大脑接到像电极或高端扫描仪那样的人工装置上。因此，对大脑的黑客行为的基本原理得益于我们在第 2 章见过的无所不在的人脑和电脑的类比。"黑进大脑"似乎是很有吸引力的，可能因为它结合了高超的技术和麻省理工学院式恶作剧的紧张刺激，但事实通常是有点儿恐怖的。这是因为对大脑的黑客行为几乎总是包括某种攻击意味，要么是通过手术暴力破坏生物组织，要么是通过功能性磁共振成像那样的不太有破坏力的手段（尽管如此，这些手段还是侵入了大脑的私密空间）。所以，对大脑的黑客行为不一定是件好事。

这种对大脑的操控行为，最常见的发生情境是有关医学的。在一百多年里，医生们一直用人们熟知的切除性神经手术，也就是对大脑结构的切离，来治疗各种神经系统和神经精神系统疾病，还有脑癌。最声名狼藉的切除技术是脑前额叶切除术，它在 20 世纪 30 年代被葡萄牙神经外科医生安东尼奥·埃加斯·莫尼兹引入，用以治疗精神分裂症，该技术现在已不再使用。[9] 额叶切除术涉及切除大脑额叶的白质，断绝这些区域和大脑皮质其他部分的神经联系。在某些情况下，这种技术能够减缓精神病的症状，但病人要冒巨大风险。在额叶切除术的一种变体中，外科医生会把一根细长的金属针用锤子敲到病人的眼窝后面，然后斜着重重敲击这个装置的手柄，以切开深层大脑结构（见图 9.1）——要说哪种操作算得上真正的大脑黑客行为，那一定是这个了。[10] 大约 5% 接受额叶切除术的患者在手术过程中丧命，多于 10% 的患者会出现术后惊厥的症状，并且很多其他幸存者也变得面无表情或患上了紧张症。[11] 直到 20 世纪 60 年代末，仍有数以千计的患者接受了额叶切除术，包括约翰·F. 肯尼迪的妹妹罗斯玛丽·肯尼迪和阿根廷第一夫人艾薇塔·贝隆这样的名人。[12]

尽管在半个世纪前，额叶切除术就已经失宠，逐渐淡出人们的视线，但是和它紧密相关的外科手术的大脑黑客行为现在依旧被广泛应用。最突出的是，每年都有数百个癫痫病人疾病发作却不能被药物控制，而接受大脑切除性手术。在那些情况中，癫痫发作和大

　　　　　　　　　　　　　　　　　　　　　生物性思维

脑某一部分集中的病理活动联系起来，医生们可以试图通过破坏这个焦点或是切掉周围的部分来减缓疾病发作的频率和强度。尽管只有不到 10% 的患者经历了现代癫痫手术的严重并发症，但过去这项手术遭遇过巨大挫折。最著名的案例就是亨利·莫莱森一案。1953 年，他大脑的左右海马体区域在癫痫手术中被切除，这使他永久地失去了短时记忆。[13] 莫莱森的经历不但使科学家对海马体在记忆形成中的作用有了新的了解，而且强调了这种具有侵略性的技术固有的危险。

现代医学准许的大脑黑客行为，为神经外科医生补充了更加细致的方法。脑深层电刺激已经成为世界上最广泛应用的技术之一，它被用来治疗帕金森病和强迫症这类和行动有关的疾病，并且它现在已经被应用于超过 10 万名病人的治疗。[14] 脑深层电刺激通过钻入颅骨的小孔，在大脑中植入一些电极。每个电极都通过皮下导线和一个植入的饼干大小的控制单元相连，每隔一段时间，控制单元会通过导线发送微小的电流脉冲，向电极周围的神经元传递一小波能量。就像切除性手术一样，脑深层电刺激疗法被认为主要通过使干预的组织周边区域失活来发挥作用，但这个过程是可逆的，同时可以在必要的时候得到调整。更具试验性的大脑黑客技术可以用电极刺激病人的大脑，并记录病人大脑中的信号，获取的信息可以被用来实时控制大脑中的脑深层电刺激治疗。[15] 大脑信息记录也可以通过脑机接口（BMI）帮助瘫痪病人与义肢或其他外接设备进行交互。[16] 在一个对这项技术的完美展示中，神经科学家约翰·多诺霍、利·霍克贝格（Leigh Hochberg）和他们的同事在一位叫凯西·哈钦森的女病人的大脑皮质中植入了一组 96 个微电极。[17] 运用脑机接口，哈钦森能用思想控制机械手臂，自 15 年前经受了一次灾难性的中风以后，这是她第一次自己喝水（见图 9.1）。

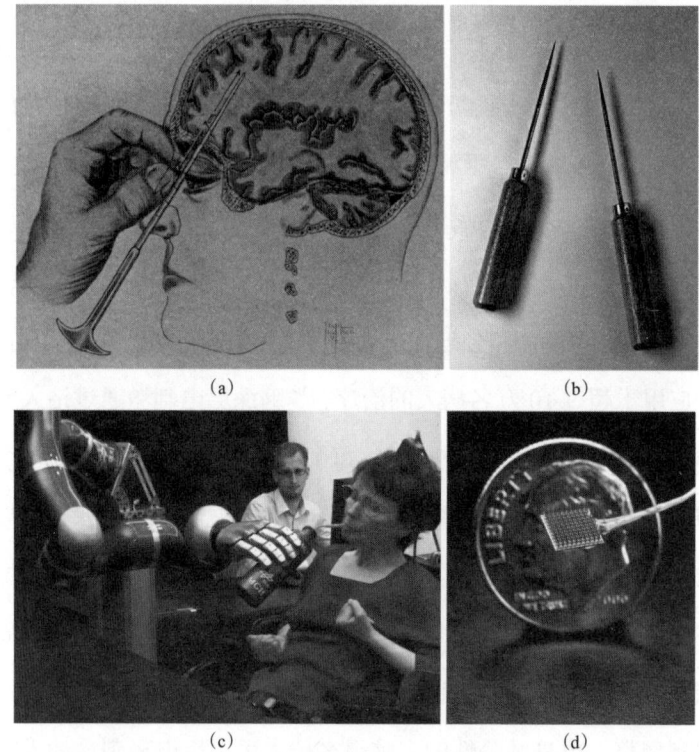

(a) (b) (c) (d)

图 9.1 利用旧技术和新技术对大脑进行黑客行为：图 a 为外科医生沃尔特·弗里曼（Walter Freeman）发明的经眼眶额叶切除术的过程示意图（W. Freeman, "Transorbitalleucotomy: The deep frontal cut," *Proceedings of the Royal Society of Medicine* 41, 1 Suppl [1949]: 8–12, copyright ©1949 by The Royal Society of Medicine; Reprinted by permission of SAGE Publications, Ltd.）；图 b 为弗里曼式额叶切除术用具（伦敦惠康图书馆）；图 c 为凯西·哈钦森用她的脑机接口操控她的义肢；图 d 为植入哈钦森大脑的"大脑之门"电极组的特写镜头（图 c 和图 d 来自 braingate.org）

像哈钦森的脑机接口这样的突破点燃了想象，并为大脑黑客行为增加了很大的吸引力。用神经活动控制机械设备听起来几乎是超级英雄的行为，就像神奇女侠用大脑就能驾驶隐形飞机一样。[18] 人们不禁会想，这些惊人的能力会不会也在自己身边。在治疗领域之外的研究也为这种热情增温。在一个案例中，华盛顿大学的研究者使用头皮电极记录（EEG）来控制一台叫经颅磁刺激仪（TMS）的设备，这台设备利用空间靶向磁效应来使颅骨之下的大脑部分失活。[19] 把 EEG 和 TMS 硬件分别固定在两个不同的实验对象身上，再把他们彼此隔离在不同的房间中，可以使佩戴着 EEG 的人远程搅乱另外一个参与者的大脑活动，这示范了一种极为粗鲁的脑对脑交流的形式，这种方式在《星际迷航》中被虚构种族塔罗斯人 ① 使用。[20] 在另外一个被大肆报道的案例中，加州大学伯克利分校的神经科学家用计算算法在一个实验对象看视频时对其进行了功能性磁共振成像扫描，重建了视频中的图像。[21] 基于 fMRI 的图像重建结果看起来像一个被模糊处理的原视频，从而启发了关于这样的方法是否可以被应用在读心术上的猜想。"像电脑一样，人类的大脑可能也会被黑客攻击。"[22] 一篇报道这个成果的新闻文章这样宣布道。

有一群自诩为技术先知的人，他们预见了如今的大脑黑客行为会发展出还未被实现的更出色的创新。"20 年后，我们将会有纳米机器人，它们会通过毛细血管进入我们的大脑，把我们的新皮质和一个

---

① 塔罗斯人是《星际迷航》中出现的高度发达的外星文明种族，拥有高度进化的精神力量。——译者注

云端的合成新皮质连接在一起，后者可被看作我们新皮质的延展部分。"[23]工程师雷蒙德·库兹韦尔这样预测道。库兹韦尔相信人类和人工智能终将合并，通过一种叫奇点的合成方式，剧烈地改变人类状态。[24]采取类似的理念，物理学家和科学普及者加来道雄写道："将来有一天，科学家们可能会建立一个思想网络，或者说大脑网络，在那里，思想和情绪将以电子的形式被传送到世界各地。"[25]"甚至梦境都将会被录像，并且通过大脑在思想网络中传送。"加来道雄补充道，而这可能启发了伯克利的画面重建研究。尽管对于这样的猜测，很多人持怀疑态度，但是库兹韦尔和加来道雄的推测依旧获得了大量关注。

大脑黑客行为的未来潜力也影响着美国军方。无论是好是坏，国防部对此的兴趣远远超过了对让受伤的士兵康复的人道主义目标的兴趣。美国国防部高级研究计划局（给一些最前沿的军事项目拨款）在某种程度上致力于充分利用神经科学，在战场上"优化士兵的天赋和表现"。[26]另外一个重点在于"了解和提升生物世界和物质世界的连接，以实现无缝混合系统"。为了消除任何关于这种系统的用途的疑虑，DARPA的一组工程师给一位叫简·舒尔曼的病人装上了和凯西·哈钦森的差不多的脑机接口，在确认舒尔曼操纵一个机械手臂的能力后，工程师们让她用大脑控制一架模拟的F-35——国防部最先进的战斗机。在2015年的"战争的未来"会议上，DARPA局长阿拉提·普拉巴卡尔展示了关于这个现实生活中的"神奇女侠"的研究结果。"现在我们可以预见一个能把大脑从身体的限制中解放出来的未来世界。"[27] 普拉巴卡尔自豪地对与会听众宣布道。

大脑黑客行为可以把大脑从身体的禁锢中解放出来,这个想法反映了大多数对神经科技的幻想。但这个想法也是从大脑的神秘性中滋生的,并伴有我在全书讨论的问题中的三个谬误。第一个谬误是,大脑和躯体是可分离的。这个概念阐明了大脑在很大程度上已变成了二元论理念中脱离肉体的灵魂的替身。在第 5 章,我们看到,这个谬误不仅是哲学上的,同时也是生物学上的,因为人类行为的很多特征都在很大程度上取决于大脑与身体之间的交互活动,而大脑与躯体分离的概念与这个事实互相矛盾。第二个谬误是,大脑比躯体更强,而且受到的限制更少。第 2 章批评了一些论述,在它们的描述中,大脑和躯体通过不同的原理工作,大脑的操作模式更抽象且更无机。事实上,大脑和躯体的生物基础有着性质相似的弱点,例如它们有限的忍耐力和容量,还有它们在感染、损伤和腐烂方面的易受损性。第三个谬误是,大脑黑客行为是一种挣脱人体任何限制的好方法。在实践中,目前没有设备有望实现这一点。尽管近期一些人类神经科技的重大成就是令人惊叹的,但它们在某种程度上全都受限于黑客行为实质上的和隐含的暴力。甚至据说使用经颅磁刺激仪的非侵略性大脑操控,也给人像是有一只啄木鸟在你的脑袋里不停地啄的感觉,并且在这基础上的那种粗糙的心灵感应,就像一场优秀老式演说的劣质替代品。[28] 与此同时,更有意义的神经介入需要高风险的大脑外科手术,不在危急关头,没有人愿意经历这种手术。对于那些有严重残疾的病人，这些技术的好处仅仅是能够恢复健康，而且最多也只能部分地康复。一位病人得到控制义肢的能力或受益于脑深层电刺激，听起来像一个成功故事，但这和毁灭性的机能障碍只有一墙之隔，而且，任何健康的青年都能用操纵杆比美国国防部高级研究计划局的"神奇女侠"更好地驾驶一架模拟的 F-35 战斗机。不断提高技术使脑损伤和脑部疾病患者康复，这当然是值得的，但是用这些设备以黑客方式给健康的大脑增加或减少其他的能力是遥不可及的、倒胃口的，并且有可能是危险的。尽管如此，正如我们将会看到的，在那些思考人类以一个物种进化的人的幻想中，被大脑的神秘性推动着的神经技术仍保留着一个特殊的席位。

————

2016 年的美国总统大选有个特点——有一份著名的奇怪的候选人名单，但是没有人比佐尔坦·伊斯特凡（Zoltan Istvan）更不同寻常。[29] 作为第一个和所谓的超人类主义运动有关的政党的建立者和候选人，伊斯特凡追求的是代表"一个包括未来主义者、延寿主义者、生物黑客、技术专家、奇点族、人体冷冻主义者、技术乐观主义者和很多其他具有科学头脑的人的日益壮大的群体"，他们支持战胜死亡和接受激进的技术改变的议题。[30] "谁不想通过科学和技术让自己的生命变得更好呢？" [31] 伊斯特凡反问道。该超人类主义政党没有成功进入任何一个州的投票表决环节，但是尽管如此，伊斯特凡异想天开

　　　　　　　　　　　生物性思维

的提议还是收获了主流媒体的新闻报道、罗伯特·F. 肯尼迪三世的认可，以及两万多名推特粉丝。[32]

伊斯特凡曾经是一个记者，他方正的下颚和健壮的体格掩盖了他对一些坚定的极客[①]事业的忠诚。在 2013 年的一篇小说《超人类主义的赌博》（*The Transhumanist Wager*）中，这位心怀抱负的政治家发表了他的第一份媒体声明。在该小说中，一位名叫杰斯罗·奈茨的哲学家国王领导世界进入一个和平、崇拜技术且人类极其长寿的时代。[33]和他在现实生活中的哲学家前辈伊曼努尔·康德一样，奈茨有一条绝对命令，一条指导着他和他的超人类主义同伴"捍卫他们高于其他一切的自身"的黄金法则。他们笃定地认为来生不存在，因此决定要竭尽所能以达到永生。伊斯特凡小说中的主人公相信，"把大脑的神经元和电脑的线路连接在一起，以下载人类的意识，是探索永生的道路上最明智且最重要的方向"。在他建设的田园社会中，每个行走的人的大脑里都装着一块计算机芯片，他们由此可以在转瞬之间和其他任何设备进行交流。"为了保持年轻、健康、有竞争力，"伊斯特凡写道，"人们花钱在功能上提升他们的身体和大脑的效率，而不会在衣橱、汽车和其他物质财富上花太多钱。"手机和电脑被整合进了大脑的神经网络，这让每个人都"永远保持连接、学习、进化的状态"。

像伊斯特凡写的那些神经技术已经深深地交织在超人类主义的思想中，这些技术展示了对大脑的理想化如何塑造出对未来的深远想

---

① 极客，指对计算机等技术有狂热兴趣的人。——译者注

象。在这些构想中，强化个体认知能力似乎是终极目标。在 30 多年前，超人类主义者的鼻祖罗伯特·安东·威尔逊就预见，将来的"智力强化"会把意识和敏感性发展到信号和信息的层面。[34] 威尔逊论述道："智力强化是可实现的，因为神经科学的现代进步正向我们展示如何改变先前限制我们的印记反射、条件反射和学习反射。"把神经科学的知识转化成未来被改造的大脑植入设备和接口，费雷登·M. 伊斯凡迪亚里在 20 世纪 80 年代做出了这样的预言，他是一名伊朗奥运篮球运动员，也是世界上的第一个公开宣布自己是超人类主义者的人，他还把自己的名字改成了 FM-2030。[35]

在 FM-2030 这样的人的想象中，用于建立大脑接口的未来工具不仅包括电影《黑客帝国》里的高效的脑机接口和《星际迷航》中的博格人，也包括纳米机器人，也就是我们之前提到的纳米级别的机器人。[36] 纳米机器人小到可以在身体中游走，并且可以和单个大脑细胞进行交流。[37] 尽管一些纳米技术专家质疑这种级别的可识别机器人的物理可行性，但是雷蒙德·库兹韦尔和其他人似乎对这种微小工具的能力坚信不疑。[38] 甚至尼古拉斯·尼葛洛庞帝——麻省理工学院的一位计算机科学家、该校著名的媒体实验室的前任主任，也宣传过神经纳米机器人的潜力。[39] 他解释道："理论上，你可以把莎士比亚装进你的血液中，当小机器人们到达了你大脑的各个部分时，它们会把莎士比亚以很多小部分的形式存进你的大脑。如果你想学习法语，它们也可以把法语以小部分的形式放进去。"当然，对思维的这种直接接管，结果可能会对你一点儿好处也没有。一档叫 *H+* 的数码视频系列节目戏剧化地展现了注入大脑的纳米级别接口的瘟疫——一种计算机病毒占领了植入设备，并夺走了所有使用者的生命。[40]

对很多超人类主义者来说，就像对小说中的虚构人物杰斯罗·奈茨一样，通往永生的道路也经过大脑。在很多人的想象中，实现永生的前提是把一个人大脑中的所有内容上传，然后下载到一具新的身体上或者一个虚拟环境中，大脑在这里像灵魂一样发挥功能，自给自足且与躯体分开。"这种上传将代表进入后人类时代，"超人类主义思想领袖娜塔莎·维塔－莫尔解释道，"这是对大脑和你的认知特征的复制和转移，将它们传送到一个非生物系统上，比如一个电脑系统……所以你将会存在于一个完全不同的计算机化物质的宇宙中，而那将是一个非常美丽的模拟环境。"[41] 为了将大脑上传，似乎很多人寄希望于对大脑组织进行全解剖分析（也称神经连接组学），尽管当今的技术完全不能达到扫描整个大脑需要的输入输出量，更别提模拟大脑代表的生物学原理了。[42] 在等待技术追上他们追求的愿景的时候，为了打发时间，一些超人类主义者也因此转而寄希望于人体冷冻法，作为在他们的躯体死亡之后保留他们大脑的方式。在第 5 章，我们讲到过阿尔科生命延续基金会，它收取 8 万美元，提供冷冻客户大脑并且永久保存的服务。[43] 维塔－莫尔的丈夫麦克斯·莫尔经营着阿尔科基金会，他是一个计划在死后冷冻自己大脑的超人类主义哲学家。[44] FM-2030 是阿尔科早期的客户，他在 65 岁时因胰腺癌去世，从而在实现永生梦想的道路上失败了。[45] 他被冷冻的大脑现在在亚利桑那州斯科茨代尔的阿尔科总部，泡在液氮罐中超过 15 年了。[46]

对通过大脑科技提升认知能力和实现永生的探求，代表着大脑的神秘性和对我们自身生物本质的极端否认。作为一扇通往人类存在的更高等级的大门，大脑取得了一个宗教实体的地位。通过神经科技改善和延长生命，不仅意味着把每一个人和他的大脑画等号，也意味着通过控制一个人的大脑就能控制一个人的存在的唯我论观点。在很大程度上，这项任务忽视了人类精神生活对社会和环境的相互依赖，并且它关注的个人存在问题基本只有富人在乎，它轻视了人类社会的问题。"甚至在提及超人类主义带来的社会利益时，我们会发现，这些利益也只不过是累积的个人主义的介入。"[47] 伦理学家劳拉·卡布雷拉（Laura Cabrera）写道。确实，在超人类主义文化中，很难找到平等、同情、利他这些集体价值观的容身之地，人们只是努力捍卫他们自己的存在——特别是他们大脑的存在——他们把这看得比什么都重要。

这项议程其实比看上去更接近主流文化。尽管超人类主义者可能以边缘人群的形式出现，但是这个群体和各种专业团体都保持着充足的联系。近期的超人类主义者研讨会聚集了一批一流的神经科学家，以及一些表面上朝着超人类主义的目的工作的生物学家。正如我们看到的，像美国国防部高级研究计划局那样的国防组织已经被这些关于脑技术的超人类主义想法深深地影响了。在大企业的竞争中也有相似的证据，比如大多数硅谷公司增加对抗衰老研究的投资，超人类主义的目标正在得到帮助。[48] 甚至在这些权力中心之外的地方，相当一部分普通人也会被超人类主义者将活得更长和变得更聪明的承诺吸引。

毕竟，一些超人类主义的目的与现代医学和教育的目标也没什么差别。但是，与更传统的替代方案相比，超人类主义运动提出的实现人类能力增强的方法如何呢？

我们有很多理由去反对超人类主义者的兴趣，即反对超人类主义通过有目的地改变身体结构以提高人类的生存质量，而不是遵循自然选择，让人类按常规发展。更普遍的反对呼声来自非预期后果的法则，它警告我们，用粗鲁的方式对久经进化磨炼的生理过程做修改，很可能会出岔子。对于那些使用过大脑植入、基因改造或长寿药这样的技术的个人或集体，这种方式都有可能产生副作用。不管用什么手段实现永生，一个没有人会死亡的世界会有很多严重的问题。除非生育被严格控制，否则权力和资源最终会被数万亿超人类分享，为了争夺生存空间，矛盾随时都会爆发。失去世代的交替，对人类文化和创新也会是一个巨大的打击。科学史学家托马斯·库恩有一个著名的观察结果，那就是只有当顽固的"旧信徒"全部死去的时候，新的科学理论才会逐渐流行起来。[49] 和在科学领域中一样，社会各界都需要新鲜的想法、新鲜的志向和新鲜的面孔。我们真的愿意赌上我们创新突破的潜质，使社会凝结成一个固定的状态吗？

尽管超人类主义者让每个人变得更聪敏的目标好像没什么争议，但是这也有不好的一面，至少从进化的角度来看是这样的。在今天的人类中，有大量的证据表明，受教育程度和子女数量有相反关系。[50]有没有这样一种可能——认知能力增强的超人类因为太聪明而没有时间繁殖了呢？环视这颗星球，我们很快就能发现，最丰富并且可以说最成功的生物并不一定是那些最聪明的。举个例子，甲虫在地球上的生存时间大约比 25% 的已知物种都长 100 倍，它们在全球的数量可能远超 10 万亿。[51] 伟大的生物学家 J. B. S. 霍尔丹曾经说，上帝似乎"对甲虫有着过分的喜爱"。[52]

但超人类主义这种对大脑科技的过分喜爱，给它对人类的奇怪观点赋予了特殊的意义，并且揭示了对大脑的理想化的偏见。当你我在想象着一个发明给予我们能力提升的时候，超人类主义者想要的是实际进入我们身体的技术，尤其是进入我们的大脑。仿佛我们用的这些小装置如果是直接安装在大脑上的，莫名其妙就会在本质上变得更强、更好。我们可以直接把网上的信息装进我们的大脑，而不用阅读；我们可以只用脑子想想就能驾驶我们的汽车，而不用动手；我们可以与他人交流，而不用振动我们的声带或者用肺呼气吸气……在每一种情况中，例如神经纳米机器人或大脑芯片那样的电子技术都可以消除我们对碍事的生物组件的需要。在超人类主义对神经科技的想象中，大脑已经被带进了一个电子宇宙，而身体的其他部分却远远地落在后面。

但是，为什么对我们的认知和控制能力有利的技术要直接插进我们的大脑呢？这种方法似乎受到了一种要找到一个人的本质的欲望的驱使，这种欲望跟随着神经本质主义"我们的大脑就是我们"的咒语。[53] 然而，站在实践的角度，这似乎太有约束性了。"大多数你能想到的从大脑植入物中实现的好处，也可以通过在体外安装同样的设备，然后使用你的自然接口来实现，比如你那双每秒可以向你的大脑

　　　　　　　　　　　　生物性思维

直接投射一亿比特信息的眼睛。"[54] 来自牛津大学人类未来研究所的哲学家尼克·博斯特罗姆这样说道。举个例子，假如你想要给某人一只甲虫的大脑印象，你可以选择给他们看一张图片，也可以选择直接刺激大脑中的细胞来呈现同一张图片。根据定义，两种途径都能观察到甲虫的大脑活动模式，但毫无疑问，直接展示图片远比另外一种方法简单。相反，把看到甲虫的感受直接"写入"大脑，这需要更具攻击性的操作，也需要远超过我们现有程度的对大脑功能的认知。就算我们对大脑有足够的认识，尝试绕过大脑周围的生物输入和输出通道也还需要提升为人类很好地服务了几百万年的机制。

在现实生活中，一些相似的例子也支持了这个想法，即技术可以在不直接与我们的大脑接触的情况下增强人类的精神表现。4 000 多年前，美索不达米亚平原南部的苏美尔人发明了算盘，这是世界上最早的计算工具。[55] 有了这样的设备，使用者可以很快地掌控更大数字的计算，这远超单独依靠短期记忆和内在的思维过程能做到的极限。可能最伟大的人类认知辅助工具就是一些社会发明的文字系统，例如古代的近东地区、中国的商朝、前哥伦布时期的中美地区。[56] 从某种意义来讲，文字信息之所以强大，就是因为一旦思维内容被记录下来，大脑就失去了用武之地，这使书写的快信比记在信使脑子里的公文更靠谱。哲学家安迪·克拉克主张，算盘和文字记录这样的外界人工制品，和涉及神经植入物的、纯粹在大脑内进行的过程或功能一样，形成了使用者的"延伸心智"的一部分。[57] 心智和自我"最好被看作一个延伸系统，一个生物组织和外界资源的联结"，而这种联结并不需要位于人体内，这是克拉克和大卫·查尔莫斯在 1998 年写的一篇颇具影响力的论文中的内容。[58]

把外界的认知资源带到太靠近我们大脑的位置是有代价的，就算这样做的技术问题已经被克服。例如，就个人来说，我可以说我的智能手机已经成为对我的认知和交流而言不可或缺的另一个大脑，但我不想让这个大脑的硬件装在我的大脑里——这样做已经足够有侵略性了。[59] 同样，我用来做科学研究的电脑是极好的进行数字运算的机器，它们帮助我和我的同事解决了实验室中的问题，但是如果把它们镶嵌在我们的头颅中，它们不会有更多的好处。如果我们直接把这样的电脑接入我们的大脑，我们可能会不断地被它们分神，而我们的大脑在另一边的计算也会被不必要的神经输入打扰而结束。我和很多波士顿人都梦想拥有一个与这些形式不同的认知辅助工具，那就是一个可以让人们变成更好的汽车驾驶员的东西，但是最好的解决方法可能还是在我们的大脑之外。[60] 在这个问题里，整个行业似乎都相信一个几乎完全与人类认知能力背离的策略：让汽车自己驾驶自己。[61]

治疗领域的实践也证明，在大脑周边发挥作用的神经科技可能比应用在大脑里面的神经科技更好。1968 年，英国皇家空军出身的生理学家贾尔斯·斯基·布林德利（Giles Skey Brindley）在一个失明病人的视皮质中植入了包含 80 个大脑刺激电极的电极组。[62] 通过电极传递的微电流使病人经历一种叫作压眼闪光的视觉感受——就像有时你在揉眼睛之后看到的斑点一样。压眼闪光出现的位置取决于哪个位置对应的电极被刺激了，这表明，通过刺激不同的电极组合，可以使病人恢复一种基本形式的空间视敏度。布林德利和他的合作者得意扬扬地记录了这次成功，认为有一天这种方法可以让盲人"阅读打印或手写的文字，速度可能和习惯阅读的正常人一样"。之后的几年里，布林德利没有因为恢复盲人的视力而出名，却因为发现了化学上诱导（阴茎）勃起的方法而出名。据说在一场重大会议上，他甚至在参会者面前脱下了裤子，亲身测试他的发现。[63] 与此同时，布林德利用大脑植入物来实现视觉传导的方式被基本排除了，取而代之的是使用在离大脑远得多的地方——眼睛本身植入的相似的电极组。[64] 视网膜假体通常更有效，不仅仅是因为它们相对更方便植入，也是因为它们更好地利用了让视觉信息传导到大脑的自然过程。人工耳蜗也有相似的优势，相比大脑听皮质的植入物，植入人工耳蜗是治疗失聪的主流疗法。

周边神经技术可能也会为提升人类运动能力提供一个颇有希望的方法。研究者们已经发现了不依靠大脑来恢复运动和控制的方法，这个方法可以用于失去四肢的病人。通过一种叫作定向神经肌肉移植的技术，外科医生可以把病人失去的肢体周边的神经重新连接到可以控制义肢的新的肌肉群上。[65] 2015 年，一个名叫莱斯·鲍的 59 岁男病人在美国巴尔的摩市的约翰斯·霍普金斯大学得到机会接受了这个手术。[66] 在青年时代，鲍经历了一场电气事故，这场事故让他失去了双臂。在神经重新对应之后，鲍装上了两条机械手臂，接在他肩部的残肢上，机械手臂依靠他经过神经移植的胸部和肩部肌肉的指挥来移动。在十天的训练之后，鲍就学会了如何控制他的新手臂，能够完成像堆积木和用杯子喝水这样的动作。与凯西·哈钦森和简·舒尔曼那些被"上了锁"的、失去了所有和身体其他部分交流的能力的病人不同，鲍不需要通过一个和大脑之间的直接连接来控制他的假肢。然而，他的大脑在控制他的人工手臂上也没少起作用。鲍的大脑的动力输出激发了经过神经移植的肌肉，这些肌肉直接操控着手臂，但是这个过程在一个更广泛的生物环境下利用了大脑本身，而不是避开大脑。

除了恢复健康和提升健康个体的能力，给实验对象装配一副动力外骨骼也是一个办法。[67] 这副外骨骼通过一个支架和激励器的系统，给穿戴者额外的力量和硬度，使穿戴者能完成繁重的体力任务。在漫威的《钢铁侠》漫画中，虚构人物托尼·史塔克用大脑中的脉冲控制着一个强大的外壳，而现实中的实验性外骨骼从穿戴者的身体获得输入。[68] 例如，日本公司 Cyberdyne（生化人）的 HAL-5 机械外骨骼被皮肤表面的一套电极控制，这些电极能够读取穿戴者肌肉系统的脉冲，并把这些信号解读成运动指令，以此操纵"超能力套装"。[69] 这个套装看上去有点儿像电影《星球大战》中帝国风暴兵的盔甲，能让一般人轻而易举地举起 150 磅的物品。

今天我们能制造的最接近超人的东西可能是可穿戴的生化人公司的外骨骼，这项产品可让使用者享受轻便可穿戴电子设备带来的超凡的交互体验和计算能力。如果他能透视墙壁，那是因为他能驾驶一架远程操控的、带摄像机的无人机；如果他能在黑暗中感知物体，那是因为他戴了红外线眼镜；如果他有一辆超级汽车或一架超级飞机，那么其超级之处可能在于驾驶工具本身的自动控制系统，而非源自驾驶工具与其所有者大脑的连接。现代超人会是实体化的大脑的证据，他的神经系统会把一系列扩充的输入转换成被周边辅助工具增强的行动，而这些辅助工具非侵入性地接入他遍布全身的自然生理元素。这个超人反驳了超人类主义者的幻想，在这种幻想中，那个被侵入的大脑本身才是超越人类极限的秘诀。尝试通过侵略性的神经技术提升大脑，这只在一个想象的世界中成立。在那里，大脑和它的周围环境被分化，它是独立的、自给自足的，而且是像灵魂一样的存在。如果一个人接受了大脑是一个生物器官，并且与身体和环境共同发挥作用这一事实，那么提高人类能力的神经技术就不必再被限制在大脑之内。

———

认知强化看起来是很遥远的未来概念，但这并没有阻止人们开始担心它的应用。在一篇 2004 年的论文中，政治科学家弗朗西斯·福山把超人类主义者的设想划为"这个世界上最危险的想法"之一，因为超人类主义风格的智力提升对人类平等存在巨大的隐患。[70] "如果我们开始把自己变成更高级的东西，那么这些被强化的生物会想要什么权利？相比那些落在后面的人，他们又会具有什么特权？"福山问道，"如果一些人向前迈步了，有人可以选择不效仿吗？考虑到世界上最穷的国家的人民——他们无法触及生物技术的奇迹——这对平等的威胁就变得越发来势汹汹。"

像福山这样的担忧和我们社会之间的关系可能比我们意识到的还要紧密。尽管超人类主义者幻想中的大脑植入物和纳米机器人可能永远不会真正实现，但是另外一种智力强化已经成为现实了。所谓的益智药物——"益智"这个词来源于希腊语中意为"强烈影响思想"的一个词组——是可以买到的被认为能增强注意力、记忆能力，以及认知能力的其他方面的化学品。从本质来讲，益智药物和使比尔·邓恩变成超人的魔药是类似的，虽然现实情况没有那么魔幻。最普遍的例子就是相对温和的天然刺激物，如尼古丁和咖啡因，这些是我们在第 5 章简要介绍过的低级的"认知强化物"。益智药物也包括膳食补充品，比如 Omega-3 脂肪酸，它被认为是促进积极情绪的物质；还有拉西坦类益智药，它可以调节大脑内关键神经递质的活动。[71] 最强有力的益智药物是有良好表征的处方类刺激剂，比如苯丙胺和哌醋甲酯，在市场上分别以阿得拉和利他林的名字作为治疗注意缺陷多动障碍的药物出售；还有强大的睡眠抑制剂，比如在医学和军事领域用来提高警惕性的莫达非尼。[72]

在美国，尽管药效强劲的处方类益智药物只有在被允许的医学治疗用途下才是合法的，但它们依旧广泛地被追求学业优势的学生滥用。[73] 对学生们来说，一个常见的获取途径就是从有合法处方的朋友那里得到，之后他们再把这些药用于非医学用途，也就是作为疯狂学习的辅助物。2005 年对美国超过 100 所四年制大学的调查显示，平均有 7% 的学生非法使用过处方类刺激剂，而这个比例在某些大学高达 25%。[74] 有几项研究质疑处方级别的益智药物能否真正提升学术表现，但既然这些药物在校园中盛行，那就表明学生们相当信任它们的效果。[75] 违法使用处方类益智药物的学生一定认为，这些药物带来的潜在回报，比他们在被抓之后可能面临的刑事处罚更重要。

非处方类益智药物现在是完全合法的，但在它们的领域，它们的生产和销售仍然是一件严肃之事。像 Nootrobox 和 truBrain 这样的硅谷创业公司已经得到了数百万美元的投资资本，来销售用所谓的益智药物成分配制的产品。[76] 它们这样的商品似乎在想获得处方类认知强化药物的好处，却又不想招惹管制麻烦的生物黑客群体中风行一时。例如，Nootrobox 公司销售"成堆"的非处方类合成益智药物，包括可咀嚼的咖啡糖，以及含有印度积雪草、西方红景天的成分和多种维生素及神经递质类似物的胶囊。[77] 根据美国食品药品监督管理局（FDA）的规定，这些药物的每一种成分"大体上都被认为是安全的"，但它们展现的效果也通常是极小的。这些公司现在正致力于通过临床测试证明产品的效果。[78]

不管你是一个正绞尽脑汁思考如何才能弄到帮助学习的处方药的学生，还是一个正在思考是否每月要花 100 美元换取一点儿额外优势的野心勃勃的企业家，你都可能已经开始感觉到福山所说的话是有道理的。如果你在和使用益智药物的同僚竞争，你能坚持在这种残酷的工作环境中不随波逐流吗？这是益智药物商家有意使用的一种引起焦虑的话术。"如果你不服用 Alpha BRAIN 这种药，你就已经处在竞争的劣势地位了。"[79] 一个叫 Onnit 的公司在其网站上这样警告道，目的是推销它的脑力增强草本补充剂。很多竞争商家自己也同意这种观点。商人和独立作家蒂姆·费里斯这样解释："这就像一个几乎愿意做任何事的奥林匹克运动员，就算获得一枚金牌会缩短你五年的寿命，你也会考虑选择服用某种药片或药水来实现目标。"[80] 就是这样的想法导致很多人有反乌托邦的倾向。"所有这些都会带领我们发展到另一种社会中，但我不确定我是否想生活在那种社会中。"《纽约客》杂志的特约撰稿人玛格丽特·塔尔伯特（Margaret Talbot）惋惜地说道，"在那样的社会里，我们工作得比现在还要辛苦，我们被技术更严重地驱使；在那样的社会里，我们不得不服用药物来跟上节奏；在那样的社会里，我们每天在给孩子们吃维生素的同时，也给他们吃用于促进学习的类固醇。"[81]

对神经科技的恐惧，和对神经科技带来的好处的热衷，是完全对立的两个方面，但是这两种态度都源于大脑对躯体和环境的重要性的过度强调。它们理解有误的地方，可能在我们文化中其他夸张的关注点上也有所表现。例如，你可能听说过"一个人眼中的恐怖分子在另一个人眼中是自由战士"或者"仁者见仁，智者见智"这样的俗语。它强调的是人们倾向于用恐怖分子这样的名字去诋毁他们的敌人，其中有很强的主观性；不管一个恐怖分子信仰的事业有多罪恶，都会有人对他们持积极观点。与此同时，尽管恐怖主义在民意调查中总是选民首要的考虑对象之一，但《纽约时报》专栏作家

　　　　　　　　　　　　　生物性思维

尼古拉斯·克里斯托弗指出，近些年，在浴缸里溺死的美国人比死于恐怖袭击的美国人多得多。[82] 不管一个人对某个恐怖组织怎么看，恐怖主义作为一种现象，似乎比它对社会价值的冲击得到了更多的关注。

大脑技术和它的倡导者、批评者也遵循着相似的模式。我们提到了超人类主义者和其他一些人，即使更外围的技术可以避免直接介入大脑所产生的危险和复杂性，而达到更好的结果，他们也仍对实际和大脑接触的技术怀有不同寻常的狂热。相似地，预言像益智药物这样的神经技术带来的反社会效果，可能反映了一个对认知强化策略的画蛇添足的人为区分，它把这些策略分成了作用在大脑里的技术和作用在大脑周边的手段。如果一个人像福山一样困扰于神经科技增加了人类的不平等，并且促成了一个过度竞争的社会，那么他同样也应该担心那些作用在大脑周围、但会导致相同后果的技术。意识到作用于大脑的技术有不同寻常的威胁，和对大脑技术异常乐观，这两者都是不够理性的。神经科技可能既不是一个恐怖分子，也不是一个自由战士，它只是生活中万千复杂而又依赖于背景的因素之一。

事实上，思考过使用益智药物会带来的影响的伦理学家们，通常很快就指出"聪明药"的一些相关现象的连续集合。在2008年《自然》杂志对认知能力强化药物的责任使用的评论中，斯坦福大学的一组以神经科学与社会项目负责人亨利·格里利为首的专家指出，益智药物的使用与教育、营养、锻炼和睡眠的提升存在直接联系，他们认为这些都会对大脑功能产生影响。他们主张，"认知强化药物似乎和其他我们更熟悉的增强功能的事物是同等的"，并且"对此恰当的社会反应包括让这种增强成为可能，并同时控制它带来的风险"。[83] 另外一个对认知强化相关伦理问题的分析出自英国医学协会，它给出了相似的比较。在人工认知强化的背景下，英国医学协会的专家小组同样强调，"我们需要想到直接或间接影响健康、社会福利和社会成功的广泛的社会因素"[84]。"仅仅考虑一个因素，比如个人的认知能力，"他们认为，"忽略了很多不同的社会决定因素，它们也影响着个人实现身心健康和社会成功的能力。"

从出生到死亡，世界对待每个人和他们的大脑的方式都是不同的。有些人一生下来就携带着把他们领向学术成功的生物决定因素，这可能是他们注意力、耐力、记忆力或速度的不同。也许更重要的是，一些人一出生就有高标准、严要求的父母，他们的父母在他们过生日时给他们的礼物是书本而不是玩具，在他们刚学会说话的时候就给他们报了课外班。财富的差距也对认知强化有多种影响，比如父母能在孩子们身上花多少时间来帮助他们跨过教育上的障碍，或者父母能否支付电脑或者家教课的费用。除去上学本身，一个家庭的文化和它所处的更广泛的社会环境也扮演着十分重要的角色，影响着生活的各个方面，比如情感健全、志向和身体健康。当孩子们长大离开家以后，他们童年记忆的痕迹会一直跟随着他们，他们的社会经济出身带来的普遍偏见也会跟着他们。这里不要犯错误：和基因影响或者益智药物一样，每一个由社会决定的因素都会影响大脑，大脑是可塑的，并且可以通过大量的输入发生变化。教育和价值观随着其他记忆一起

　　　　　　　　　　　　生物性思维

被印在大脑中，而作为结果，它们影响着人在将来的行为。经济和社会保障影响着受压力的程度，而全身的生理通路随压力变化而变化。出于这些原因，现在能用的神经科技在很大程度上不太可能使原本已经极度不平衡的 80 亿个神经系统所在的分化严重的社会再度恶化了。

这不是说关于如何管制益智药物的问题是没必要的。在美国非法使用处方药的情况十分普遍的前提下，再加上非处方类益智补充剂的安全性和效率还有待证实，当然需要一些更深程度的分析和管制措施。[85] 但是，如果管理益智药物和其他认知强化神经技术是为了不增加福山所担心的非正义状况，那么这就和考虑如何更好地弥补"软神经技术"分配不均的问题一样不值得。像严格要求的父母和充满竞争的社会这样的"软神经技术"，已经以一种比任何形式的药物或者大脑黑客行为还要强大的方式，增加了社会的不平等。

————

泰坦族的普罗米修斯成为大脑黑客行为和人类能力提升事业的守护神，这一点儿也不是巧合，他的故事也象征着我在这一章尝试表明的一些观点。在古希腊神话中，普罗米修斯用黏土捏出了第一个人类，之后在违背宙斯意愿的情况下，他擅自偷了奥林匹斯山上的火种给人类。作为违抗众神之神的代价，普罗米修斯被永远束缚在一块岩石上，一只饥饿的鹰每天都来啄食他的肝脏，他承受着这种折磨，直到英雄赫拉克勒斯解放了他。"普罗米修斯为了人类，从天神那里偷了火种，这足以激发现在一些年轻的不法大脑黑客把他当作自己的偶像。"[86] 科技评论员肯·戈夫曼解释道。比如揭露了美国国家安全局内部工作而被迫逃亡的爱德华·斯诺登，或者因倡导公开访问网上资源的运动而被捕入狱、之后自杀的激进黑客亚伦·斯沃茨，我们在这些人的故事中能够看到和普罗米修斯的传说相似的一面。[87] 普罗米修斯从岩石上被释放，可以被看作一种对他所做的事情的平反，以及人们对他的技术的接受。但是被解放给了他更广阔的创造空间，可能也会使他再次遭到审判。

我认为，对神经科技的希望和恐惧都不应该受大脑的束缚，就像普罗米修斯不再受岩石的束缚一样。因为大脑就像一面棱镜，无数内在和外在的影响透过它而产生折射，要实现我们的志向，修饰这些影响通常比操控这面棱镜更容易。把我们对思想之未来的想象从大脑的束缚中解开，能让我们极大地扩展新技术发展的范围。同样，通过加大我们对那些直接作用在我们大脑上的认知改变技术的不良影响的关注，我们也许能得到解决现有教育和文化差异问题的新动力。这种差异就像药物和植入物那样，最终影响着我们的大脑，而且它们已经遍及社会。

正如我们在第 7 章和第 8 章讨论的，大脑的神秘性限制了我们对神经科学的思考，就像它局限了我们对精神疾病和个人社会地位的思考一样。在每一种情况下，这种神秘性都带来了一种趋势，那就是在分析人的问题时只考虑他们的大脑。当我们提问，是什么支配我们做我们应该做的事情，是什么让我们经历精神疾病，又是什么能提升我们的认知能力时，大脑的神秘性提供了一个答案：大脑。但是神经科学中最基本的道理就是，大脑是一个生物器官，它镶嵌在一个自然的因果和连接的连续体中，这些因果和连接一起构成了我们的生物思想。这意味着大脑不是一切。对于任何改变和解释人类行为的问题，都有很多种答案，在大脑以及大脑所在的身体和环境中，有不同层面的答案。在这样一个自私自利和以自我为中心在人群中像传染病一样疯狂传播的时代，之前几代人的那种关心社会的价值观正逐步衰退，"你不仅仅是你的大脑"这条信息可能是科学教给我们的最重要的道理之一。接受这条信息包括拒绝关于大脑特殊的灵魂特质的神话，以及理解大脑如何在生理上和它周围的环境配合。只有这样，我们才能真正在一个相互关联的宇宙中找到我们作为生物体的位置。

第 10 章

我与我脑

本章与此书前几章不大一样。这一章主要讲大脑是如何变成我最看重的东西的。[1] 这个故事意外开始于马萨诸塞州坎布里奇，我办公室附近的一家泛西班牙风格的小吃餐馆里。我和我的妻子娜奥米在那年春天这家叫作"破碎的头脑"的餐馆开张之后就一直关注它，但它的餐位似乎总是提前数周就被预订一空。在某一个我们的约会之夜，这家餐厅突然出现一个预定空位，我们迫不及待地动身前往。

当我们从停车场走向餐馆时，10 月末的风穿透了我们的外套，像鞭子一般抽打着我们，刺痛了我们的耳朵。树木在我们周围剧烈摇摆，它们越发光秃的枝干表明，它们正在迅速输掉这场一年一度与季节的战斗。我的胃发紧，我的气息躲在我的肺中，拒绝与外面狂野的空气交流。

我们进入的餐馆成为我们躲避严寒的场所，但却伤害了我们的耳朵。激烈强劲的击鼓声回响在每个角落，一个显然神经错乱的歌手的刺耳号叫声轻易盖过了刚被我们留在身后的狂风。门口一名年轻女子和我们对视了一眼，用涂得色彩鲜艳的嘴唇对我们表示欢迎。

"我们有预订！"我大喊道，尽我所能地用力打破噪声的障碍。

我们从吧台旁一群蓄着浅黄色胡须的喧哗享乐者中挤出一条路并穿过一面珠帘。在我们四周，金色马赛克瓷砖和紫色天鹅绒家具闪烁着暗淡的光，回收来的枝形吊灯和壁突式烛台杂乱陈列着，妓院风格的装饰元素散发出柔和的气质。 一头猪的身子与灯具一道挂在天花板上，飘来荡去，仿佛在飞行。一条门廊上方有三只穿着墨西哥艺人装束的填充大乌鸦，在我正盯着它们的时候，我差点儿走入一个巨大的公牛头，它看起来就像要从一面墙那里向我猛冲过来。我们踉跄经过这些生物遗骸，穿过一片嘈杂餐桌，走到餐厅的一张空桌旁，它不太体面地卡在餐厅的后部，这里几乎没有胳膊肘能够活动的空间。

"那么，我们是要吃炸蝗虫吗？"娜奥米问。

尽管那晚我的胃口不佳，但菜单上颇具异域特色的菜品却勾起了我的好奇心。蚂蚁蛋玉米饼吸引了我的眼球，当然，羊脑煎蛋卷也一样引人注目。娜奥米显然被吃脑子的想法吓到了，但我们仍然决定尝试一次。

当我吞下第一口煎蛋饼后，腹部的刺痛混合着恶心像一记重击，迫使我向着洗手间踉跄跑去。当我弯着腰对着盥洗池缓慢调整状态的时候，我看到了红色的东西。这种红色不及我们食用的五香蝗虫的色调那么刺目，比我们啜饮的桑格利亚酒脱氧的深红色更为明亮，我意识到这是一种平淡原始的红色，是斗牛士动作过慢时染在他衬衫上的红色。是血——很多血，它在我下方打着旋儿，仿佛是邀我对战的战书。

生物性思维

我的突然离开让娜奥米担忧，我听见她在外面嘈杂的环境中拼命叫我的声音。我尽快清洗完毕，衰弱无力地走出洗手间。当我再次出现并认出面前娜奥米的轮廓时，这家光线微弱的餐馆似乎比之前更昏暗了。我告诉她发生了什么，她便立刻要带我去急诊室。我的理智而不是我的力气接受了这个建议。我竭尽全力穿过人群，经历嘈杂的噪声和大风，当时，我只想向一股要命的疲劳感屈服——把我的躯体留在身后，自己飘向某种虚无缥缈的停滞状态，在那儿，我的头脑可以保持平静。

现实却是我们来到了医院的住院部，那里充斥着刺眼的荧光灯和提供保险信息的要求。娜奥米和我在病房和候诊室之间以一种冰冷的步伐转来转去，我本身不喜欢这样，每走一步，对感官的侵扰都在破坏我想得到真正休息的希望。血压表袖套的粗鲁收紧，超声凝胶的冰冷黏腻，以及静脉被针刺入的尖锐刺痛，都给我持续不断的胃疼增添了新的疼痛。我最终被安置在一张舒适的床上，这也只是为了将内窥镜的细管从我的喉咙里捅下去。娜奥米在我身旁沉默着，她的手在我肩上不停地安抚着，这才使我的疼痛有所抵消。当折磨结束，我进入梦乡时，我觉察到的最后一件事是我的妻子仿佛融化成一片模糊的薄雾，与背景中"哔哔"作响的仪器的声音糅合为一曲合唱。

————

我不知道我无意识的状态持续了多久。在我的梦中，我想象了一连串后续的医疗迫害。我被丢进扫描仪，扫描仪在我身上发出令人难以忍受的嗡嗡声，外科手术器械钻入了我的肚子，并给我的胃打孔，我被沉重的金属帘子压得窒息，这让我想起可怜的吉尔斯·科里——一名被控有罪的男巫——他在塞勒姆审巫案中被迫害致死。据说，对科里的折磨持续了超过两天，我怀疑我问题重重的睡眠可能也持续了很久。

当我醒来时，我看到的不是娜奥米，而是一个老人。他戴着线框眼镜，头发一缕缕的，一脸长长的白胡须和他的实验服很配。

"我是彼得斯医生。"他说。

"我的妻子在哪儿？"

"她不能待在这儿。你和我必须单独见面。"

这里不是我入睡的地方。医院楼层里匆忙的走动声和哔哔的响声消失了，取而代之的是一堂冥想课的音频。这个房间很空，除了我躺着的床，家具只有一张小边桌和一把椅子。在角落里有一扇关着的门。周围的墙是空白的，只有我对面贴着一大张海报。海报上画的是壮美却上色不大自然的一条山脉，上面附有文字：绝不认输，绝不认输，绝不，绝不，绝不。[2] "这句话是温斯顿·丘吉尔说的。"我想。

"你得了四期转移性胃癌。"老人说道，"你的器官衰竭了，之后你心搏骤停，但是现在你被治愈了。"

"治愈？"

"是的，在你妻子的请求之下，你的大脑被保留。它在一个生命支持系统中保持着永久存活的状态。所有关于你的重要事情都已被保

　　　　　　　　　　　　　　　生物性思维

存，你的身体再也不会有问题。"

我对这个消息感到困惑，不太清楚该怎样回答。然而我清楚一件事：至少我部分身体的感觉仍然清晰存在。之前那晚的疼痛和刺痛消失了，但我感到我的身体末端有着几乎持续不断的刺痒感，仿佛有人用羽毛在我的皮肤上随意划过。表明我的身体存在的更多证据躺在我的床上，在我的身下。当羽毛在我胳膊上划过时，我的胳膊在我身侧不由自主地痉挛；当我的注意力移向腿部时，我的腿别扭地挪动着。

"你的体验正由一台电脑模拟，"彼得斯插话，参与到我飞驰的思想中，"你的解剖结构已由软件生成。"

"这太荒谬了！"我不可置信地喊道。我的耐心正在丧失，如果不是因为嗜睡控制了我的情绪，我会大发脾气。我想要抗议的冲动持续着，但是我感到的愤怒和焦虑和我在这种情形下通常会采取的行动脱节了，甚至我的话也被剥夺了它们平常的语气和声调，我觉得我在用别人的声音讲话。

"你别指望我相信你说的东西。到底发生了什么？我什么时候才能见到我的妻子？"

"让我为你多做些解释。"医生回答道，他试图让我镇定下来。突然，他和房间的其余部分消失不见，我发现自己在一间手术室里，三盏巨大的手术灯照亮了现场。生命体征监视器在各个角落发出嗡嗡、砰砰的响声，房间的一边摆着一排电脑和显示器，上面显示着一排水平线。当麻醉仪器开始释放催眠蒸汽时，一个带轮子的大金属罐发出轻微的嘶嘶声，在排放着什么气体。在手术室的中心，一群穿着实验服的男人女人围聚在一副担架旁。担架上一个人形大小的东西被碧绿色的手术罩单完全覆盖，除了头部。我认出了这位患者麻醉面罩下面的脸——那是我自己的脸。

一个医生用一把电动剃须刀剃掉了我的头发，而我以第三人的视角看着这一切。我惊呆了。我还在睡觉吗？两名医护人员用钳子夹住我的头，之后，一个权威医生走上前，用手术刀划入我的头皮，而真正的我几乎能感到刀片带来的刺痛。"停下！"我大喊道，此时，外科医生开始剥开我的头皮，暴露出头骨。参与者们仿佛在一瞬间停滞，之后他们消失了。我重新回到了空空如也的卧室，彼得斯医生再次站在我面前。

"你正在观看你曾经历的神经手术。"医生解释道，"提取你的大脑时采用的是当时可采用的最好技术。在过去的 54 年中，你的大脑在液氮中被安全地冻存起来，但我们在这期间学会了如何复苏冷冻的大脑。现在我们能把保存的大脑连接到模拟真实体验的生物电子神经输入/输出界面，今天我们打开了你的模拟器。恭喜你，你的生命被召回了。"

我肯定我仍在梦境中，我用尽全力想掐自己一把，但即使是我最剧烈的努力，也不过在我皮肤上造成了无关痛痒的中性感受。我无法分辨是我缺乏力气还是我的感官出了问题。为了寻求其他方法，我试图咬舌，但仍然没有痛感——这感觉像在咀嚼一大片口香糖。

"你的疼痛响应被抑制了，"医生告诉我，他的话再次擅自闯进我的意识流中，"否则松散的神经末端会一直折磨你，你不再需要感知

　　　　　　　　　　　　　　　　　　　生物性思维

疼痛，因为你的身体是模拟的，你对伤害免疫。"

医生坚持这种荒谬的叙述使我感到既惊讶又困惑。为了逃离这个荒谬的游戏，我决定依靠蛮力。我扔掉了身上的被单，跑向门口。我的动作有不真实的感觉，仿佛我是飘过房间而不是跑过去的。但当我冲向白色厚板门并试图拧开扶手时，这道屏障似乎纹丝不动。在我无谓地挣扎着，努力逃离这个牢笼时，彼得斯并没有试图阻止我。

"模拟环境不允许你离开房间，但是你可以用这个选择其他环境并访问模拟器的其他功能。"他从实验外套里取出一个小小的平板电脑状的设备放在边桌上，之后迅速消失了。

————

就像一名被单独关押的犯人一样，我时而对自己感到愤怒，时而怀疑自己的精神是否正常。没有了昼夜循环，这种转换就是我唯一的计时器。我第一次发现自己在这个小房间后的所有感受，甚至也被我经历的情绪上的阉割感削弱了。我经常睡觉，尽管我无法度量每一轮间歇的时长。我也会经常想起我的妻子，想着我可能会和她重逢。一直以来，我面前的海报上温斯顿·丘吉尔的话都使我对彼得斯的荒诞故事的真实性更加抵触："绝不认输。"但当我所存在的另类现实对我招手要我接受它时，我也会有软弱的时刻。

就在一个这样的时刻，我第一次捡起医生给我的平板状设备。与我习惯的平板电脑不同，这个设备只有一个按钮。我按下按钮，彼得斯医生的形象突然重现。

"您想做什么？"他问。

"我想见我的妻子。"我毫不犹豫地回答。

房间消失了，我面前的场景突然充满快速切换的娜奥米的照片。我认出了这些是她的专业网站上的肖像，以及她的旧影集中的照片。那里面有我们婚礼上的照片，有一些穿插其中的照片我以前从未见过——在这些照片中，娜奥米看起来有了更多皱纹，而且也许比我们去医院的那晚更疲惫。它们中的一小部分描绘的是娜奥米老年时期的样子，她看起来或许已八十有余。她的眼睛没变，就像她干净利落、专业的外表一样。我无法看出在经过损坏式编辑的照片中常有的不连贯或模糊不清。这些照片要么是真实的，要么是精心伪造的。

"她现在在哪儿？"我问彼得斯医生，他一直留在我的视野范围内，保持着沉默。

"她在 8 年前去世了。"他告诉我。这些快速切换的照片消融成文字，当我仔细注视它们的时候，我意识到我在读娜奥米的讣告。我了解她的生命几乎就像我了解自己的生命，当我看着她的生命历程时，那些文字自行向前递进，但它们很快就叙述到我从未见过的事件。我了解到，娜奥米成为她所任职的非营利机构的研究主任；她出版了一本书；她在第一任丈夫因胃癌去世的 9 年后再婚，但是她的第二任丈夫在 2053 年去世。

暂时不再怀疑医生所讲述的故事的那部分我更愿意相信这个消息——我将再也见不到我的妻子了。我现在知道的事应该是我生命中最痛苦的事情之一，但此刻我却不喜不悲。我的心脏很安静，我似乎感觉不到我的呼吸。我感觉不到喉咙里的哽咽，没有要哭的冲动。虽然我在有压力的时候总是迅速冒汗，但现在我的皮肤和我的眼睛一样干燥。我可能承认的就是我的胳膊和腿的刺痒感有一点儿增强。我感觉不到烦恼，这与娜奥米去世的消息一样令我烦恼。

我希望改变话题，于是我再次叫住了彼得斯："你能告诉我，我现在在哪儿吗？"

我妻子的讣告消失了，现在我们在一个大房间里，房间里布满了一排排炭黑色的柜台。空气是潮湿的，带有一股刺激性味道，像正在发酵的奶酪。数不清的透明圆柱状水罐整齐排列在台面上，每一个水罐的直径和高度都约为一英尺。我能认出人类大脑的形状，它们在水罐里像粉色珊瑚一样，在折射着光的液体中轻轻摇晃。塑料管将罐子连接到下方地面上长得像冰箱似的物体上，一捆捆管线从大脑中伸出，一直延伸到每个房间墙上安置的连接器上。在水罐外面，这些连接器与水罐上方排列的柜子上一堆震动着的嗡嗡作响的仪器相连。电线随处可见，它们缠绕在机器周围，在穿过房间的空中托盘里层叠堆积着。

"这个大脑是你的。"彼得斯医生指着近处一个标记着 2017-13 的罐子说道。

就我所看到的而言，第 2017-13 号罐中的器官看上去无比普通，它只是这间实验室里相似的"战利品"之一，它们每一个曾经都必然是一个完整之人的一部分，携带着他的独特处境、故事和挣扎。在我透过容器的曲面玻璃凝视着那些凸显的特征时，它们给我的感觉就像一大块没经过烹饪的香肠，被弯曲成了一个不整齐的大结扣。近距离看去，我可以看到紫色血管构成的丝状网像深色霉菌一样在大脑的表面蔓延。连接大脑与接口的细电缆像食肉蠕虫一样从组织深处探出。是否我所有的兴趣、热情、希望和天赋都缩减为这个小小的器官？即便我正处于迟钝的状态中，我的身份被缩减成这一垂死之物的想法也让我反感、抗拒。

我伸手触摸这个水罐。它是温暖的，以一种规律的双拍节奏微微振动，振动的力量大约来自与它相连的支持仪器。当我的思绪杂糅进温柔的节奏中时，我突然产生了一股用暴力猛推水罐来回应的冲动。但是当我推水罐时，水罐却纹丝不动。我用另一只手使劲抓着水罐深处的连接装置，还是没有任何结果，电缆甚至没有弯曲。

彼得斯医生从我右肩附近的某处提高了声调："你并不是真实地存在于这个房间中，尽管你能通过你的模拟器体验这些，但你无法改变任何事。"

我再一次发现这个不太真实的监牢并没有出口。

————

当我逐渐习惯我的新现实的边界时，我也开始发现并享受它的自由。我可以通过触碰我的按钮唤出彼得斯医生，要求他给我展示任何东西或把我带去任何我想去的地方。有这位医生做我的向导，我去了我一直渴望去的地方，了解了我一直想了解的事物。我观赏了拉萨布达拉宫上方的日落，我参观了撒马尔罕的伟大征服者帖木儿的陵墓，我攀登了马里的邦贾加拉悬崖，参观了杰内用黏土建成的大清真寺，我在巴尔米拉被毁灭之前走遍了它的古罗马风格的遗迹，我与蓝鲸群的尾鲸共游，在火星表面漫步。

我发现我能阅读几乎每一本书或每一篇文章，观看影院放映过的每一部电影，收看电视或收听广播里播放过的每一期节目，以及看大量的录制演出、展览和听讲座。我徜徉在模拟空间里，从一个活动跳至另一个活动，它们仅靠自由的联系指引我的行为。我不知看了多少遍《教父9》，包括它的4D和5D多感官发行版。同时，我还重复参加2043年拜罗伊特歌剧节而无须购买门票；我开始欣赏Patuphony，这是21世纪中叶的一种将古典弦乐即兴演奏和海洋武术糅合在一起的艺术形式；我为米纳·艾尔-马祖兹在美国第55届总统就职演说中的乌托邦国际主义感到振奋；我坐在自己在麻省理工学院曾教授的生物工程课堂上，现在授课的教授生于我死去的那一年。但是给我最多教育启发的是我上的神经模拟技术研讨班，通过这门课，我学习了生物电子技术的先进性，理解了使全脑交互成为可能的感觉运动神经生理学，而且那似乎就是我目前作为罐子里的一个大脑所经历的一切的基础。

尽管我有着成年人的品位，但我过的却是孩子般的生活。我在吸引我的任何奇思妙想上浪费漫长的时光，丝毫不为荒废的光阴或者没有完成的事情感到担心。没有任何事能够干扰我没完没了地进行放纵自我的不断探索。连年轻人常抱怨的微小负担都不存在了：没有人在早晨叫我起床，让我刷牙，或是喊我吃饭。大自然的召唤也沉默了，我没有了生物冲动。我从不需要更换衣物、洗漱或梳头发。在模拟器的空间里，我总是打扮得干净整洁。我偶尔也会感到疲惫，在这样的时刻，我通常让彼得斯医生送我返回我的小房间，我会在房间里睡觉，但之后我发现，这个步骤没什么必要。我曾经在科罗拉多河的白色激流中漂流时睡着，但我没有淹死，也没有被冲到岩石上摔成碎片，我再次在这间熟悉的房间醒来，丘吉尔冷冰冰的命令同往常一样，在对面的墙上欢迎我。

我从未明白这句引语悬挂在我房间墙上的原因。也许并没有什么特殊的原因，它就像牙科诊所休息区的海报，但我仍有给它寻找一个含义的冲动。然而随着时间的推移，这个含义发生了改变。到现在为止，"绝不认输"这个短语不再表示我对彼得斯医生的抗拒，而更像是指引我去拥抱我那陌生却已经实现的永生状态。我终于接受了自己死于胃癌、大脑被保存并且死后神经性复生这一事实。"绝不、绝不、绝不"表达了我的神经系统对大自然终极胜利绝不妥协的顽强抵抗，以及显然永恒不灭的后肉体化存在的实现。

但这些话也让我意识到，"绝不"还有其他含义符合我的存在现状。我注定见不到我的妻子、我的家人、我的朋友，抑或是任何活着的灵魂，除了模拟器允许我访问的极为有限的形式——照片、视频或者满足窥探欲的模拟现实片段。我将无法再体验我从前生活的物理性存在。尽管神经接口提供了我能从模拟活动中获得的大部分感官信息，但差距却显而易见。举例来说，食物对我而言完全失去了意义，我感受不到饥饿，也闻不到食物的气味；运动降为电子游戏的状态，在身体层面毫不费力，但却缺少了激素引发的兴奋感；即便是我最喜欢的伟大冒险也从未给我原本在真实生命中感受到的鼓舞。我能够不费吹灰之力攀登珠穆朗玛峰，我不惧危险，但在征服珠穆朗玛峰时体会不到成就感。尽管我有模拟化形式作为装饰，但当我在岩石或冰上寻找狭窄的立足之地时，我的肌肉不会收紧；当狂风在我身边呼啸而过时，我的呼吸不会变得急促；当我在未知地带踉跄而行时，我的心脏不会跳动得更剧烈；如果我在山坡上疲惫不堪，那不是因为精疲力竭，而是因为兴味索然。

随着我罐子中的大脑继续我的旅程，厌倦感也代替了我对未完成之事的渴望。我从见到彼得斯医生的那一刻起就感受到的麻木情绪加剧了我的疲倦——我现在明白这种疲倦是因为缺少脑体交流，而这是我的神经接口无法模仿的。这导致我能够内心毫无波澜地观看最棒的自然景观或人类遭受苦难的最恐怖的场景。因为缺失了情感投入，我对在模拟空间中反复获取知识和体验感到疲倦。这些获取的知识和体验既无处应用，也无人可以分享。没有了与真实世界交流的能力，没有了值得完成的任务，没有了实体存在每天会面对的简单挑战，我的生命也就没有了目标。我仅仅是一个从神经接口接收输入的容器——我之于它，大体就是一个假体附着物，如同它之于我的那些小小的灰质细胞一般。

我渴望被重新接入现实，渴望将我的大脑重新置入一副真实的躯体，无论它是不是我自己的。我的神经系统甚至在最卑微的赤贫者或是最贫穷的瘾君子的身体中都能得到救赎。贫穷或疾病的痛苦让我有机会为目标拼搏，努力实现承诺，从而为我自己或是我身边之人带来真正的满足感，那时，所有的痛苦都会被这种满足感抵消。在任何一个完整的人和任何完整的社会环境中，我的大脑都将会比目前的消减状态更接近它原本的状态。它可能会被彻底抹去记忆，并在婴儿的头颅中重生，但它仍将有机会重新燃起曾经那个具化的我所拥有的激情和野心。因为我假定的这种情况没有实现的可能，我甚至开始希望获得 54 年前被我奇迹般逃脱的那个终点。也许我的培养器会坏掉，或者我的组织会被感染。我真的可以永远等下去。

然而，我的大脑继续以不断加快的速度从一个爱好奔向下一个爱好，而我的注意力持续的时间越来越短。模拟器提供大脑半球要求得到的任何东西，而每一个小片段又在这段没有明确目的地的旅途中催生出下一次停留。这个设备和我会一起从一堂量子重力课上猛然冲至爱因斯坦的出生城市参观，去探索中世纪的行会，去重现沃尔姆斯审判会议。或者我们从虚拟重现的达尔文的航行中突然转去研究马达加斯加的物种分化，去追踪南岛民族的迁移，去南加州的海上冲浪。没有了对时间的清晰感知，我不清楚环球航行要花费 80 天、80 个小时、80 分钟还是 80 年。无论何时，我们最后停留的地方可能取决于瞥到的一段文字、一张脸，或是模拟器的灯的一次闪光，每一种情况都能促使我被绑定的大脑几乎自动地开始下一个行动。

————

那天白天，我的模拟器死了，或者可能发生在那天夜里——以我

　　　　　　　　　　　　　　生物性思维

当前的状态，我无从知晓。没有东西变黑。那困住我的模糊的神经刺激只是分解为快速切换的变色斑点，仿佛遥远的烟花一般，盛放再褪去。我的幻肢感到的刺痛变得更加随机，刺痛感的增强和减弱跟随着控制我听觉系统的混乱铃声的音调，它的规律无法预测。在某一刻，我感到一阵兴奋从脚到头穿过我如今不可见的身体，轻抚着我。下一刻，我的右侧出现了一道明亮的光，之后快速溜走，变成一大群快速游走的斑点。我注意到一个微妙的节奏，一种与其他刺耳的声音不同的、由尖锐和平缓的音符构成的、几乎感觉不到的平缓乐曲，它伴随着双次强音拍，仿佛是维系我大脑存活的机械系统的声音。我的意识中突然插入了无法解释的空白，也许那是源于大脑某处的发作性睡病或痉挛引起的。有时熵会凝结为短暂的梦境，我会看见熟悉的人和地方。有一次我在"破碎的头脑"里见到了我的妻子，但之后，一头巨大的公牛从影子中朝我冲了过来，一切都消失了，最后变成一堆红色和紫色的斑点。

在我有感知能力的最后时光，我挣扎着将我神经界面中剩余的部分通过口述记录下来，写成这本书。但是因为没有可被解读的输入来加强我的印象，我逐渐失去了形成思想或分辨记忆真假的能力。最终，每一个记忆印记都变得可疑，没有任何东西能够固定住我。随着连贯一致的意象变得越来越少，我的感觉开始彼此混合。我不再能区分一个幻觉中的声音是否被听到而没被看到，或者一个幻觉中的触碰是否被感觉到而没被品尝到。我思想的复杂性坍塌了，我的思维语言被改变了。文字和图片不再是我形成想法的基石，而让步给对不同频率、时长和强度的基本感觉，这些之于我，就像由乐器演奏的一曲交响乐。随着模拟器的死亡，这些感觉只可能来自维持我的残存部分的机器，罐中液体泛起的涟漪，房间所处的环境的变化，或者一个偶然经过的陌生人的体温。任何这些刺激都能干扰构成我存活器官的细胞和化学物质的精妙平衡，引发一连串有时会导致意识产生的反应。我的身份消解在环境中。

我一直错误地躲避着我在容器中的大脑的视线，它从未存在于任何其他地方。自从我的大脑被抽离后，我所经历的令人震惊的转变，不过是用更简单的大脑容器取代我起初更复杂、更有机的容器的结果。不管是被安置进一个人的虚拟形体，接入模拟器，还是只是被动浸泡在生命支持系统中，我的大脑本身一直在做同一件事——从它的周围环境中接受输入，然后将其转换成在这个世界中的行为、神经界面的输出或是任何可能被释放到浸泡它的液体中的排放物。我感受到的任何感觉或者我所做的任何思考，都仅仅是这一过程中的步骤。模拟器无法给予我完整的体验，因为它缺少足够的功能性，它无法复制我死去身体的生物作用以及我以肉身形态享受到的环境的复杂程度。

但即便对模拟行为加以改善，罐中的大脑也无法是我。我是大脑、罐子、房间，以及它周围的世界。我是我的故事、我的社会、模拟行为，以及影响我的每一个刺激。被嵌进一堆细胞线缆和神经化学物质浓汤的那个含有我记忆的器官是我的一个特殊部分，但只是与整体连贯一致的一部分。让我成为自己的主要原因是环境对我大脑的影响，这并非仅凭我的大脑就能做到。我以自己的动荡经历见证了这一切：我的身体被摧毁了，输入模拟器进而控制了我的活动。甚至在我早先的具身化状态下，我这个人以及我做的事也大体是我的生理和环境之间作用的产物，就像处在无生命的容器中那样。在我做手术的那一晚，是身体信号、感受提示及社会交流促使我决定去那家餐馆，导致我疾病发作并被送去医院，统治着我对苦难的体验。如果我那晚拥有一个不同的大脑，事件的发展可能会不一样，但很可能它们的共同点会比它们的差异更多。

彼得斯医生宣传了大脑神秘性的信息——这一观点认为，关于我的重要事项都在我的大脑中。他向我保证，我的身体将不再有问题，并将我定义为漂浮在水缸中的一团神经组织。在他的指导下，我的大脑重生了，就像灵魂一样，可能进入天堂。但在设计我的神经天堂时，彼得斯和他的编程人员错误地将大脑与身体和环境区分开。他们的模拟忽视了神经科学最基础的一课：我们的大脑是被有机编织进一个物理世界的生物化实体，它们无法脱离这个世界而不遭受严重损失。当我所知道的世界从我的神经系统中剥离时，我变成了不完整的人，我被重新唤醒的生命依旧是不完整的。

————

人类奋斗了数千年，来定义我们作为个体的本质。古代埃及人相信，灵魂由 ka、ba、akh 这三个部分组成——这些实体分别包含活着和拥有独特性格的属性。[3]最古老的印度文字描述了 atman[①]，这是一种生命从一个生物转移到另一个生物，并在出生、死亡和重生之间重复循环的生命原则。[4]摩西五经为我们创造了"nefesh"的概念，这是一种随主人一同死去的短暂灵魂。然而经典欧洲文化主张，我们每个人都拥有一个不死的灵魂，它在《新约》中体现为希腊文 psyche。[5]今天许多人开始认为，我们即我们的大脑，我们的大脑是非常复杂的分区化容器，它以神秘的方式指引我们的生活。我的书主要关注这一新信仰在科学层面和实际操作层面的局限性。

大脑是特殊的，因为它帮助有序统治我们的行为，而不会将我们提纯为一种精神本质。它是无数共同作用在我们身上和通过我们发挥作用的影响的转运节点。在一个文明开化的年代，人们意识到，大脑功能是多样因素的生物性调节器，我们应该具有更强的能力，既能从个体内部，又能站在超越个体的层面去寻找美德、智力、成功和病理学的根源。我们应该能针对家庭和社会的诸多挑战，采用医学、技术及正义制订更好的解决办法。我们应该深刻理解，如果我们处于他人的位置，他们的处境可能将如何影响我们的大脑，这样一来，我们将更容易理解那些不够幸运的人所遭受的苦难。我们越清楚地理解这一点，我们就越能理解彼此，也就能越快地共同进步。

---

① atman，来自古印度梵文，灵魂的意思。——编者注

致谢

我想要感谢许多人，他们帮助我完成了这本书，并见证了它的出版。其中特别需要感谢的是我的同事苏珊娜·科尔金，她用她的书鼓励我拿起笔写作，她不但在我动笔之初给了我很多建议，还帮我建立了与出版社的业务联系，如果没有她，我的计划很难如期完成，她如此多的付出让我很难找到合适的方式去表达我的谢意。另一个需要特别感谢的人是南希·坎维舍，我动笔前，她给了我很多建议和鼓励，在写作这本书的前期，她也和我进行了各种有远见的交流。

几个朋友和同事都在写作后期给了我宝贵的建议。罗伯特·安杰明、阿维亚德·海、查尔斯·詹宁斯和劳拉·舒尔茨都给了诸多建议，让我能不断地调整作品，使其更加先进成熟。其中来自阿维亚德和查尔斯的详细记录尤为珍贵。还有很多人在闲聊讨论中有意或无意地给了我很多启迪。我想特别感谢我在麻省理工学院的同事、学生及实验室伙伴，他们都让我受益良多。

我更要着重感谢我的经纪人克里斯蒂娜·穆尔和安德鲁·威利，

他们从我的项目中发现了潜力，并帮我付诸行动。克里斯蒂娜高效地帮助我完成了和出版商的谈判，让我免于处理那些烦琐的出版事务。基础读物出版社（Basic Books）是本书的另一大助力，特别是本书的编辑 T. J. 凯勒和海伦妮·巴泰勒米，她们怀着极大的热忱投入本书的出版工作，给我提出了许多有益的意见，我在此一并致谢。我还要感谢卡丽·娜波利塔诺、科林·特蕾西、贝丝·赖特、康妮·卡彭和凯尔西·奥多奇克等人的贡献。

最重要的是，我要感谢我的家人。我很幸运地出生在一个具有学术氛围的家庭，同样幸运的是，我找到一个志同道合的人组成了家庭。尽管我并没有如我父母所愿，成为一个人文科学类的学者，而是成了一名自然科学家，不过仍旧是我的父母把我引上了学术道路，本书的出版暂且当作给他们的慰藉。我的母亲认真地完成了本书手稿的初审，她的修改对我来说是无价的。我的妹妹玛娅·贾萨诺夫指导我完成了出版的各个阶段，并给我提供了很多有用的信息。我的叔父鲍里斯·卡茨同样给了我很多有益的回馈。我的岳父岳母及他们的朋友也以各种各样的方式给了我重要的帮助。

本书写给我生命中最重要的两个人——我的妻子柳芭和女儿妮娜。她们给予这个项目充分的耐心，因为写作占据了我大量本该属于家庭的时间。柳芭在本书（最后一章除外）写作过程中不断给予我鼓励和支持，并成为我的主要编辑和关键想法的最早听众。妮娜对与大脑有关的任何东西都感到恶心，但她仍然是我的掌上明珠。

生物性思维

注释

前言 是什么塑造了你?

[1] Hilary Putnam, *Reason, Truth, and History* (New York: Cambridge University Press, 1981).

[2] Amy Harmon, "A Dying Young Woman's Hope in Cryonics and a Future," *New York Times*, September 12, 2015.

[3] 冷冻并保存金·苏奥奇的大脑的阿尔科生命延续基金会在其网站上列出了其他数十个客户，他们的大脑或头部也以类似方式被保存。

[4] Hippocrates of Kos, quoted in Stanley Finger, *Minds Behind the Brain: A History of the Pioneers and Their Discoveries* (New York: Oxford University Press, 2000).

第 1 章 吃掉大脑

[1] "Introduction to Neuroanatomy," Massachusetts Institute of Technology, 2001.

[2] L. L. Moroz, "On the independent origins of complex brains and neurons," *Brain, Behavior and Evolution* 74 (2009): 177–190.

[3] S. Kumar and S. B. Hedges, "A molecular timescale for vertebrate evolution," *Nature* 392 (1998): 917–920.

[4] N. D. Leipzig and M. S. Shoichet, "The effect of substrate stiffness on adult neural stem cell behavior," *Biomaterials* 30 (2009): 6867–6878.

[5] Jennifer Hay, *Complex Shear Modulus of Commercial Gelatin by Instrumented Indentation*, Agilent Technologies, 2011.

[6] Henry McIlwain and Herman S. Bachelard, *Biochemistry and the Central Nervous System*, 5th ed. (Edinburgh, UK: Churchill Livingstone, 1985).

[7] "National Nutrient Database for Standard Reference Release 28, Entry for Raw

Beef Brain," US Department of Agriculture, March 18, 2017.

[8] J. V. Ferraro et al., "Earliest archaeological evidence of persistent hominin carnivory," *PLoS One* 8 (2013): e62174.

[9] Craig B. Stanford and Henry T. Bunn, eds., *Meat-Eating and Human Evolution* (New York: Oxford University Press, 2001).

[10] L. Werdelin and M. E. Lewis, "Temporal change in functional richness and evenness in the eastern African Plio-Pleistocene carnivoran guild," *PLoS One* 8 (2013): e57944.

[11] Ferraro et al., "Earliest archaeological evidence."

[12] Mario Batali, "Calves Brain Ravioli with Oxtail Ragu by Grandma Leonetta Batali," www.mariobatali.com/recipes/calves-brain-ravioli/ (accessed March 18, 2017).

[13] Diana Kennedy, *The Cuisines of Mexico* (New York: William Morrow Cookbooks, 1989).

[14] P. P. Liberski et al., "Kuru: Genes, cannibals and neuropathology," *Journal of Neuropathology & Experimental Neurology* 71 (2012): 92–103.

[15] D. C. Gajdusek, *Correspondence on the Discovery and Original Investigations on Kuru: Smadel-Gajdusek Correspondence, 1955–1958* (Bethesda, MD: National Institute of Neurological and Communicative Disorders and Stroke, National Institutes of Health, 1975).

[16] Shirley Lindenbaum, *Kuru Sorcery: Disease and Danger in the New Guinea Highlands,* 2nd ed. (New York: Routledge, 2013).

[17] Dimitra Karamanides, *Pythagoras: Pioneering Mathematician and Musical Theorist of Ancient Greece*, Library of Greek Philosophers (New York: Rosen Central, 2006).

[18] Nina Edwards, Offal: *A Global History* (London: Reaktion Books, 2013).

[19] 可在网站 www.allrecipes.com 上搜索食材包含肝、胃、舌、肾、脑的食谱（本书作者于 2014 年 3 月 4 日搜索）。

[20] Katherine Simons, *Food Preference and Compliance with Dietary Advice Among Patients of a General Practice* (PhD thesis, University of Exeter, 1990).

[21] S. Mennell, "Food and the quantum theory of taboo," *Etnofoor* 4 (1991): 63–77.

[22] S. M. Sternson and D. Atasoy, "Agouti-related protein neuron circuits that regulate appetite," *Neuroendocrinology* 100 (2014): 95–102.

[23] J. B. Ancel Keys, Austin Henschel, Olaf Mickelsen, and Henry L. Taylor, *The Biology of Human Starvation* (Minneapolis: University of Minnesota Press, 1950).

[24] D. Baker and N. Keramidas, "The psychology of hunger," *Monitor on Psychology* 44 (2013): 66.

[25] Stanley Finger, *Minds Behind the Brain: A History of the Pioneers and Their Discoveries* (New York: Oxford University Press, 2000).

[26] P. Wright, "George Combe—phrenologist, philosopher, psychologist (1788–1858)," *Cortex* 41 (2005): 447–451.

[27] William Douglas Woody and Wayne Viney, *A History of Psychology: The Emergence of Science and Applications*, 6th ed. (New York: Routledge, 2017).

[28] Stephen J. Gould, *The Mismeasure of Man* (New York: W. W. Norton, 1996).

[29] Brian Burrell, *Postcards from the Brain Museum: The Improbable Search for Meaning in the Matter of Famous Minds* (New York: Broadway Books, 2004).

[30] R. Schweizer, A. Wittmann, and J. Frahm, "A rare anatomical variation newly identifies the brains of C. F. Gauss and C. H. Fuchs in a collection at the University of Göttingen," *Brain* 137 (2014): e269.

[31] Gould, *The Mismeasure of Man.*

[32] M. D. Gregory et al., "Regional variations in brain gyrification are associated with general cognitive ability in humans," *Current Biology* 26 (2016): 1301–1305.

[33] Harvard Brain Tissue Resource Center, McLean Hospital, Harvard University, hbtrc.mclean.harvard.edu (accessed March 21, 2017).

[34] George H. W. Bush, "Presidential Proclamation 6158," 1990.

[35] R. F. Robert, W. Baughman, M. Guzman, and M. F. Huerta, "The National Institutes of Health Blueprint for Neuroscience Research," *Journal of Neuroscience* 26 (2006): 10329–10331.

[36] Office of the Press Secretary, "Fact Sheet: BRAIN Initiative," The White House, 2013; HBP-PS Consortium, *The Human Brain Project: A Report to the European Commission,* 2012.

[37] "Annual Meeting Attendance (1971–2014)," Society for Neuroscience, www.sfn.org/Annual-Meeting/Past-and-Future-Annual-Meetings/Annual-Meeting-Attendance-Statistics/AM-Attendance-Totals-All-Years (accessed March 21, 2017).

[38] G. E. Moore, "Cramming more components onto integrated circuits," *Proceedings of the Institute of Electrical and Electronics Engineers* 86 (1965): 82–85.

[39] 可在亚马逊网站上用关键词"brain"（大脑）搜索科学书和数学书（只搜索纸质书）。（本书作者于 2014 年 5 月搜索。）

[40] 可在网站 www.pubmed.com 上用

关键词"brain"或"neuron"（神经）搜索美国国家医学图书馆的相关记录（本书作者于 2014 年 5 月搜索）。

[41] Carly Stockwell, "Same As It Ever Was: Top 10 Most Popular College Majors," *USA Today*, October 26, 2014.

[42] "Table 322.10: Bachelor's Degrees Conferred by Postsecondary Institutions, by Field of Study: Selected Years, 1970–71 Through 2014–15," National Center for Education Statistics, nces.ed.gov (accessed March 22, 2017).

[43] Karen W. Arenson, "Lining Up to Get a Lecture: A Class with 1,600 Students and One Popular Teacher," *New York Times*, November 17, 2000.

[44] "The Brain of Morbius," *Doctor Who*, season 13, episodes 1–4, directed by Christopher Barry, British Broadcasting Corporation, January 3–24, 1976.

[45] Eric R. Kandel, James H. Schwartz, and Thomas M. Jessell, eds., *Principles of Neural Science*, 3rd ed. (New York: Appleton & Lange, 1991); Mark F. Bear, Barry W. Connors, and Michael A. Paradiso, *Neuroscience: Exploring the Brain*, 3rd ed. (Philadelphia: Lippincott Williams and Wilkins, 2006); David E. Presti, *Foundational Concepts in Neuroscience: A Brain-Mind Odyssey* (New York: W. W. Norton, 2015); Paul A. Young, Paul H. Young, and Daniel L. Tolbert, *Basic Clinical Neuroscience*, 3rd ed. (Philadelphia: Wolters Kluwer, 2015).

[46] Arianna Huffington, "Picasso: Creator and Destroyer," *Atlantic* (June 1988).

[47] C. G. Jung, *Wandlungen und Symbole der Libido* (Vienna: Franz Deuticke, 1912).

[48] Betty Friedan, *The Feminine Mystique* (New York: W. W. Norton, 1963).

[49] Edward Said, *Orientalism* (New York: Pantheon Books, 1978).

[50] Sigmund Freud, *An Autobiographical Study*, translated and edited by James Strachey, *Complete Psychological Works of Sigmund Freud* (New York: W. W. Norton, 1989).

第 2 章　我，机器人？

[1] Penny Bailey, "Translating Galen," Wellcome Trust Blog, blog.wellcome.ac.uk/2009/08/18/translating-galen, August 18, 2009.

[2] Stanley Finger, *Origins of Neuroscience: A History of Explorations into Brain Function* (New York: Oxford University Press, 2001).

[3] 角斗士游戏已经成为历史，但其他形式的脑损伤仍在继续为神经科学家和神经病学家提供信息，并促进了现代的重要发现。例子可见本书的其他内容。

[4] C. G. Gross, "Galen and the squealing pig," *Neuroscientist* 4 (1998): 216–221.

[5] Edwin Clarke and Kenneth Dewhurst, *An Illustrated History of Brain Function: Imaging the Brain from Antiquity to the Present* (San Francisco: Norman Publishing, 1996).

[6] Andreas Vesalius, *De Humani Corporis Fabrica*, quoted in Charles J. Singer, *Vesalius on the Human Brain: Introduction, Translation of Text, Translation of Descriptions of Figures, Notes to the Translations, Figures* (London: Oxford University Press, 1952).

[7] *The Poetical Works of John Dryden*, edited by W. D. Christie (New York: Macmillan, 1897).

[8] Plato, *Phaedrus*, translated by C. J. Rowe (New York: Penguin Classics, 2005).

[9] Charles S. Sherrington, *Man on His Nature* (Cambridge, UK: Cambridge University Press, 1940).

[10] K. L. Kirkland, "High-tech brains: A history of technology-based analogies and models of nerve and brain function," *Perspectives in Biology and Medicine* 45 (2002): 212–223.

[11] Arthur Keith, *The Engines of the Human Body: Being the Substance of Christmas Lectures Given at the Royal Institution of Great Britain, Christmas,* *1916–1917* (London: Williams and Norgate, 1920).

[12] J. R. Searle, "Minds, brains, and programs," *Behavioral and Brain Sciences* 3 (1980): 417–457; R. Penrose, *The Emperor's New Mind: Concerning Computers, Minds, and the Laws of Physics* (New York: Oxford University Press, 1989).

[13] "Spock's Brain," *Star Trek*, season 3, episode 1, directed by Marc Daniels, CBS Television, September 20, 1968.

[14] Isaac Asimov, *I, Robot* (New York: Gnome Press, 1950); *The Hitchhiker's Guide to the Galaxy*, directed by Garth Jennings (Buena Vista Pictures, 2005).

[15] M. Raibert, K. Blankespoor, G. Nelson, R. Playter, and the BigDog Team, "BigDog, the rough-terrain quadruped robot," *Proceedings of the 17th World Congress of the International Federation of Automatic Control* (2008): 10822–10825; S. Colombano, F. Kirchner, D. Spenneberg, and J. Hanratty, "Exploration of planetary terrains with a legged robot as a scout adjunct to a rover," *Space 2004 Conference and Exhibit, American Institute of Aeronautics and Astronautics* (2004): 1–9.

[16] John von Neumann, *The Computer and the Brain* (New Haven, CT: Yale University Press, 1958).

[17] R. D. Fields, "A new mechanism

of nervous system plasticity: Activity-dependent myelination," *Nature Reviews Neuroscience* 16 (2015): 756–767; Mark Carwardine, *Natural History Museum Book of Animal Records* (Richmond Hill, ON: Firefly Books, 2013).

[18]　A. Roxin, N. Brunel, D. Hansel, G. Mongillo, and C. van Vreeswijk, "On the distribution of firing rates in networks of cortical neurons," *Journal of Neuroscience* 31 (2011): 16217–16226.

[19]　例如，2016 年的苹果笔记本电脑 Macbook Pro 使用的英特尔 Skylake（天空之湖）处理器包含近 20 亿个晶体管，这大约比一个人类大脑中的神经元数量少 50 倍。

[20]　E. Aksay et al., "Functional dissection of circuitry in a neural integrator," *Nature Neuroscience* 10 (2007): 494–504.

[21]　A. Borst and M. Helmstaedter, "Common circuit design in fly and mammalian motion vision," *Nature Neuroscience* 18 (2015): 1067–1076.

[22]　W. Schultz, "Neuronal reward and decision signals: From theories to data," *Physiological Reviews* 95 (2015): 853–951.

[23]　Richard S. Sutton and Andrew G. Barto, *Reinforcement Learning: An Introduction* (Cambridge, MA: MIT Press, 1998).

[24]　Claude E. Shannon and Warren Weaver, *The Mathematical Theory of Communication* (Urbana: University of Illinois Press, 1998).

[25]　Fred Rieke, David Warland, Rob de Ruyter van Steveninck, and William Bialek, *Spikes: Exploring the Neural Code*, (Cambridge, MA: MIT Press, 1997).

[26]　C. R. Gallistel and Adam Philip King, *Memory and the Computational Brain: Why Cognitive Science Will Transform Neuroscience* (Hoboken, NJ: Wiley-Blackwell, 2010).

[27]　A. M. Turing, "On computable numbers, with an application to the Entscheidungsproblem," *Proceedings of the London Mathematical Society* s2–42 (1937): 230–265.

[28]　S. Tonegawa, X. Liu, S. Ramirez, and R. Redondo, "Memory engram cells have come of age," *Neuron* 87 (2015): 918–931.

[29]　Norman Macrae, *John von Neumann* (New York: Pantheon Books, 1992).

[30]　Erwin Schrödinger, *What Is Life? The Physical Aspect of the Living Cell* (Cambridge, UK: Cambridge University Press, 1944).

[31]　Roger Penrose, *The Emperor's New Mind: Concerning Computers, Minds, and the Laws of Physics* (New York: Oxford University Press, 1989).

生物性思维

[32] F. Crick and C. Koch, "Towards a neurobiological theory of consciousness," *Seminars in the Neurosciences* 2 (1990): 263–275; Francis Crick, *The Astonishing Hypothesis* (New York: Touchstone, 1994).

[33] Marleen Rozemond, *Descartes's Dualism* (Cambridge, MA: Harvard University Press, 1998).

[34] René Descartes, *The Passions of the Soul*, translated by Stephen Voss (Indianapolis: Hackett, 1989).

[35] Christopher Badcock, "Freud: Fraud or Folk-Psychologist?," *Psychology Today*, September 3, 2012; Saul McLeod, "Id, Ego and Superego," SimplyPsychology, www.simplypsychology.org/psyche.html, 2007.

[36] Bandai, "Body and Brain Connection—Xbox 360," Amazon.com (accessed March 23, 2017).

[37] Dorothy Senior, *The Gay King: Charles II, His Court and Times* (New York: Brentano's, 1911).

[38] 在体液学说中, 血液过多被称为 "过剩"。

[39] Setti Rengachary and Richard Ellenbogen, eds., *Principles of Neurosurgery*, 2nd ed. (New York: Elsevier Mosby, 2004).

[40] S. Herculano-Houzel, "The glia/neuron ratio: How it varies uniformly across brain structures and species and what that means for brain physiology and evolution," *Glia* 62 (2014): 1377–1391.

[41] Gina Kolata and Lawrence K. Altman, "Weighing Hope and Reality in Kennedy's Cancer Battle," *New York Times*, August 27, 2009.

[42] 有趣的是, 美国国立卫生研究院的结构几乎在美国的神经医学和神经科学研究的基础设施中催生了一种脑体分离的残余迹象。对中风和脑震荡等疾病的研究由 NIH 下属的国立神经病学与中风研究所（NINDS）负责, 而 NINDS 不同于 NIH 主要负责研究认知大脑障碍的下属机构——国立精神卫生研究所（NIMH）和国立药物滥用研究所。

[43] N. Bazargani and D. Attwell, "Astrocyte calcium signaling: The third wave," *Nature Neuroscience* 19 (2016): 182–189.

[44] J. Schummers, H. Yu, and M. Sur, "Tuned responses of astrocytes and their influence on hemodynamic signals in the visual cortex," *Science* 320 (2008): 1638–1643.

[45] Stefano Zago, Lorenzo Lorusso, Roberta Ferrucci, and Alberto Priori, "Functional Neuroimaging: A Historical Perspective," in *Neuroimaging: Methods*, edited by Peter Bright (Rijeka, Croatia: InTechOpen, 2012).

[46] G. Garthwaite et al., "Signaling from blood vessels to CNS axons through nitric oxide," *Journal of Neuroscience* 26 (2006): 7730–7740; E. Ruusuvuori and K. Kaila, "Carbonic anhydrases and brain pH in the control of neuronal excitability," *Subcellular Biochemistry* 75 (2014): 271–290.

[47] C. I. Moore and R. Cao, "The hemo-neural hypothesis: On the role of blood flow in information processing," *Journal of Neurophysiology* 99 (2008): 2035–2047.

[48] M. Hausser, "Optogenetics: The age of light," *Nature Methods* 11 (2014): 1012–1014.

[49] T. Sasaki et al., "Application of an optogenetic byway for perturbing neuronal activity via glial photostimulation," *Proceedings of the National Academy of Sciences* 109 (2012): 20720–20725.

[50] X. Han et al., "Forebrain engraftment by human glial progenitor cells enhances synaptic plasticity and learning in adult mice," *Cell Stem Cell* 12 (2013): 342–353.

[51] Dale Purves, George J. Augustine, David Fitzpatrick, Lawrence C. Katz, Anthony-Samuel LaMantia, James O. McNamara, and S. Mark Williams, eds., *Neuroscience*, 2nd ed. (Sunderland, MA: Sinauer Associates, 2001).

[52] John E. Dowling, *The Retina: An Approachable Part of the Brain* (Cambridge, MA: Belknap Press of Harvard University Press, 1987).

[53] D. Li, C. Agulhon, E. Schmidt, M. Oheim, and N. Ropert, "New tools for investigating astrocyte-to-neuron communication," *Frontiers in Cellular Neuroscience* 7 (2013): 193.

[54] J. O. Schenk, "The functioning neuronal transporter for dopamine: Kinetic mechanisms and effects of amphetamines, cocaine and methylphenidate," *Progress in Drug Research* 59 (2002): 111–131.

[55] B. Barbour and M. Hausser, "Intersynaptic diffusion of neurotransmitter," *Trends in Neuroscience* 20 (1997): 377–384.

[56] N. Arnth-Jensen, D. Jabaudon, and M. Scanziani, "Cooperation between independent hippocampal synapses is controlled by glutamate uptake," *Nature Neuroscience* 5 (2002): 325–331; P. Marcaggi and D. Attwell, "Short- and long-term depression of rat cerebellar parallel fibre synaptic transmission mediated by synaptic crosstalk," *Journal of Physiology* 578 (2007): 545–550; Y. Okubo et al., "Imaging extrasynaptic glutamate dynamics in the brain," *Proceedings of the National Academy of Sciences* 107 (2010): 6526–

6531.

[57] K. H. Taber and R. A. Hurley, "Volume transmission in the brain: Beyond the synapse," *Journal of Neuropsychiatry and Clinical Neuroscience* 26 (2014): iv, 1–4.

[58] S. R. Lockery and M. B. Goodman, "The quest for action potentials in *C. elegans* neurons hits a plateau," *Nature Neuroscience* 12 (2009): 377–378.

[59] Douglas R. Hofstadter, *Gödel, Escher, Bach: An Eternal Golden Braid* (New York: Basic Books, 1979).

第 3 章 它很复杂

[1] 在线词典 Urban Dictionary 的用户评论包括：（1）"形容处于'朋友'和'恋人'关系之间的两个人。也可以用来表示对现有关系的不满。"（2）"任何有问题的关系；害怕被称为单身；抓住即将结束的关系不放手；仍然希望解决问题；在否认分手的阶段。"（3）"无法确定是朋友、暧昧朋友还是恋人的两个人。" www.urbandictionary.com/define.php?term=It%27s+complicated(accessed March 25, 2017).

[2] Christof Koch, quoted in Ira Flatow, "Decoding 'the Most Complex Object in the Universe,'" *Talk of the Nation*, National Public Radio, June 14, 2013.

[3] David Eagleman, *Incognito: The Secret Lives of the Brain* (New York: Vintage Books, 2012).

[4] Alun Anderson, "Brain Work," *Economist*, November 17, 2011.

[5] Robin Murray, quoted in Edi Stark, "The Brain Is the 'Most Complicated Thing in the Universe,'" *Stark Talk*, BBC Radio Scotland, May 28, 2012.

[6] Voltaire, quoted in Julian Cribb, "The Self-Deceiver (*Homo delusus*)," Chapter 9 in *Surviving the 21st Century: Humanity's Ten Great Challenges and How We Can Overcome Them* (Cham, Switzerland: Springer International, 2016).

[7] Brian Thomas, "Brain's Complexity 'Is Beyond Anything Imagined,'" Institute for Creation Research, discovercreation. org/blog/2013/12/20/brains-complexity-is-beyond-anything-imagined, January 17, 2011.

[8] *Krishna: The Beautiful Legend of God*, translated by Edwin F. Bryant (New York: Penguin, 2004).

[9] Paul Lettinck, *Aristotle's Meteorology and Its Reception in the Arab World* (Boston: Brill, 1999).

[10] Galileo Galilei, *The Sidereal Messenger*, translated by Edward S. Carlos (London: Rivingtons, 1880).

[11] Reproduced in Stanley Finger, *Minds Behind the Brain: A History of the*

Pioneers and Their Discoveries (New York: Oxford University Press, 2000).

[12]　Richard Rapport, *Nerve Endings: The Discovery of the Synapse* (New York: W. W. Norton, 2005).

[13]　W. A. Mozart and L. Da Ponte, *Don Giovanni* (New York: Ricordi, 1986).

[14]　"ATLAS Fact Sheet," European Organization for Nuclear Research (CERN), 2011.

[15]　对数据管理而言幸运的是，大多数发生在阿特拉斯探测器中的事件都被探测器中的触发机制拒绝了，该机制每秒拒绝约 200 个"有趣的"事件。

[16]　M. Temming, "How Many Stars Are There in the Universe?" *Sky & Telescope*, July 15, 2014.

[17]　Carl Sagan, *Billions and Billions: Thoughts on Life and Death at the Brink of the Millennium* (New York: Ballantine Books, 1997).

[18]　S. Herculano-Houzel and R. Lent, "Isotropic fractionator: A simple, rapid method for the quantification of total cell and neuron numbers in the brain," *Journal of Neuroscience* 25 (2005): 2518–2521.

[19]　F. A. Azevedo et al., "Equal numbers of neuronal and nonneuronal cells make the human brain an isometrically scaled-up primate brain," *Journal of Comparative Neurology* 513 (2009): 532–541.

[20]　J. DeFelipe, P. Marco, I. Busturia, and A. Merchan-Perez, "Estimation of the number of synapses in the cerebral cortex: Methodological considerations," *Cerebral Cortex* 9 (1999): 722–732.

[21]　已发表的对每个神经元突触数量的估测相差很大，大多数数据来源中的数字在 1 000～10 000，有些甚至超出了这个范围。

[22]　Y. Ko et al., "Cell type-specific genes show striking and distinct patterns of spatial expression in the mouse brain," *Proceedings of the National Academy of Sciences* 110 (2013): 3095–3100.

[23]　D. Attwell and S. B. Laughlin, "An energy budget for signaling in the grey matter of the brain," *Journal of Cerebral Blood Flow Metabolism* 21 (2001): 1133–1145.

[24]　B. Pakkenberg et al., "Aging and the human neocortex," *Experimental Gerontology* 38 (2003): 95–99; "Table HM-20: Public Road Length, 2013, Miles by Functional System," Office of Highway Policy Information, Federal Highway Administration, www.fhwa.dot.gov/policyinformation/statistics/2013/hm20.cfm, October 21, 2014.

[25]　E. Bianconi et al., "An estimation of the number of cells in the human body," *Annals in Human Biology* 40 (2013): 463–

471.

[26] Sebastian Seung, *Connectome: How the Brain's Wiring Makes Us Who We Are* (Boston: Houghton Mifflin Harcourt, 2012).

[27] M. Helmstaedter et al., "Connectomic reconstruction of the inner plexiform layer in the mouse retina," *Nature* 500 (2013): 168–174; John E. Dowling, *The Retina: An Approachable Part of the Brain* (Cambridge, MA: Belknap Press of Harvard University Press, 1987).

[28] J. S. Allen, H. Damasio, and T. J. Grabowski, "Normal neuroanatomical variation in the human brain: an MRI-volumetric study," *American Journal of Physical Anthropology* 118 (2002): 341–358.

[29] A. W. Toga and P. M. Thompson, "Genetics of brain structure and intelligence," *Annual Review of Neuroscience* 28 (2005): 1–23.

[30] S. Herculano-Houzel, D. J. Messeder, K. Fonseca-Azevedo, and N. A. Pantoja, "When larger brains do not have more neurons: Increased numbers of cells are compensated by decreased average cell size across mouse individuals," *Frontiers in Neuroanatomy* 9 (2015): 64.

[31] N. C. Fox and J. M. Schott, "Imaging cerebral atrophy: Normal ageing to Alzheimer's disease," *Lancet* 363 (2004): 392–394.

[32] F. Yu, Q. J. Jiang, X. Y. Sun, and R. W. Zhang, "A new case of complete primary cerebellar agenesis: Clinical and imaging findings in a living patient," *Brain* 138 (2015): e353.

[33] E. P. Vining et al., "Why would you remove half a brain? The outcome of 58 children after hemispherectomy—the Johns Hopkins experience: 1968 to 1996," *Pediatrics* 100 (1997): 163–171.

[34] C. C. Abbott, "Intelligence of the crow," *Science* 1 (1883): 576.

[35] N. J. Emery and N. S. Clayton, "The mentality of crows: Convergent evolution of intelligence in corvids and apes," *Science* 306 (2004): 1903–1907.

[36] Irene M. Pepperberg, *Alex & Me: How a Scientist and a Parrot Discovered a Hidden World of Animal Intelligence—and Formed a Deep Bond in the Process* (New York: HarperCollins, 2008).

[37] A. N. Iwaniuk, K. M. Dean, and J. E. Nelson, "Interspecific allometry of the brain and brain regions in parrots (psittaciformes): Comparisons with other birds and primates," *Brain, Behavior and Evolution* 65 (2005): 40–59; J. Mehlhorn, G. R. Hunt, R. D. Gray, G. Rehkamper, and O. Gunturkun, "Tool-making New Caledo-

nian crows have large associative brain areas," *Brain, Behavior and Evolution* 75 (2010): 63–70.

[38] S. Olkowicz et al., "Birds have primate-like numbers of neurons in the forebrain," *Proceedings of the National Academy of Sciences* 113 (2016): 7255–7260; S. Herculano-Houzel, "The remarkable, yet not extraordinary, human brain as a scaled-up primate brain and its associated cost," *Proceedings of the National Academy of Sciences* 109, Suppl 1 (2012): 10661–10668.

[39] G. Roth and U. Dicke, "Evolution of the brain and intelligence," *Trends in Cognitive Science* 9 (2005): 250–257.

[40] S. Herculano-Houzel, B. Mota, and R. Lent, "Cellular scaling rules for rodent brains," *Proceedings of the National Academy of Sciences* 103 (2006): 12138–12143; J. L. Kruger, N. Patzke, K. Fuxe, N. C. Bennett, and P. R. Manger, "Nuclear organization of cholinergic, putative catecholaminergic, serotonergic and orexinergic systems in the brain of the African pygmy mouse (*Mus minutoides*): Organizational complexity is preserved in small brains," *Journal of Chemical Neuroanatomy* 44 (2012): 45–56. 非洲侏儒鼠神经元的数量不是已发表的数据，但通过埃尔库拉诺－乌泽尔及其同事的

发现［在啮齿动物家族中，大脑的大小与神经元数量（的 1.587 次方）成正比］可得出侏儒鼠大脑中有近 6 000 万个神经元的估测数量。小鼠 7 100 万个神经元和 416 毫克的脑质量，还有 J. L. 克鲁格等人引用的侏儒鼠 275 毫克的脑质量，也是根据埃尔库拉诺－乌泽尔等人的研究得出的。

[41] M. A. Seid, A. Castillo, and W. T. Wcislo, "The allometry of brain miniaturization in ants," *Brain, Behavior and Evolution* 77 (2011): 5–13.

[42] Charles Darwin, *The Descent of Man, and Selection in Relation to Sex* (London: John Murray, 1871).

[43] Harry J. Jerison, *Evolution of the Brain and Intelligence* (New York: Academic, 1973).

[44] X. Jiang et al., "Principles of connectivity among morphologically defined cell types in adult neocortex," *Science* 350 (2015): aac9462.

[45] V. B. Mountcastle, "The columnar organization of the neocortex," *Brain* 120 (Part 4) (1997): 701–722.

[46] "Richard Feynman's Blackboard at Time of His Death," Caltech Image Archive, archives-dc.library.caltech.edu (accessed March 29, 2017).

[47] Sean Hill, "Whole Brain Simulation," in *The Future of the Brain*, edited

by Gary Marcus and Jeremy Freeman (Princeton, NJ: Princeton University Press, 2015).

[48] HBP-PS Consortium, *The Human Brain Project: A Report to the European Commission*, 2012.

[49] A. P. Alivisatos et al., "The brain activity map project and the challenge of functional connectomics," *Neuron* 74 (2012): 970–974.

[50] C. I. Bargmann and E. Marder, "From the connectome to brain function," *Nature Methods* 10 (2013): 483–490.

[51] Peter Shadbolt, "Scientists Upload a Worm's Mind into a Lego Robot," CNN, January 21, 2015.

[52] 诚然，汽车也可以身兼媒体播放器、气候调节器、电源和卧室的角色，但这些功能在很大程度上是可有可无的。

[53] Stephen J. Gould, *The Mismeasure of Man* (New York: W. W. Norton, 1996).

[54] Ralph L. Holloway, Chet C. Sherwood, Patrick R. Hof, and James K. Rilling, "Evolution of the Brain in Humans—Paleoneurology," *Encyclopedia of Neuroscience*, edited by Marc D. Binder, Nobutaka Hirokawa, and Uwe Windhorst (Berlin, Germany: Springer, 2009).

[55] D. Falk et al., "The brain of LB1, *Homo floresiensis*," *Science* 308 (2005): 242–245.

[56] J. DeFelipe, "The evolution of the brain, the human nature of cortical circuits, and intellectual creativity," *Frontiers in Neuroanatomy* 5 (2011): 29.

[57] B. Holmes, "How many uncontacted tribes are there in the world?" *New Scientist*, August 22, 2013.

第 4 章　破除神秘

[1] 1979 年诺贝尔生理学或医学奖被授予阿兰·科马克和高弗雷·豪斯费尔德，以表彰他们"开发计算机辅助的断层扫描技术"。2003 年诺贝尔生理学或医学奖被授予保罗·劳特伯和彼得·曼斯菲尔德，以表彰他们"在磁共振成像方面的发现"。

[2] 在 2012—2016 年这 5 年间在 PubMed 文献数据库搜索"neuroimaging"（神经成像），平均每年可搜到 10 039 篇文章；在同一时期同时搜索"brain"和"imaging"（成像），平均每年可搜到 17 270 篇文章。

[3] J. W. Belliveau et al., "Functional mapping of the human visual cortex by magnetic resonance imaging," *Science* 254 (1991): 716–719; S. Ogawa et al., "Intrinsic signal changes accompanying sensory stimulation: Functional brain mapping with magnetic resonance imaging," *Proceedings of the National Academy of Sciences* 89 (1992): 5951–5955.

[4] S. A. Huettel, A. W. Song, and G. McCarthy, eds., *Functional Magnetic Resonance Imaging*, 3rd ed. (Sunderland, MA: Sinauer Associates, 2014).

[5] S. Schleim, T. M. Spranger, S. Erk, and H. Walter, "From moral to legal judgment: The influence of normative context in lawyers and other academics," *Social Cognitive and Affective Neuroscience* 6 (2011): 48–57; S. M. McClure et al., "Neural correlates of behavioral preference for culturally familiar drinks," *Neuron* 44 (2004): 379–387.

[6] B. R. Rosen and R. L. Savoy, "fMRI at 20: Has it changed the world?," *NeuroImage* 62 (2012): 1316–1324.

[7] 在 LexisNexis Academic 学术大全数据库搜索 2013 年 4 月 1 日至 2017 年 3 月 31 日包含搜索词"fMRI"、内容类型和类别设置为"报纸"的记录,可搜到 1 187 个点击量。

[8] Marco Iacobini, Joshua Freedman, and Jonas Kaplan, "This Is Your Brain on Politics," *New York Times*, November 11, 2007; Benedict Carey, "Watching New Love As It Sears the Brain," *New York Times*, May 31, 2005.

[9] Sally Satel and Scott O. Lilienfeld, *Brainwashed: The Seductive Appeal of Mindless Neuroscience* (New York: Basic Books, 2013).

[10] D. P. McCabe and A. D. Castel, "Seeing is believing: The effect of brain images on judgments of scientific reasoning," *Cognition* 107 (2008): 343–352.

[11] C. J. Hook and M. J. Farah, "Look again: Effects of brain images and mind-brain dualism on lay evaluations of research," *Journal of Cognitive Neuroscience* 25 (2013): 1397–1405.

[12] Biello, "Searching for God in the brain."

[13] Mario Beauregard, *Brain Wars: The Scientific Battle over the Existence of the Mind and the Proof That Will Change the Way We Live Our Lives* (New York: HarperCollins, 2012).

[14] *The Scanner Story*, directed by Michael Weigall, EMITEL Productions, 1977.

[15] M. M. Ter-Pogossian, M. E. Phelps, E. J. Hoffman, and N. A. Mullani, "A positron-emission transaxial tomograph for nuclear imaging (PETT)," *Radiology* 114 (1975): 89–98.

[16] A. Newberg, A. Alavi, and M. Reivich, "Determination of regional cerebral function with FDG-PET imaging in neuropsychiatric disorders," *Seminars in Nuclear Medicine* 32 (2002): 13–34.

[17] Michael E. Phelps, *PET: Molecular Imaging and Its Biological Applications*

生物性思维

(New York: Springer, 2004).

[18] W. E. Klunk et al., "Imaging brain amyloid in Alzheimer's disease with Pittsburgh Compound-B," *Annals of Neurology* 55 (2004): 306–319.

[19] Peter Doggers, "Magnus Carlsen Checkmates Bill Gates in 12 Seconds," Chess.com, chess.com/news/view/bill-gates-vs-magnus-carlsen-checkmate-in-12-seconds-8224, January 24, 2014.

[20] Belliveau et al., "Functional mapping of the human visual cortex by magnetic resonance imaging."

[21] S. Ogawa, T. M. Lee, A. R. Kay, and D. W. Tank, "Brain magnetic resonance imaging with contrast dependent on blood oxygenation," *Proceedings of the National Academy of Sciences* 87 (1990): 9868–9872; S. Ogawa et al., "Intrinsic signal changes accompanying sensory stimulation."

[22] N. K. Logothetis, "What we can do and what we cannot do with fMRI," *Nature* 453 (2008): 869–878.

[23] Elizabeth Landau, "Scan a Brain, Read a Mind?," CNN, April 12, 2014.

[34] William B. Penny, Karl J. Friston, John T. Ashburner, Stefan J. Kiebel, and Thomas E. Nichols, eds., *Statistical Parametric Mapping: The Analysis of Functional Brain Images* (New York:

Academic, 2006).

[25] 现代的博洛尼亚香肠源自意大利北部传统的意式肉肠（mortadella，音译为"摩泰台拉"）。虽然现在的博洛尼亚香肠可以用猪肉以外的肉类制成，但它们都经过了高度加工，远离相应的动物来源，更不用说猪了。

[26] C. M. Bennett, M. B. Miller, and G. L. Wolford, "Neural correlates of interspecies perspective taking in the post-mortem Atlantic Salmon: An argument for multiple comparisons correction," *Journal of Serendipitous and Unexpected Results* 1 (2010): 1–5.

[27] "About the Ig Nobel Prizes," Improbable Research, www.improbable.com/ig (accessed May 4, 2017).

[28] E. Vul, C. Harris, P. Winkielman, and H. Pashler, "Puzzlingly high correlations in fMRI studies of emotion, personality, and social cognition," *Perspectives on Psychological Science* 4 (2009): 274–290.

[29] Nancy Kanwisher, "A Neural Portrait of the Human Mind," TED Conferences, March 19, 2014.

[30] C. W. Domanski, "Mysterious 'Monsieur Leborgne': The mystery of the famous patient in the history of neuropsychology is explained," *Journal of the History of Neuroscience* 22 (2013): 47–52.

[31] Kanwisher, "A Neural Portrait."

[32]　D. Dobbs, "Fact or phrenology?," *Scientific American* 16 (2005): 24.

[33]　R. A. Poldrack, "Mapping mental function to brain structure: How can cognitive neuroimaging succeed?," *Perspectives on Psychological Science* 5 (2010): 753–761.

[34]　T. K. Inagaki and N. I. Eisenberger, "Neural correlates of giving support to a loved one," *Psychosomatic Medicine* 74 (2012): 3–7; C. Lamm, C. D. Batson, and J. Decety, "The neural substrate of human empathy: Effects of perspective-taking and cognitive appraisal," *Journal Cognitive Neuroscience* 19 (2007): 42–58; K. H. Lee et al., "Neural correlates of superior intelligence: Stronger recruitment of posterior parietal cortex," *NeuroImage* 29 (2006): 578–586.

[35]　Martin Lindstrom, "You Love Your iPhone. Literally," *New York Times*, September 30, 2011.

[36]　Jonah Lehrer, *Imagine: How Creativity Works* (Boston: Houghton Mifflin, 2012).

[37]　Francis Crick, *The Astonishing Hypothesis* (New York: Touchstone, 1994).

[38]　Neuroskeptic, "Brain Scanning—Just the Tip of the Iceberg?," Neuroskeptic Blog, blogs.discovermagazine.com/neuroskeptic/2012/03/21/brain-scanning-just-the-tip-of-the-iceberg, March 21, 2012.

[39]　J. V. Haxby et al., "Distributed and overlapping representations of faces and objects in ventral temporal cortex," *Science* 293 (2001): 2425–2430.

[40]　A. Shmuel, M. Augath, A. Oeltermann, and N. K. Logothetis, "Negative functional MRI response correlates with decreases in neuronal activity in monkey visual area V1," *Nature Neuroscience* 9 (2006): 569–577.

[41]　Arthur Conan Doyle, "The Adventure of Silver Blaze," in *The Memoirs of Sherlock Holmes* (London: George Newnes, 1894).

[42]　William R. Uttal, *The New Phrenology: The Limits of Localizing Cognitive Processes in the Brain* (Cambridge, MA: MIT Press, 2003).

[43]　Daniel Dennett, *Consciousness Explained* (Boston: Back Bay Books, 1992).

[44]　Samuel Beckett, *Waiting for Godot: A Tragicomedy in Two Acts* (New York: Grove, 1954).

[45]　Logothetis, "What we can do and what we cannot do with fMRI."

[46]　N. Kanwisher and G. Yovel, "The fusiform face area: A cortical region specialized for the perception of faces," *Philosophical Transactions of the Royal Society of London Series B: Biological Sciences* 361 (2006): 2109–2128.

[47]　M. B. Ahrens, M. B. Orger, D. N.

生物性思维

Robson, J. M. Li, and P. J. Keller, "Whole-brain functional imaging at cellular resolution using light-sheet microscopy," *Nature Methods* 10 (2013): 413–420.

[48] B. B. Bartelle, A. Barandov, and A. Jasanoff, "Molecular fMRI," *Journal of Neuroscience* 36 (2016): 4139–4148.

第 5 章 具身认知

[1] Timothy Leary, *Your Brain Is God* (Berkeley, CA: Ronin, 2001).

[2] Eric R. Kandel, "Your Mind Is Nothing but Neurons, and That's Fine," Big Think, www.bigthink.com/videos/a-biological-basis-for-the-unconscious (accessed May 5, 2017).

[3] Francis Crick, *The Astonishing Hypothesis* (New York: Touchstone, 1994).

[4] Robert Lee Hotz, "A Neuron's Obsession Hints at Biology of Thoughts," *Wall Street Journal*, October 9, 2009.

[5] Friedrich Nietzsche, *Thus Spake Zarathustra*, translated by Thomas Common (Buffalo, NY: Prometheus Books, 1993).

[6] Ludwig Wittgenstein, *Philosophical Investigations*, translated by G. E. M. Anscombe (New York: Macmillan, 1953).

[7] Maxwell R. Bennett and Peter M. S. Hacker, *Philosophical Foundations of Neuroscience* (Malden, MA: Blackwell, 2003).

[8] Daniel Dennett, "Philosophy as Naive Anthropology: Comment on Bennett and Hacker," in *Neuroscience and Philosophy: Brain, Mind, and Language*, edited by Maxwell Bennett et al. (New York: Columbia University Press, 2007).

[9] Patricia Churchland, *Touching a Nerve: The Self as Brain* (New York: W. W. Norton, 2013); Derek Parfit, *Reasons and Persons* (New York: Oxford University Press, 1984).

[10] R. S. Boyer, E. A. Rodin, T. C. Grey, and R. C. Connolly, "The skull and cervical spine radiographs of Tutankhamen: A critical appraisal," *American Journal of Neuroradiology* 24 (2003): 1142–1147.

[11] A. A. Fanous and W. T. Couldwell, "Transnasal excerebration surgery in ancient Egypt," *Journal of Neurosurgery* 116 (2012): 743–748.

[12] The Brain Preservation Foundation, www.brainpreservation.org (accessed May 5, 2017).

[13] Alcor Life Extension Foundation: The World's Leader in Cryonics, www.alcor.com (accessed May 5, 2017).

[14] S. W. Bridge, "The neuropreservation option: Head first into the future," *Cryonics* 16 (1995): 4–7.

[15] K. Hussein, E. Matin, and A. G. Nerlich, "Paleopathology of the juvenile Pharaoh Tutankhamun: 90th anniversary

of discovery," *Virchows Archiv* 463 (2013): 475–479.

[16] Z. Hawass et al., "Ancestry and pathology in King Tutankhamun's family," *Journal of the American Medical Association* 303 (2010): 638–647.

[17] World Health Organization Communicable Diseases Cluster, "Severe falciparum malaria," *Transactions of the Royal Society of Tropical Medicine and Hygiene* 94, Suppl 1 (2000): S1–90.

[18] Edward Shorter, *A History of Psychiatry: From the Era of the Asylum to the Age of Prozac* (New York: John Wiley & Sons, 1997).

[19] Hans-Joachim Kreuzer, Interview by Wolf-Dieter Seiffert, "Schumann's 'Late Works,'" Schumann Forum 2010, henleusa.com/en/schumann-anniversary-2010/schumann-forum/the-late-works.html.

[20] B. Felker, J. J. Yazel, and D. Short, "Mortality and medical comorbidity among psychiatric patients: A review," *Psychiatric Services* 47 (1996): 1356–1363.

[21] Eric J. Nestler, Steven E. Hyman, David M. Holtzman, and Robert C. Malenka, *Molecular Neuropharmacology: A Foundation for Clinical Neuroscience* (New York: McGraw-Hill Education, 2015).

[22] A. W. Tank and D. Lee Wong, "Peripheral and central effects of circulating catecholamines," *Comprehensive Physiology* 5 (2015): 1–15.

[23] A. Schulz and C. Vogele, "Interoception and stress," *Frontiers in Psychology* 6 (2015): 993.

[24] L. M. Glynn, E. P. Davis, and C. A. Sandman, "New insights into the role of perinatal HPA-axis dysregulation in postpartum depression," *Neuropeptides* 47 (2013): 363–370.

[25] Charles Darwin, *The Expression of the Emotions in Man and Animals* (London: John Murray, 1872).

[26] William James, *The Principles of Psychology* (New York: Henry Holt and Company, 1890).

[27] 另一方面，心理学家莉萨·费尔德曼·巴雷特认为，关于对情感的生理反应的特异性的证据被过分强调了。她质疑对情感类别本身的定义，认为情感反应比我们通常想象的更加多变。她提出的另一种观点"不会否认在进化中保存下来的反应的重要性，但可能否认情感作为先天神经回路或模块的任何特殊地位"（L. F. Barrett, *Perspectives on Psychological Science* 1 [2006]: 28–58）。See also S. D. Kreibig, "Autonomic nervous system activity in emotion: A review," *Biological Psychiatry* 84 (2010): 394–421.

[28] L. Nummenmaa, E. Glerean, R.

Hari, and J. K. Hietanen, "Bodily maps of emotions," *Proceedings of the National Academy of Sciences* 111 (2014): 646–651.

[29]   Antonio Damasio, *Descartes' Error: Emotion, Reason, and the Human Brain* (New York: G. P. Putnam, 1994).

[30]   A. R. Damasio, "The somatic marker hypothesis and the possible functions of the prefrontal cortex," *Philosophical Transactions of the Royal Society of London Series B: Biological Sciences* 351 (1996): 1413–1420.

[31]   B. D. Dunn, T. Dalgleish, and A. D. Lawrence, "The somatic marker hypothesis: A critical evaluation," *Neuroscience & Biobehavioral Reviews* 30 (2006): 239–271.

[32]   Joseph E. LeDoux, *The Emotional Brain: The Mysterious Underpinnings of Emotional Life* (New York: Simon & Schuster, 1996).

[33]   Daniel Kahneman, *Thinking, Fast and Slow* (New York: Farrar, Straus and Giroux, 2011).

[34]   In a 1978 article in the *Journal of the American Medical Association* (27: 141–162), Myron Schonenfeld speculated that Paganini most likely experienced Marfan Syndrome, a rare genetic disorder.

[35]   F. Bennati, quoted in A. Pedrazzini, A. Martelli, and S. Tocco, " Niccolò Paganini: The hands of a genius," *Acta Biomedica* 86 (2015): 27–31.

[36]   Carl Guhr, *Paganini's Art of Playing the Violin: With a Treatise on Single and Double Harmonic Notes*, translated by S. Novello (London: Novello & Co., 1915).

[37]   W. K. Bühler, *Gauss: A Biographical Study* (New York: Springer, 1981).

[38]   George Lakoff and Rafael E. Núñez, *Where Mathematics Comes From: How the Embodied Mind Brings Mathematics into Being* (New York: Basic Books, 2000).

[39]   A. D. Wilson and S. Golonka, "Embodied cognition is not what you think it is," *Frontiers in Psychology* 4 (2013): 58.

[40]   L. M. Gordon et al., "Dental materials: Amorphous intergranular phases control the properties of rodent tooth enamel," *Science* 347 (2015): 746–750.

[41]   E. N. Woodcock, *Fifty Years a Hunter and a Trapper* (St. Louis: A. R. Harding, 1913).

[42]   Louise Barrett, *Beyond the Brain: How Body and Environment Shape Animal and Human Minds* (Princeton, NJ: Princeton University Press, 2011).

[43]   James J. Gibson, "The Theory of Affordances," in *Perceiving, Acting, and Knowing: Toward an Ecological Psychology*, edited by Robert Shaw and John

Bransford (Hillsdale, NJ: Lawrence Erlbaum Associates, 1977).

[44] George Lakoff and Mark Johnson, *Metaphors We Live By* (Chicago: University of Chicago Press, 1980).

[45] A. Eerland, T. M. Guadalupe, and R. A. Zwaan, "Leaning to the left makes the Eiffel Tower seem smaller: Posture-modulated estimation," *Psychological Science* 22 (2011): 1511–1514.

[46] L. K. Miles, L. K. Nind, and C. N. Macrae, "Moving through time," *Psychological Science* 21 (2010): 222–223.

[47] J. M. Northey, N. Cherbuin, K. L. Pumpa, D. J. Smee, and B. Rattray, "Exercise interventions for cognitive function in adults older than 50: A systematic review with meta-analysis," *British Journal of Sports Medicine* (2017).

[48] E. P. Cox et al., "Relationship between physical activity and cognitive function in apparently healthy young to middle-aged adults: A systematic review," *Journal of Science and Medicine in Sport* 19 (2016): 616–628.

[49] M. Oppezzo and D. L. Schwartz, "Give your ideas some legs: The positive effect of walking on creative thinking," *Journal of Experimental Psychology: Learning, Memory, and Cognition* 40 (2014): 1142–1152.

[50] K. Weigmann, "Why exercise is good for your brain: A closer look at the underlying mechanisms suggests that some sports, especially combined with mental activity, may be more effective than others," *EMBO Reports* 15 (2014): 745–748.

[51] Claire Sylvia with William Novak, *A Change of Heart: A Memoir* (New York: Warner Books, 1997).

[52] Joe Shute, "The Life-Saving Operations That Change Personalities," *Telegraph*, February 6, 2015.

[53] Will Oremus, "Personality Transplant," *Slate*, March 26, 2012.

[54] B. Bunzel, B. Schmidl-Mohl, A. Grundbock, and G. Wollenek, "Does changing the heart mean changing personality? A retrospective inquiry on 47 heart transplant patients," *Quality of Life Research* 1 (1992): 251–256.

[55] M. E. Olbrisch, S. M. Benedict, K. Ashe, and J. L. Levenson, "Psychological assessment and care of organ transplant patients," *Journal of Consulting and Clinical Psychology* 70 (2002): 771–783.

[56] K. Mattarozzi, L. Cretella, M. Guarino, and A. Stracciari, "Minimal hepatic encephalopathy: Follow-up 10 years after successful liver transplantation," *Transplantation* 93 (2012): 639–643.

[57] Michael D. Gershon, *The Second Brain: The Scientific Basis of Gut Instinct and a Groundbreaking New Understanding of Nervous Disorders of the Stomach and Intestine* (New York: HarperCollins, 1998).

[58] S. Fass, "Gastric Sleeve Surgery—The Expert's Guide," Obesity Coverage, obesitycoverage.com, April 13, 2017.

[59] H. Woodberries, "Personality Changes—It's a Huge Deal!!" Gastric Sleeve Discussion Forum, gastricsleeve.com (March 10, 2012).

[60] Jeff Seidel, "After Bariatric Surgery, the Rules of Marriage Often Change," *Seattle Times*, June 1, 2011.

[61] CDC Newsroom, "Nearly Half a Million Americans Suffered from *Clostridium difficile* Infections in a Single Year," Centers for Disease Control and Prevention (February 25, 2015).

[62] Peter A. Smith, "Can the Bacteria in Your Gut Explain Your Mood?" *New York Times*, June 23, 2015; T. G. Dinan, R. M. Stilling, C. Stanton, and J. F. Cryan, "Collective unconscious: How gut microbes shape human behavior," *Journal of Psychiatric Research* 63 (2015): 1–9.

[63] P. Bercik et al., "The intestinal microbiota affect central levels of brain-derived neurotropic factor and behavior in mice," *Gastroenterology* 141 (2011): 599–609.

[64] J. A. Bravo et al., "Ingestion of *Lactobacillus* strain regulates emotional behavior and central GABA receptor expression in a mouse via the vagus nerve," *Proceedings of the National Academy of Sciences* 108 (2011): 16050–16055.

[65] K. Tillisch et al., "Consumption of fermented milk product with probiotic modulates brain activity," *Gastroenterology* 144 (2013): 1394–1401.

[66] J. M. Harlow, "Recovery from the passage of an iron bar through the head," *Publication of the Massachusetts Medical Society* 2 (1869): 327–347; A. Bechara, H. Damasio, D. Tranel, and A. R. Damasio, "The Iowa Gambling Task and the somatic marker hypothesis: Some questions and answers," *Trends in Cognitive Science* 9 (2005): 159– 162; discussion 62–64.

[67] J. Horgan, "The forgotten era of brain chips," *Scientific American* 293 (2005): 66–73.

[68] J. Gorman, "Brain Control in a Flash of Light," *New York Times*, April 21, 2014.

[69] W. R. Lovallo et al., "Caffeine stimulation of cortisol secretion across the waking hours in relation to caffeine intake levels," *Psychosomatic Medicine* 67 (2005): 734–739; J. R. Schwartz and T. Roth, "Neurophysiology of sleep and

wakefulness: Basic science and clinical implications," *Current Neuropharmacology* 6 (2008): 367–378.

第 6 章 大脑非孤岛

[1] Peter M. Milner, *The Autonomous Brain: A Neural Theory of Attention and Learning* (Mahwah, NJ: Lawrence Erlbaum, 1999).

[2] P. Haggard, "Human volition: Towards a neuroscience of will," *Nature Reviews Neuroscience* 9 (2008): 934–946.

[3] B. Libet, C. A. Gleason, E. W. Wright, and D. K. Pearl, "Time of conscious intention to act in relation to onset of cerebral activity (readiness-potential): The unconscious initiation of a freely voluntary act," *Brain* 106 (Part 3) (1983): 623–642.

[4] David Eagleman, *Incognito: The Secret Lives of the Brain* (New York: Vintage Books, 2012).

[5] *Inside Out*, directed by Pete Docter and Ronnie Del Carmen (Walt Disney Studios, 2015).

[6] Gilbert Ryle, *The Concept of Mind* (New York: Hutchinson's University Library, 1949).

[7] Arthur Schopenhauer, *Prize Essay on the Freedom of the Will*, translated by E. F. J. Payne (New York: Cambridge University Press, 1999).

[8] *Fodor's Tokyo*, edited by Stephanie E. Butler (New York: Random House, 2011).

[9] Three-Monkeys, three-monkeys.info (accessed May 10, 2017).

[10] Juhi Saklani, *Eyewitness Gandhi* (New York: DK Publishing, 2014).

[11] Neil Strauss, "Mafia Songs Break a Code of Silence; A Gory Italian Folk Form Attracts Fans, and Critics," *New York Times*, July 22, 2002.

[12] *The Bhagavad Gita*, translated by Laurie L. Patton (New York: Penguin Classics, 2008).

[13] H. B. Barlow, W. R. Levick, and M. Yoon, "Responses to single quanta of light in retinal ganglion cells of the cat," *Vision Research*, Suppl 3 (1971): 87–101.

[14] M. Meister, R. O. Wong, D. A. Baylor, and C. J. Shatz, "Synchronous bursts of action potentials in ganglion cells of the developing mammalian retina," *Science* 252 (1991): 939–943.

[15] K. Koch et al., "How much the eye tells the brain," *Current Biology* 16 (2006): 1428–1434.

[16] B. C. Moore, "Coding of sounds in the auditory system and its relevance to signal processing and coding in cochlear implants," *Otology & Neurotology* 24 (2003): 243–254.

生物性思维

[17] R. S. Johansson and A. B. Vallbo, "Tactile sensibility in the human hand: Relative and absolute densities of four types of mechanoreceptive units in glabrous skin," *Journal of Physiology* 286 (1979): 283–300.

[18] Daniel L. Schacter, Daniel T. Gilbert, Daniel M. Wegner, and Matthew K. Nock, *Psychology*, 3rd ed. (New York: Worth Publishers, 2014).

[19] T. Connelly, A. Savigner, and M. Ma, "Spontaneous and sensory-evoked activity in mouse olfactory sensory neurons with defined odorant receptors," *Journal of Neurophysiology* 110 (2013): 55–62.

[20] Eric Griffith, "How Fast Is Your Internet Connection... Really?" *PC Magazine*, June 2, 2017.

[21] E. V. Evarts, "Relation of Discharge Frequency to Conduction Velocity in Pyramidal Tract Neurons," *Journal of Neurophysiology* 28 (1965): 216–228; L. Firmin et al., "Axon diameters and conduction velocities in the macaque pyramidal tract," *Journal of Neurophysiology* 112 (2014): 1229–1240.

[22] David C. Van Essen, "Organization of Visual Areas in Macaque and Human Cerebral Cortex," in *Visual Neurosciences*, vol. 1, edited by Leo M. Chalupa and John S. Werner (Cambridge, MA: MIT Press, 2004).

[23] C. Kayser, C. I. Petkov, and N. K. Logothetis, "Multisensory interactions in primate auditory cortex: fMRI and electrophysiology," *Hearing Research* 258 (2009): 80–88.

[24] N. Naue et al., "Auditory event-related response in visual cortex modulates subsequent visual responses in humans," *Journal of Neuroscience* 31 (2011): 7729–7736.

[25] Micah M. Murray and Mark T. Wallace, eds., *The Neural Bases of Multisensory Processes* (Boca Raton, FL: CRC, 2012).

[26] M. T. Schmolesky et al., "Signal timing across the macaque visual system," *Journal of Neurophysiology* 79 (1998): 3272–3278.

[27] M. E. Raichle et al., "A default mode of brain function," *Proceedings of the National Academy of Sciences* 98 (2001): 676–682.

[28] B. Biswal, F. Z. Yetkin, V. M. Haughton, and J. S. Hyde, "Functional connectivity in the motor cortex of resting human brain using echo-planar MRI," *Magnetic Resonance in Medicine* 34 (1995): 537–541.

[29] K. R. Van Dijk et al., "Intrinsic functional connectivity as a tool for human connectomics: Theory, properties, and

optimization," *Journal of Neurophysiology* 103 (2010): 297–321.

[30] V. Betti et al., "Natural scenes viewing alters the dynamics of functional connectivity in the human brain," *Neuron* 79 (2013): 782–797.

[31] T. Vanderwal, C. Kelly, J. Eilbott, L. C. Mayes, and F. X. Castellanos, "Inscapes: A movie paradigm to improve compliance in functional magnetic resonance imaging," *NeuroImage* 122 (2015): 222–232.

[32] N. Gaab, J. D. Gabrieli, and G. H. Glover, "Resting in peace or noise: Scanner background noise suppresses default-mode network," *Human Brain Mapping* 29 (2008): 858–867.

[33] J. H. Kaas, "The evolution of neocortex in primates," *Progress in Brain Research* 195 (2012): 91–102.

[34] Albert Camus, *The Stranger*, translated by Matthew Ward (New York: Vintage, 1989).

[35] Matthew H. Bowker, "Meursault and Moral Freedom: *The Stranger's* Unique Challenge to an Enlightenment Ideal," in *Albert Camus's The Stranger: Critical Essays*, edited by Peter Francev (Newcastle upon Tyne, UK: Cambridge Scholars, 2014).

[36] A. Vrij, J. van der Steen, and L. Koppelaar, "Aggression of police officers as a function of temperature: An experiment with the fire arms training system," *Journal of Community & Applied Social Psychology* 4 (1994): 365–370.

[37] S. M. Hsiang, M. Burke, and E. Miguel, "Quantifying the influence of climate on human conflict," *Science* 341 (2013): 123567.

[38] E. G. Cohn and J. Rotton, "Assault as a function of time and temperature: A moderator-variable time-series analysis," *Journal of Personality and Social Psychology* 72 (1997): 1322–1334.

[39] L. Taylor, S. L. Watkins, H. Marshall, B. J. Dascombe, and J. Foster, "The impact of different environmental conditions on cognitive function: A focused review," *Frontiers in Physiology* 6 (2015): 372.

[40] G. Greenberg, "The effects of ambient temperature and population density on aggression in two inbred strains of mice, Mus musculus," *Behaviour* 42 (1972): 119–130.

[41] Caroline Overy and E. M. Tansey, eds., *The Recent History of Seasonal Affective Disorder (SAD): The Transcript of a Witness Seminar*, Wellcome Witnesses to Contemporary Medicine, vol. 51 (London: Queen Mary, University of London, 2014).

[42] N. E. Rosenthal et al., "Seasonal

生物性思维

affective disorder: A description of the syndrome and preliminary findings with light therapy," *Archives of General Psychiatry* 41 (1984): 72–80; A. Magnusson, "An overview of epidemiological studies on seasonal affective disorder," *Acta Psychiatrica Scandinavica* 101 (2000): 176–184; K. A. Roecklein and K. J. Rohan, "Seasonal affective disorder: An overview and update," *Psychiatry* 2 (2005): 20–26.

[43]   G. Pail et al., "Bright-light therapy in the treatment of mood disorders," *Neuropsychobiology* 64 (2011): 152–162.

[44]   Roecklein and Rohan, "Seasonal affective disorder."

[45]   Wassily Kandinsky, *On the Spiritual in Art* (New York: Solomon R. Guggenheim Foundation, 1946).

[46]   Michael York, *The A to Z of New Age Movements* (Lanham, MD: Scarecrow, 2009).

[47]   A. J. Pleasonton, *The Influence of the Blue Ray of the Sunlight and of the Blue Colour of the Sky; in Developing Animal and Vegetable Life, in Arresting Disease and in Restoring Health in Acute and Chronic Disorders to Human and Domestic Animals* (Philadelphia: Claxton, Remsen & Haffelfinger, 1876).

[48]   Adam Alter, *Drunk Tank Pink: And Other Unexpected Forces That Shape How We Think, Feel, and Behave* (New York: Penguin, 2014).

[49]   A. G. Schauss, "Tranquilizing effect of color reduces aggressive behavior and potential violence," *Orthomolecular Psychiatry* 8 (1979): 218–221.

[50]   J. E. Gilliam and D. Unruh, "The effects of Baker-Miller pink on biological, physical and cognitive behaviour," *Journal of Orthomolecular Medicine* 3 (1988): 202–206.

[51]   P. Valdez and A. Mehrabian, "Effects of color on emotions," *Journal of Experimental Psychology:* General 123 (1994): 394–409.

[52]   A. J. Elliot, M. A. Maier, A. C. Moller, R. Friedman, and J. Meinhardt, "Color and psychological functioning: The effect of red on performance attainment," *Journal of Experimental Psychology: General* 136 (2007): 154–168.

[53]   R. Mehta and R. J. Zhu, "Blue or red? Exploring the effect of color on cognitive task performances," *Science* 323 (2009): 1226–1229.

[54]   P. Salamé and A. D. Baddeley, "Disruption of short-term memory by unattended speech: Implications for the structure of working memory," *Journal of Verbal Learning & Verbal Behavior* 21 (1982): 150–164; D. M. Jones and W.

J. Macken, "Irrelevant tones produce an irrelevant speech effect: Implications for phonological coding in working memory," *Journal of Experimental Psychology* 19 (1993): 369–381.

[55]   E. M. Elliott, "The irrelevant-speech effect and children: Theoretical implications of developmental change," *Memory and Cognition* 30 (2002): 478–487.

[56]   S. Murphy and P. Dalton, "Out of touch? Visual load induces inattentional numbness," *Journal of Experimental Psychology: Human Perception and Performance* 42 (2016): 761–765.

[57]   S. Brodoehl, C. M. Klingner, and O. W. Witte, "Eye closure enhances dark night perceptions," *Science Reports* 5 (2015): 10515.

[58]   H. McGurk and J. MacDonald, "Hearing lips and seeing voices," *Nature* 264 (1976): 746–748. 麦格克效应首次被证明是通过向一组被试提供视频和听觉刺激，然后观察他们的感知情况。你现在可以使用在线视频文件来亲身体验这种效应。

[59]   M. Corbetta and G. L. Shulman, "Control of goal-directed and stimulus-driven attention in the brain," *Nature Reviews Neuroscience* 3 (2002): 201–215.

[60]   William James, *The Principles of Psychology* (New York: Henry Holt and Company, 1890).

[61]   R. J. Krauzlis, A. Bollimunta, F. Arcizet, and L. Wang, "Attention as an effect not a cause," *Trends in Cognitive Science* 18 (2014): 457–464.

[62]   Corbetta and Shulman, "Control of goal-directed and stimulus-driven attention in the brain."

[63]   M. Handford, *Where's Waldo? The Complete Collection* (Cambridge, MA: Candlewick, 2008).

[64]   N. P. Bichot, A. F. Rossi, and R. Desimone, "Parallel and serial neural mechanisms for visual search in macaque area V4," *Science* 308 (2005): 529–534.

[65]   H. F. Credidio, E. N. Teixeira, S. D. Reis, A. A. Moreira, and J. S. Andrade Jr., "Statistical patterns of visual search for hidden objects," *Scientific Reports* 2 (2012): 920.

[66]   I. Mertens, H. Siegmund, and O. J. Grusser, "Gaze motor asymmetries in the perception of faces during a memory task," *Neuropsychologia* 31 (1993): 989–998.

[67]   Marcel Proust, à la recherche du temps perdu: Ducôté de chez Swann, 7 vols. (Paris, France: Gallimard, 1919–1927); Evelyn Waugh, *Brideshead Revisited: The Sacred and Profane Memories of Captain Charles Ryder* (Boston: Little, Brown, 1945).

生物性思维

[68] Gaius Suetonius Tranquillus, *The Twelve Caesars*, translated by Robert Graves (New York: Penguin, 2007).

[69] John Medina, *Brain Rules: 12 Principles for Surviving and Thriving at Work, Home, and School* (Seattle: Pear, 2008).

[70] Alyson Gausby, *Attention Spans*, Consumer Insights, Microsoft Canada, 2015.

[71] Solomon E. Asch, "Effects of Group Pressure upon the Modification and Distortion of Judgments," in *Groups, Leadership and Men: Research in Human Relations*, edited by H. Guetzkow (Oxford, UK: Carnegie, 1951).

[72] S. E. Asch, "Opinions and social pressure," *Scientific American* (November 1955).

[73] H. C. Breiter et al., "Response and habituation of the human amygdala during visual processing of facial expression," *Neuron* 17 (1996): 875–887.

[74] A. J. Bartholomew and E. T. Cirulli, "Individual variation in contagious yawning susceptibility is highly stable and largely unexplained by empathy or other known factors," *PLoS One* 9 (2014): e91773.

[75] S. Kouider and E. Dupoux, "Subliminal speech priming," *Psychological Science* 16 (2005): 617–625.

[76] S. Kouider, V. de Gardelle, S. Dehaene, E. Dupoux, and C. Pallier, "Cerebral bases of subliminal speech priming," *NeuroImage* 49 (2010): 922–929.

[77] Atul Gawande, "Hellhole," *New Yorker*, March 30, 2009.

[78] Sal Rodriguez, "Solitary Confinement: FAQ," Solitary Watch, solitarywatch.com/facts/faq, March 31, 2012.

[79] Sal Rodriguez, "Fact Sheet: Psychological Effects of Solitary Confinement," Solitary Watch, solitarywatch.com/facts/fact-sheets, June 4, 2011.

[80] Shruti Ravindran, "Twilight in the Box," *Aeon*, February 27, 2014.

[81] P. Gendreau, N. L. Freedman, G. J. Wilde, and G. D. Scott, "Changes in EEG alpha frequency and evoked response latency during solitary confinement," *Journal of Abnormal Psychology* 79 (1972): 545–549.

[82] Jan Harold Brunvand, ed., *American Folklore: An Encyclopedia* (New York: Garland, 1996).

[83] *Extramarital Affairs Topline*, Pew Research Center, 2014.

[84] R. Khan, "Genetic map of Europe; genes vary as a function of distance," *Gene Expression*, May 21, 2008.

[85] Michael Gazzaniga, *Who's in Charge? Free Will and the Science of the*

Brain (New York: HarperCollins, 2012).

[86] John Donne, *Devotions upon Emergent Occasions and Death's Duel* (New York: Vintage, 1999).

第 7 章 先天和后天

[1] Barack Obama, Remarks at the NAACP Conference, Philadelphia, 2015.

[2] Ronald Reagan, Speech at the Republican National Convention, Platform Committee Meeting, Miami, 1968.

[3] 马克思将历史视为一系列的阶级斗争，对这一观点最著名的阐述是在《共产党宣言》中。《共产党宣言》由马克思与恩格斯合著，于 1848 年匿名出版了德国版。

[4] Karl Marx, "Economic and Philosophic Manuscripts of 1844," in *Economic and Philosophic Manuscripts of 1844; and the Communist Manifesto*, translated by Martin Milligan (Buffalo, NY: Prometheus Books, 1988).

[5] John M. O'Donnell, *The Origins of Behaviorism: American Psychology, 1870–1920* (New York: New York University Press, 1985).

[6] S. Diamond, "Wundt Before Leipzig," in *Wilhelm Wundt and the Making of a Scientific Psychology*, edited by R. W. Rieber (New York: Springer, 1980).

[7] W. Wundt, "Principles of Physiological Psychology," translated by S. Diamond, in *Wilhelm Wundt and the Making of a Scientific Psychology*, edited by R. W. Rieber (New York: Plenum, 1980).

[8] K. Danziger, "The history of introspection revisited," *Journal of the History of Behavioral Sciences* 16 (1980): 241–262.

[9] W. Wundt, *Lectures on Human and Animal Psychology*. translated by J. E. Creighton and E. B. Titchener (New York: Macmillan, 1896).

[10] Wundt, *Principles of Physiological Psychology*.

[11] W. M. Wundt, *Outlines of Psychology*, translated by C. H. Judd (Leipzig, Germany: W. Engelman, 1897).

[12] Edward B. Titchener, *A Primer of Psychology* (New York: Macmillan, 1899).

[13] 威廉·詹姆斯的父亲老亨利·詹姆斯是一位著名的神学家，兄弟姐妹包括小说作家亨利·詹姆斯和日记体作家爱丽丝·詹姆斯。

[14] William James, *The Principles of Psychology* (New York: Henry Holt and Company, 1890).

[15] James, *The Principles of Psychology*.

[16] A. Kim, "Wilhelm Maximilian Wundt," *The Stanford Encyclopedia of Philosophy*, edited by Edward N. Zalta (Stanford, CA: Metaphysics Research

Lab, Center for the Study of Language and Information, Stanford University).

[17] 著名成员包括维尔茨堡大学的奥斯瓦尔德·屈尔佩、先后任职于约翰斯·霍普金斯大学和克拉克大学的斯坦利·霍尔、哥伦比亚大学的爱德华·桑代克和詹姆斯·卡特尔、哈佛大学的埃德温·波林、伦敦大学学院的查尔斯·斯皮尔曼。

[18] R. M. Yerkes, "Eugenic bearing of measurements of intelligence in the United States Army," *Eugenics Review* 14 (1923): 225–245.

[19] C. S. Gruber, "Academic freedom at Columbia University, 1917–1918: The case of James McKeen Cattell," *AAUP Bulletin* 58 (1972): 297–305.

[20] J. B. Watson, "Psychology as the behaviorist views it," *Psychological Review* 20 (1913): 158–177.

[21] D. N. Robinson, *An Intellectual History of Psychology* (Madison: University of Wisconsin Press, 1986).

[22] E. B. Titchener, "On 'Psychology as the behaviorist views it,'" *Proceedings of the American Philosophical Society* 53 (1914): 1–17.

[23] R. M. Yerkes, "Comparative psychology: A question of definitions," *The Journal of Philosophy, Psychology and Scientific Methods* 10, 1913: 580–582;

J. B. Watson, *Behavior: An Introduction to Comparative Psychology* (New York: Henry Holt and Company, 1914).

[24] F. Samelson, "Struggle for scientific authority: The reception of Watson's behaviorism, 1913–1920," *Journal of History of the Behavioral Sciences* 17 (1981): 399–425.

[25] 诚然，这一章描绘了心理学的历史，但它并没有对许多在该领域发挥重要作用的人给予应有的关注。特别是对于弗洛伊德，我应该倾注更多笔墨。人们可能会认为他对个体无意识心理的强调大体上与19世纪末的内省心理学家的观点一致，尽管前者在方向上少了颗粒性和"科学性"。学术心理学家大多反对弗洛伊德的观点，但詹姆斯和冯特的学生斯坦利·霍尔在智力上对这个领域的心理学理论进行了研究，从而与弗洛伊德的理论产生了交集。1909年，在弗洛伊德唯一一次到访美国期间，是霍尔接待了他。霍尔本人也钻研了超自然心理学和宗教人物的精神分析等课题。

[26] Michael Specter, "Drool," *New Yorker*, November 24, 2014.

[27] Daniel P. Todes, *Ivan Pavlov: A Russian Life in Science* (New York: Oxford University Press, 2014).

[28] 我们在第2章看过经典条件反射的例子：舒尔茨和同事们将视觉刺激与果汁奖励组合在一起，这是他们研究猴

子在学习过程中的多巴胺神经元功能的一部分；内德加德和同事们将一种音调与电击组合在一起，以测试接受了人类神经胶质细胞移植的小鼠的学习能力。

[29]　John B. Watson, *Behaviorism* (New York: W. W. Norton, 1925).

[30]　S. J. Haggbloom et al., "The 100 most eminent psychologists of the 20th century," *Review of General Psychology* 6 (2002): 139–152.

[31]　斯金纳在他的著作《有机体的行为：一种实验分析》[*The Bahvior of Organisms: An Experimental Analysis* (New York: Appleton-Century-Crofts, 1938)] 中详细阐述了操作性条件反射现象。然而，这个概念通常被视为由爱德华·桑代克提出的，他将基于行动的学习解释为源于他所说的效应定律："在对同一情况做出的几种反应中，在其他因素相同的条件下，那些伴随或紧跟着动物得到满足的反应与该情况联系得最紧密，因此，当这种情况再次发生时，这些反应将更有可能再次出现；在其他因素相同的条件下，那些伴随或紧跟着动物产生不适的反应与该情况的联系减弱，因此，当这种情况再次发生时，这些反应就不太可能再次出现。满足感或不适感越强，这种联系的强化或减弱就越明显（Edward L. Thorndike, Animal Intelligence [New York: Macmillan, 1911]）。

[32]　B. F. Skinner, *Science and Human Behavior* (New York: Macmillan, 1953).

与斯金纳同时代的人也引入和研究了操作性条件反射的许多变体，例如埃德温·格思里的连续条件反射、爱德华·托尔曼的潜在学习和默里·西德曼的操作性回避。

[33]　Benedict Carey, "Sidney W. Bijou, Child Psychologist, Is Dead at 100," *New York Times*, July 21, 2009.

[34]　D. M. Baer, M. M. Wolf, and T. R. Risley, "Some current dimensions of applied behavior analysis," *Journal of Applied Behavioral Analysis* 1 (1968): 91–97.

[35]　J. J. Pear, "Behaviorism in North America since Skinner: A personal perspective," *Operants* Q4 (2015): 10–14.

[36]　J. Ludy and T. Benjamin, "A history of teaching machines," *American Psychologist* 43 (1988): 703–712.

[37]　Le Corbusier, *Toward an Architecture*, translated by John Goodman (Los Angeles: Getty Research Institute, 2007).

[38]　B. F. Skinner, *Walden Two* (New York: Macmillan, 1948).

[39]　A. Sanguinetti, "The design of intentional communities: A recycled perspective on sustainable neighborhoods," *Behavior and Social Issues* 21 (2012): 5–25.

[40]　Watson, *Behaviorism*.

[41]　B. F. Skinner, quoted in Temple

Grandin, *Animals in Translation: Using the Mysteries of Autism to Decode Animal Behavior* (New York: Scribner, 2005).

[42]　John Searle, quoted in Steven R. Postrel and Edward Feser, "Reality Principles: An Interview with John R. Searle," *Reason* (February 2000).

[43]　B. F. Skinner, *Verbal Behavior* (New York: Appleton-Century-Crofts, 1957).

[44]　Noam Chomsky, "A review of B. F. Skinner's *Verbal Behavior*," *Language* 35 (1959): 26–58.

[45]　Chomsky, "A review of B. F. Skinner's *Verbal Behavior*."

[46]　Steven Pinker, *The Blank Slate: The Modern Denial of Human Nature* (New York: Viking, 2002).

[47]　Noam Chomsky, *Aspects of the Theory of Syntax* (Cambridge, MA: MIT Press, 1965).

[48]　Pinker, *The Blank Slate*.

[49]　M. Rescorla, "The computational theory of mind," *The Stanford Encyclopedia of Philosophy*, edited by Edward N. Zalta (Stanford, CA: Metaphysics Research Lab, Center for the Study of Language and Information, Stanford University, n.d.).

[50]　David Marr, *Vision: A Computational Investigation into the Human Representation and Processing of Visual Information* (San Francisco: W. H. Freeman, 1982).

[51]　Ned Block, "The Mind as the Software of the Brain," in *Thinking*, vol. 3 of *An Invitation to Cognitive Science*, 2nd ed., edited by Daniel N. Osherson et al. (Cambridge, MA: MIT Press, 1995).

[52]　Pinker, The *Blank Slate*.

[53]　对心理功能完全以大脑为中心的观点比较值得注意的反对者包括第5章我们提到的与具身认知运动有关联的人和其他强调脑体互动重要性的人，这些脑体互动涉及达马西奥的躯体标识或全身应激反应。

[54]　Peter B. Reiner, "The Rise of Neuroessentialism," in *Oxford Handbook of Neuroethics*, edited by Judy Illes and Barbara J. Sahakian (New York: Oxford University Press, 2011).

[55]　A. Roskies, "Neuroethics for the new millennium," *Neuron* 35 (2002): 21–23.

[56]　Alex Hannaford, "The Mysterious Vanishing Brains," *Atlantic*, December 2, 2014.

[57]　C. D. Chenar, "Charles Whitman Autopsy Report," Cook Funeral Home, Austin, TX, 1966.

[58]　Gary M. Lavergne, *A Sniper in the Tower: The Charles Whitman Murders* (Denton: University of North Texas Press, 1997).

[59] Governor's Committee and Invited Consultants, *Report to the Governor, Medical Aspects, Charles J. Whitman Catastrophe*, Austin, TX, 1966.

[60] Lavergne, *A Sniper in the Tower*.

[61] Joseph LeDoux, "Inside the Brain, Behind the Music, Part 5," The Beautiful Brain Blog, thebeautifulbrain.com/2010/07/ledoux-amydaloids-crime-of-passion, July 23, 2010.

[62] David Eagleman, "The Brain on Trial," *Atlantic* (July/August 2011).

[63] Jeffrey Rosen, "The Brain on the Stand," *New York Times Magazine*, March 11, 2007.

[64] R. M. Sapolsky, "The frontal cortex and the criminal justice system," *Philosophical Transactions of the Royal Society of London Series B: Biological Sciences* 359 (2004): 1787–1796.

[65] Adam Voorhes and Alex Hannaford, *Malformed: Forgotten Brains of the Texas State Mental Hospital* (New York: Powerhouse Books, 2014).

[66] Hannaford, "The Mysterious Vanishing Brains."

[67] Rick Jervis and Doug Stanglin, "Mystery of Missing University of Texas Brains Solved," *USA Today*, December 3, 2014.

[68] Mary Midgley, *The Myths We Live By* (New York: Routledge, 2003).

[69] William Shakespeare, "The Passionate Pilgrim," in *The Complete Works*, edited by Stephen Orgel and A. R. Braunmuller (New York: Penguin Books, 2002).

[70] Sarah-Jayne Blakemore, "The Mysterious Workings of the Adolescent Brain," TED Conferences, September 17, 2012.

[71] Maggie Koerth-Baker, "Who Lives Longest?" *New York Times Magazine*, March 19, 2013.

[72] "The Science of Drug Abuse and Addiction: The Basics," National Institute of Drug Abuse, drugabuse.gov/publications/media-guide/science-drug-abuse-addiction-basics (accessed June 7, 2017).

[73] A. I. Leshner, "Addiction is a brain disease, and it matters," *Science* 278 (1997): 45–47.

[74] J. D. Hawkins, R. F. Catalano, and J. Y. Miller, "Risk and protective factors for alcohol and other drug problems in adolescence and early adulthood: Implications for substance abuse prevention," *Psychological Bulletin* 112 (1992): 64–105; Mayo Clinic Staff, "Drug Addiction: Risk Factors," Mayo Clinic, mayoclinic.org/diseases-conditions/drug-addiction/basics/risk-factors/con-20020970 (accessed June 7, 2017).

[75] Sally Satel and Scott O. Lilienfeld, *Brainwashed: The Seductive Appeal of Mindless Neuroscience* (New York: Basic Books, 2013).

[76] Lance Dodes, "Is Addiction Really a Disease?" *Psychology Today*, December 17, 2011.

[77] *Young Frankenstein*, directed by Mel Brooks, 20th Century Fox, 1974.

[78] Brian Burrell, *Postcards from the Brain Museum: The Improbable Search for Meaning in the Matter of Famous Minds* (New York: Broadway Books, 2004).

[79] Nancy C. Andreasen, "Secrets of the Creative Brain," *Atlantic* (July/August 2014).

[80] M. Reznikoff, G. Domino, C. Bridges, and M. Honeyman, "Creative abilities in identical and fraternal twins," *Behavioral Genetics* 3 (1973): 365–377; A. A. Vinkhuyzen, S. van der Sluis, D. Posthuma, and D. I. Boomsma, "The heritability of aptitude and exceptional talent across different domains in adolescents and young adults," *Behavioral Genetics* 39 (2009): 380–392; C. Kandler et al., "The nature of creativity: The roles of genetic factors, personality traits, cognitive abilities, and environmental sources," *Journal of Personality & Social Psychology* 111 (2016): 230–249.

[81] Kevin Dunbar, "How Scientists Think: On-line Creativity and Conceptual Change in Science," in *Creative Thought: An Investigation of Conceptual Structures and Processes*, edited by Thomas B. Ward, Steven M. Smith, and Jyotsna Vaid (Washington, DC: American Psychological Association, 1997).

[82] Maria Konnikova, *Mastermind: How to Think Like Sherlock Holmes* (New York: Viking, 2013).

[83] Jan Verplaetse, *Localising the Moral Sense: Neuroscience and the Search for the Cerebral Seat of Morality*, 1800–1930 (New York: Springer, 2009).

[84] L. Pascual, P. Rodrigues, and D. Gallardo- Pujol, "How does morality work in the brain? A functional and structural perspective of moral behavior," *Frontiers in Integrative Neuroscience* 7 (2013): 65.

[85] S. Milgram, "Behavioral study of obedience," *Journal of Abnormal and Social Psychology* 67 (1963): 371–378.

[86] Lauren Cassani Davis, "Do Emotions and Morality mix?" *Atlantic*, February 5, 2016.

[87] Thomas Carlyle, *On Heroes, Hero-Worship, and the Heroic in History* (London: James Fraser, 1841).

[88] William James, "Great Men, Great Thoughts, and the Environment," *Atlantic*

Monthly (October 1880).

第 8 章　疯癫与文明

[1]　K. Weir, "The roots of mental illness," *Monitor on Psychology* 43 (2012): 30.

[2]　G. Schomerus et al., "Evolution of public attitudes about mental illness: A systematic review and meta-analysis," *Acta Psychiatrica Scandinavica* 125 (2012): 440–452.

[3]　Michel Foucault, *Madness and Civilization: A History of Insanity in the Age of Reason*, translated by Richard Howard (New York: Vintage Books, 1988).

[4]　Samuel Tuke, *Description of the Retreat, an Institution near York, for Insane Persons of the Society of Friends: Containing an Account of Its Origins and Progress, the Modes of Treatment, and a Statement of Cases* (York, UK: Isaac Peirce, 1813).

[5]　Foucault, *Madness and Civilization*.

[6]　"Mental Health Facts in America," National Alliance on Mental Illness, 2015, nami.org/Learn-More/Mental-Health-By-the-Numbers.

[7]　Doug Stanglin, "Aurora Suspect James Holmes Sent His Doctor Burned Money," *USA Today*, December 10, 2012.

[8]　And instead of using: James Holmes, Laboratory Notebook, University of Colorado, 2012.

[9]　Ann O'Neill, Ana Cabrera, and Sara Weisfeldt, "A Look Inside the 'Broken' Mind of James Holmes," CNN, June 10, 2017.

[10]　Ann O'Neill and Sara Weisfeldt, "Psychiatrist: Holmes Thought 3–4 Times a Day About Killing," CNN, June 10, 2017.

[11]　Jack Bragen, *Schizophrenia: My 35-Year Battle* (Raleigh, NC: Lulu, 2015).

[12]　Jack Bragen, "On Mental Illness: The Sacrifices of Being Medicated," *Berkeley Daily Planet*, May 11, 2011.

[13]　P. W. Corrigan, J. E. Larson, and N. Rusch, "Self-stigma and the 'why try' effect: Impact on life goals and evidence-based practices," *World Psychiatry* 8 (2009): 75–81.

[14]　Schomerus et al., "Evolution of public attitudes about mental illness: A systematic review and meta-analysis."

[15]　P. W. Corrigan and A. C. Watson, "At issue: Stop the stigma: Call mental illness a brain disease," *Schizophrenia Bulletin* 30 (2004): 477–479.

[16]　P. R. Reilly, "Eugenics and involuntary sterilization: 1907–2015," *Annual Review of Genomics and Human Genetics* 16 (2015): 351–368.

[17]　Dana Goldstein, "Sterilization's Cruel Inheritance," *New Republic*, March 4, 2016.

[18] Carrie Buck v. John Hendren Bell, 274 U.S. 200 (1927).

[19] J. Pfeiffer, "Neuropathology in the Third Reich," *Brain Pathology* 1 (1991): 125–131.

[20] Henry Friedlander, *The Origins of Nazi Genocide: From Euthanasia to the Final Solution* (Chapel Hill: University of North Carolina Press, 1997).

[21] J. T. Hughes, "Neuropathology in Germany during World War II: Julius Hallervorden (1882–1965) and the Nazi programme of 'euthanasia,'" *Journal of Medical Biography* 15 (2007): 116–122.

[22] J. Pfeiffer, "Phases in the postwar German Reception of the 'euthanasia program' (1939–1945) involving the killing of the mentally disabled and its exploitation by neuroscientists," *Journal of the History of the Neurosciences* 15 (2006): 210–244.

[23] R. Ahren, "German Institute Finds Brain Parts Used by Nazis for Research During, and After, WWII," *Times of Israel*, August 31, 2016.

[24] Roy Porter, "Madness and Its Institutions," in *Medicine in Society: Historical Essays*, edited by Andrew Wear (Cambridge, UK: Cambridge University Press, 1992).

[25] Mark Davis, *Asylum: Inside the Pauper Lunatic Asylums* (Stroud, UK: Amberley, 2014).

[26] H. R. Rollin, "Psychiatry in Britain one hundred years ago," *British Journal of Psychiatry* 183 (2003): 292–298.

[27] Chris Pleasance, "Faces from the Asylum: Harrowing Portraits of Patients at Victorian 'Lunatic' Hospital Where They Were Treated for 'Mania, Melancholia and General Paralysis of the Insane,'" *Daily Mail*, March 18, 2015.

[28] Ezra Susser, Sharon Schwartz, Alfredo Morabia, and Evelyn J. Bromet, eds., *Psychiatric Epidemiology: Searching for the Causes of Mental Disorders* (New York: Oxford University Press, 2006).

[29] W. S. Bainbridge, "Religious insanity in America: The official nineteenth-century theory," *Sociological Analysis* 45 (1984).

[30] G. Davis, "The most deadly disease of asylumdom: General paralysis of the insane and Scottish psychiatry, c. 1840–1940," *Journal of the Royal College of Physicians of Edinburgh* 42 (2012): 266–273.

[31] J. M. S. Pearce, "Brain disease leading to mental illness: A concept initiated by the discovery of general paralysis of the insane," *European Neurology* 67 (2012): 272–278.

[32] J. Hurn, "The changing fortunes of

the general paralytic," *Wellcome History* 4 (1997): 5.

[33]   *Pellagra and Its Prevention and Control in Major Emergencies*, World Health Organization, 2000.

[34]   Charles S. Bryan, *Asylum Doctor: James Woods Babcock and the Red Plague of Pellagra* (Columbia: University of South Carolina Press, 2014).

[35]   V. P. Sydenstricker, "The history of pellagra, its recognition as a disorder of nutrition and its conquest," *American Journal of Clinical Nutrition* 6 (1958): 409–414.

[36]   Ludwik Fleck, *Genesis and Development of a Scientific Fact*, translated by Fred Bradley and Thaddeus J. Trenn (Chicago: University of Chicago Press, 1979).

[37]   Stephen V. Faraone, Stephen J. Glatt, and Ming T. Tsuang, "Genetic Epidemiology," in *Textbook of Psychiatric Epidemiology*, edited by Ming T. Tsuang, Mauricio Tohen, and Peter B. Jones (Hoboken, NJ: John Wiley & Sons, 2011).

[38]   R. Plomin, M. J. Owen, and P. McGuffin, "The genetic basis of complex human behaviors," *Science* 264 (1994): 1733–1739.

[39]   Judith Allardyce and Jim van Os, "Examining Gene-Environment Interplay in Psychiatric Disorders," in Tsuang, Tohen, and Jones, eds., *Textbook of Psychiatric Epidemiology*.

[40]   M. Burmeister, M. G. McInnis, and S. Zollner, "Psychiatric genetics: Progress amid controversy," *Nature Reviews Genetics* 9 (2008): 527–540.

[41]   P. F. Sullivan, M. J. Daly, and M. O'Donovan, "Genetic architectures of psychiatric disorders: The emerging picture and its implications," *Nature Reviews Genetics* 13 (2012): 537–551.

[42]   2014 年的一项大型研究（F. A. Wright et al., "Heritability and genomics of gene expression in peripheral blood," *Nature Genetics* 46 [2014]: 430–437）支持了这一观点，该研究发现，与遗传性孤独症谱系障碍或精神发育迟缓有关的约 70% 的基因和可在血液中被检测到的基因表达变化联系在一起，而血液是对智力功能产生生理影响的一个可能的脑外来源。例如，2013 年的一份关于青少年肥胖和抑郁的关系的研究评论报告（D. Nemiary et al., "The relationship between obesity and depression among adolescents," *Psychiatric Annual* 42 [2013]: 305–308）称，肥胖青少年比其他青少年更有可能遇到学业问题和心理健康问题，被取笑和对体形的不满都可能是重要的促成因素。由于肥胖反过来又与基因有关，所以肥胖和抑郁的关系为基因如何通过间接方式影响大脑和心理提供了一个例证。

生物性思维

[43] M. Schwarzbold et al., "Psychiatric disorders and traumatic brain injury," *Neuropsychiatric Disease and Treatment* 4 (2008): 797–816.

[44] Ruth Shonle Cavan, *Suicide* (Chicago: University of Chicago Press, 1928).

[45] J. Faris, "Robert E. Lee Faris and the discipline of sociology," *ASA Footnotes* 26 (1998): 8.

[46] Robert E. L. Faris and H. Warren Dunham, *Mental Disorders in Urban Areas: An Ecological Study of Schizophrenia and Other Psychoses* (Chicago: University of Chicago Press, 1939).

[47] A. V. Horwitz and G. N. Grob, "The checkered history of American psychiatric epidemiology," *Milbank Quarterly* 89 (2011): 628–657.

[48] J. D. Page, "Review of *Mental Disorders in Urban Areas,*" *Journal of Educational Psychology* 30 (1939): 706–708.

[49] W. W. Eaton, "Residence, social class, and schizophrenia," *Journal of Health and Social Behavior* 15 (1974): 289–299.

[50] Monica Charalambides, Craig Morgan, and Robin M. Murray, "Epidemiology of Migration and Serious Mental Illness: The Example of Migrants to Europe," in Tsuang, Tohen, and Jones, eds.,

Textbook of Psychiatric Epidemiology; G. Lewis, A. David, S. Andreasson, and P. Allebeck, "Schizophrenia and city life," *Lancet* 340 (1992): 137–140; M. Marcelis, F. Navarro-Mateu, R. Murray, J. P. Selten, and J. van Os, "Urbanization and psychosis: A study of 1942–1978 birth cohorts in the Netherlands," *Psychological Medicine* 28 (1998): 871–879.

[51] William W. Eaton, Chuan-Yu Chen, and Evelyn J. Bromet, "Epidemiology of Schizophrenia," in Tsuang, Tohen, and Jones, eds., *Textbook of Psychiatric Epidemiology*.

[52] D. S. Hasin, M. C. Fenton, and M. M. Weissman, "Epidemiology of Depressive Disorders," in Tsuang, Tohen, and Jones, eds., *Textbook of Psychiatric Epidemiology*.

[53] Kathleen R. Merikangas and Mauricio Tohen, "Epidemiology of Bipolar Disorder in Adults and Children," in Tsuang, Tohen, and Jones, eds., *Textbook of Psychiatric Epidemiology*.

[54] Elie Wiesel, *A Mad Desire to Dance*, translated by Catherine Temerson (New York: Alfred A. Knopf, 2009).

[55] Sylvia Plath, *The Bell Jar* (London: Faber, 1966).

[56] Fyodor Dostoyevsky, *Crime and Punishment*, translated by Oliver Ready (New York: Penguin, 2014).

[57] 在第三幕第二场中，李尔王疯疯癫癫地徘徊在狂风暴雨的荒原上，他似乎招致了大自然的精神折磨："帮同两个万恶的女儿来跟我这个白发的老翁作对。"

[58] "The Trial of Natalya Gorbanevskaya," *A Chronicle of Current Events*, August 31, 1970.

[59] The Editors, "Voices from the Past: The Trial of Gleb Pavlovsky," translated by J. Crowfoot, *A Chronicle of Events*, December 31, 1982.

[60] "The Arrest of Natalya Gorbanevskaya," *A Chronicle of Current Events*, December 31, 1969.

[61] "The Trial of Natalya Gorbanevskaya."

[62] H. Merskey and B. Shafran, "Political hazards in the diagnosis of 'sluggish schizophrenia,'" *British Journal of Psychiatry* 148 (1986): 247–256.

[63] "The Trial of Natalya Gorbanevskaya."

[64] Sidney Bloch and Peter Reddaway, *Russia's Political Hospitals: The Abuse of Psychiatry in the Soviet Union* (London: Futura, 1978).

[65] Douglas Martin, "Natalya Gorbanevskaya, Soviet Dissident and Poet, Dies at 77," *New York Times*, December 1, 2013.

[66] R. Apps, G. Moore, and S. Guppy, "Natalia," *in Joan Baez: From Every Stage* (A & M Records, 1976).

[67] R. van Voren, "Political abuse of psychiatry—An historical overview," *Schizophrenia Bulletin* 36 (2010): 33–35.

[68] Anne Applebaum, *Gulag: A History* (New York: Doubleday, 2003).

[69] Walter Reich, "The World of Soviet Psychiatry," *New York Times*, January 30, 1983.

[70] F. Jabr, "The newest edition of psychiatry's 'Bible,' the DSM-5, is complete," *Scientific American,* January 28, 2013.

[71] *The People Behind DSM-5*, American Psychiatric Association, 2013.

[72] *Diagnostic and Statistical Manual of Mental Disorders: DSM-5*, 5th ed. (Arlington, VA: American Psychiatric Association, 2013).

[73] A. Suris, R. Holliday, and C. S. North, "The evolution of the classification of psychiatric disorders," *Behavioral Science* 6 (2016): 5.

[74] Ethan Watters, *Crazy Like Us* (New York: Free Press, 2010).

[75] Ethan Watters, "The Americanization of Mental Illness," *New York Times Magazine*, January 8, 2010.

[76] T. Szasz, "The myth of mental illness," *American Psychology* 15 (1960): 113–118.

[77]   J. Oliver, "The myth of Thomas Szasz," *New Atlantis* (Summer 2006); Benedict Carey, "Dr. Thomas Szasz, Psychiatrist Who Led Movement Against His Field, Dies at 92," *New York Times*, September 11, 2012.

[78]   A. L. Petraglia, E. A. Winkler, and J. E. Bailes, "Stuck at the bench: Potential natural neuroprotective compounds for concussion," *Surgical Neurology International* 2 (2011): 146.

[79]   Claude Quétel, *History of Syphilis*, translated by Judith Braddock and Brian Pike (Baltimore: Johns Hopkins University Press, 1990).

[80]   G. L. Engel, "The need for a new medical model: A challenge for biomedicine," *Science* 196 (1977): 129–136.

[81]   T. M. Brown, "George Engel and Rochester's Biopsychosocial Tradition: Historical and Developmental Perspectives," in *The Biopsychosocial Approach: Past, Present, and Future*, edited by Richard M. Frankel, Timothy E. Quill, and Susan H. McDaniel (Rochester, NY: University of Rochester Press, 2003).

[82]   Engel, "The need for a new medical model."

[83]   "Mental Health Treatment & Services," National Alliance on Mental Illness, nami.org/Learn-More/Treatment (accessed June 13, 2017).

[84]   Oliver Burkeman, "Therapy Wars: The Revenge of Freud," *Guardian, January* 7, 2016.

[85]   J. R. Cooper, F. E. Bloom, and R. H. Roth, *The Biochemical Basis of Neuropharmacology* (New York: Oxford University Press, 2003).

[86]   G. S. Malhi and T. Outhred, "Therapeutic mechanisms of lithium in bipolar disorder: Recent advances and current understanding," *CNS Drugs* 30 (2016): 931–949.

[87]   *America's State of Mind*, Medco Health Solutions, 2011.

[88]   S. Ilyas and J. Moncrieff, "Trends in prescriptions and costs of drugs for mental disorders in England, 1998–2010," *British Journal of Psychiatry* 200 (2012): 393–398.

[89]   M. Olfson and S. C. Marcus, "National trends in outpatient psychotherapy," *American Journal of Psychiatry* 167 (2010): 1456–1463.

[90]   Schomerus et al., "Evolution of public attitudes about mental illness: A systematic review and meta-analysis."

[91]   S. Satel and S. O. Lilienfeld, "Addiction and the brain-disease fallacy," *Frontiers in Psychiatry* 4 (2013):141.

[92]   Robert Whitaker, *Anatomy of an Epidemic: Magic Bullets, Psychiatric*

Drugs, and the Astonishing Rise of Mental Illness in America (New York: Crown Publishers, 2010).

[93] A. Prosser, B. Helfer, and S. Leucht, "Biological v. psychosocial treatments: A myth about pharmacotherapy v. psycho-therapy," *British Journal of Psychiatry* 208 (2016): 309–311.

[94] Corrigan and Watson, "At issue: Stop the stigma."

[95] Antonio Regalado, "Why America's Top Mental Health Researcher Joined Alphabet," *Technology Review*, September 21, 2015.

[96] 英塞尔加入的谷歌部门后来脱离原公司，成为生命科学公司 Verily。英塞尔于 2017 年离开了 Verily，与人共同创立了一家名为 Mindstrong 的公司，该公司也致力于在智能手机的帮助下利用信息技术诊断和监测精神疾病。

[97] A. F. Ward and P. Valdesolo, "What internet habits say about mental health," *Scientific American*, August 14, 2012.

第 9 章　神经黑客

[1] Whitney Ellsworth, Robert J. Maxwell, and Bernard Luber, *Adventures of Superman*, Warner Bros. Television, September 19, 1952; Jerome Siegel and Joe Shuster, *The Reign of the Superman*, January 1933.

[2] Deborah Friedell, "Kryptonomics," *New Yorker*, June 24, 2013.

[3] P. Frati et al., "Smart drugs and synthetic androgens for cognitive and physical enhancement: Revolving doors of cosmetic neurology," *Current Neuropharmacology* 13 (2015): 5–11; K. Smith, "Brain decoding: Reading minds," *Nature* 502 (2013): 428–430; E. Dayan, N. Censor, E. R. Buch, M. Sandrini, and L. G. Cohen, "Noninvasive brain stimulation: From physiology to network dynamics and back," *Nature Neuroscience* 16 (2013): 838–844; K. S. Bosley et al., "CRISPR germline engineering—The community speaks," *Nature Biotechnology* 33 (2015): 478–486.

[4] 在 LexisNexis 学术大全数据库使用检索词"hacking"和"brain"进行的搜索中，有超过 2 000 篇 2011 年 12 月 25 日至 2016 年 12 月 25 日的报纸新闻和合并论文被检索到，相当于在这期间平均每年有 400 多篇出版物被检索到。

[5] Maria Konnikova, "Hacking the Brain," *Atlantic* (June 2015).

[6] Andres Lozano, "Can Hacking the Brain Make You Healthier?" *TED Radio Hour*, National Public Radio, August 9, 2013; Keith Barry, "Brain Magic," TED Conferences, July 21, 2008.

[7] Greg Gage, Miguel Nicolelis, Tan Le, David Eagleman, Andres Lozano, and Todd Kuiken, "Tech That Can Hack Your

Brain," TED Playlist (6 talks), ted.com/ playlists/392/tech_that_can_hack_your_ brain (accessed August 1, 2017).

[8]　T. F. Peterson, *Nightwork: A History of Hacks and Pranks at MIT* (Cambridge, MA: MIT Press, 2011).

[9]　G. A. Mashour, E. E. Walker, and R. L. Martuza, "Psychosurgery: Past, present, and future," *Brain Research: Brain Research Reviews* 48 (2005): 409–419.

[10]　B. M. Collins and H. J. Stam, "Freeman's transorbital lobotomy as an anomaly: A material culture examination of surgical instruments and operative spaces," *History of Psychology* 18 (2015): 119–131.

[11]　T. Hilchy. "Dr. James Watts, U.S. Pioneer in Use of Lobotomy, Dies at 90," *New York Times*, November 10, 1994; W. Freeman, "Lobotomy and epilepsy: A study of 1000 patients," *Neurology* 3 (1953): 479–494.

[12]　G. J. Young et al., "Evita's lobotomy," *Journal of Clinical Neuroscience* 22 (2015): 1883–1888.

[13]　Suzanne Corkin, *Permanent Present Tense: The Unforgettable Life of the Amnesic Patient, H. M.* (New York: Basic Books, 2013).

[14]　H. Shen, "Neuroscience: Tuning the brain," *Nature* 507 (2014): 290–292; Michael S. Okun and Pamela R. Zeilman, *Parkinson's Disease: Guide to Deep Brain Stimulation Therapy*, National Parkinson Foundation, 2014.

[15]　A. S. Widge et al., "Treating refractory mental illness with closed-loop brain stimulation: Progress towards a patient-specific transdiagnostic approach," *Experimental Neurology* 287 (2017): 461–472.

[16]　M. A. Lebedev and M. A. Nicolelis, "Brain-machine interfaces: From basic science to neuroprostheses and neurorehabilitation," *Physiological Reviews* 97 (2017): 767–837.

[17]　Benedict Carey, "Paralyzed, Moving a Robot with Their Minds," *New York Times*, May 16, 2012.

[18]　M. K. Manning and A. Irvine, *The DC Comics Encyclopedia* (New York: DK Publishing, 2016).

[19]　R. P. Rao et al., "A direct brain-to-brain interface in humans," *PLoS One* 9 (2014): e111332.

[20]　"The Menagerie," directed by Marc Daniels and Robert Butler, *Star Trek*, season 1, episodes 11 and 12, CBS Television, November 17–24, 1966.

[21]　K. N. Kay, T. Naselaris, R. J. Prenger, and J. L. Gallant, "Identifying natural images from human brain activity," *Nature* 452 (2008): 352–355.

[22]　Tanya Lewis, "How Human Brains

Could Be Hacked," LiveScience Blog, livescience.com /37938-how-human-brain-could-be-hacked.html, July 3, 2013.

[23] Raymond Kurzweil, "Get Ready for Hybrid Thinking," TED Conferences, June 14, 2017.

[24] Raymond Kurzweil, *The Singularity Is Near: When Humans Transcend Biology* (New York: Viking, 2005).

[25] Michio Kaku, *The Future of the Mind: The Scientific Quest to Understand, Enhance, and Empower the Mind* (New York: Anchor Books, 2014).

[26] Biological Technologies Office, "DARPA-BAA-16-33," Defense Advanced Research Projects Agency, 2016.

[27] Abby Phillip, "A Paralyzed Woman Flew an F-35 Fighter Jet in a Simulator—Using Only Her Mind," *Washington Post*, March 3, 2015.

[28] Vanessa Barbara, "Woodpecker to Fix My Brain," *New York Times*, September 27, 2015.

[29] John Oliver, "Third Parties," *Last Week Tonight*, HBO, October 16, 2016.

[30] Zoltan Istvan, "Should a Transhumanist Run for US President?" *Huffington Post*, October 8, 2014.

[31] "Zoltan Istvan and Steve Fuller," Brain Bar Budapest Conference, brainbar. com, June 2, 2016.

[32] A. Roussi, "Now This Is an 'Outsider Candidate': Zoltan Istvan, a Transhumanist Running for President, Wants to Make You Immortal," *Salon*, February 19, 2016.

[33] Zoltan Istvan, *The Transhumanist Wager* (Reno, NV: Futurity Imagine Media, 2013).

[34] Robert Anton Wilson, *Prometheus Rising* (Las Vegas: New Falcon Publications, 1983).

[35] D. Martin, "Futurist Known as FM-2030 Is Dead at 69," *New York Times*, July 11, 2000.

[36] *The Matrix*, directed by Lana Wachowski and Lilly Wachowski, Warner Bros., 1999; "Q Who," directed by Rob Bowman, *Star Trek: The Next Generation*, season 2, episode 16, CBS Television, May 8, 1989.

[37] Kevin Shapiro, "This Is Your Brain on Nanobots," *Commentary Magazine*, December 1, 2005.

[38] A. Moscatelli, "The struggle for control," *Nature Nanotechnology* 8 (2013): 888–890; C. Toumey, "Nanobots today," *Nature Nanotechnology* 8 (2013): 475–476.

[39] Nicholas Negroponte, "Nanobots in Your Brain Could Be the Future of Learning," Big Think, bigthink.org/videos/ nicholas-negroponte-on-the-future-of-biotech, December 13, 2014.

[40] *H+: The Digital Series*, directed

by Stewart Hendler, youtube.com/user/HplusDigitalSeries, August 8, 2012.

[41]　Natasha Vita-More, quoted in Kevin Holmes, "Talking to the Future Humans: Natasha Vita-More," Vice, October 11, 2011, vice.com/en_us/article/mvpeyq/talking-to-the-future-humans-natasha-vita-more-interview-sex.

[42]　Sebastian Seung, *Connectome: How the Brain's Wiring Makes Us Who We Are* (Boston: Houghton Mifflin Harcourt, 2012).

[43]　这是 2017 年 7 月 15 日阿尔科生命延续基金会官网 www.alcor.org 上公布的价格。

[44]　C. Michallon, "British 'Futurist' Who Runs Cryogenics Facility Says He Plans to Freeze Just His Brain—and Insists His body Is 'Replaceable,'" *Daily Mail*, December 26, 2016.

[45]　F. Chamberlain, "A tribute to FM-2030," *Cryonics* 21 (2000): 10–14.

[46]　亚利桑那州斯科茨代尔的阿尔科总部也是保存着金·苏奥奇的遗体的地方。

[47]　Laura Y. Cabrera, *Rethinking Human Enhancement: Social Enhancement and Emergent Technologies* (New York: Palgrave Macmillan, 2015).

[48]　T. Friend, "Silicon Valley's Quest to Live Forever," *New Yorker*, April 3, 2017.

[49]　Thomas S. Kuhn, *The Structure of Scientific Revolutions* (Chicago: University of Chicago Press, 1962).

[50]　R. Lynn and M. V. Court, "New evidence of dysgenic fertility for intelligence in the United States," *Intelligence* 32 (2004): 193–201.

[51]　O. Béthoux, "The earliest beetle identified," *Journal of Paleontology* 83 (2009): 931–937; N. E. Stork, J. McBroom, C. Gely, and A. J. Hamilton, "New approaches narrow global species estimates for beetles, insects, and terrestrial arthropods," *Proceed-ings of the National Academy of Sciences* 112 (2015): 7519–7523.

[52]　"Beetlemania," *Economist*, March 18, 2015.

[53]　S. W. Bridge, "The neuropreservation option: Head first into the future," *Cryonics* 16 (1995): 4–7.

[54]　Nick Bostrom, "Superintelligence," BookTV Lecture, C-SPAN, September 12, 2014. 博斯特罗姆对到大脑的视觉数据传输量的估测比我在第 6 章给出的数字大得多，但它可能是基于对视网膜输入的量化而非对视网膜向大脑的输出的量化。视网膜包含约 1 亿个光感受器，它们可以察觉来自环境的光，但这些信息在离开眼睛之前就被剧烈地压缩了。大脑实际上"看到"的是由每个视网膜约 100 万个神经节细胞携带的脉冲，它们

只构成视网膜输出，是我所引用的每只眼睛每秒约 1 000 万字节这一估测数据的基础。

[55] Yoshihide Igarashi, Tom Altman, Mariko Funada, and Barbara Kamiyama, *Computing: A Historical and Technical Perspective* (Boca Raton, FL: CRC, 2014).

[56] Christopher Woods, ed., *Visible Language: Inventions of Writing in the Ancient Middle East and Beyond* (Chicago: University of Chicago Press, 2010).

[57] Andy Clark, *Supersizing the Mind: Embodiment, Action, and Cognitive Extension* (New York: Oxford University Press, 2011).

[58] A. Clark and D. J. Chalmers, "The extended mind," *Analysis* 58 (1998): 10–23.

[59] 在 2014 年美国最高法院赖利诉加州一案中，法院裁定，在没有搜查令的情况下搜查一部现代手机的内容有违宪法。法院院长约翰·罗伯茨根据全票通过的意见写道，智能手机"在日常生活中是十分普遍和持久的组成部分，以至于外星人都可能会推断它们是人类解剖学的一个重要特征"。

[60] 众所周知，波士顿人开车无规矩可言。

[61] Tim Adams, "Self-Driving Cars: From 2020 You Will Become a Permanent Backseat Driver," *Guardian*, September 13, 2015.

[62] G. S. Brindley and W. S. Lewin, "The sensations produced by electrical stimulation of the visual cortex," *Journal of Physiology* 196 (1968): 479–493.

[63] M. Abrahams, "A Stiff Test for the History Books," *Guardian*, March 16, 2009.

[64] D. Ghezzi, "Retinal prostheses: Progress toward the next generation implants," *Frontiers in Neuroscience* 9 (2015): 290.

[65] M. S. Gart, J. M. Souza, and G. A. Dumanian, "Targeted muscle reinnervation in the upper extremity amputee: A technical roadmap," *Journal of Hand Surgery (American Volume)* 40 (2015): 1877–1888.

[66] E. Cott, "Prosthetic Limbs, Controlled by Thought," *New York Times*, May 20, 2015.

[67] A. M. Dollar and H. Herr, "Lower extremity exoskeletons and active otheroses: Challenges and state-of-the-art," *IEEE Transactions on Robotics* 24 (2008): 144–158.

[68] E. Paul Zehr, "Assembling an Avenger— Inside the Brain of Iron Man," Scientific American Guest Blog, blogs.scientificamerican.com/guest-blog/assembling-an-avenger-inside-the-brain-of-iron-man, September 26, 2012.

[69] E. Guizzo and H. Goldstein, "The rise of the body bots," *IEEE Spectrum*, October 1, 2005.

[70] Francis Fukuyama, "Transhumanism,"

Foreign Policy (September/October 2004).

[71]　G. Grosso et al., "Omega-3 fatty acids and depression: Scientific evidence and biological mechanisms," *Oxidative Medicine and Cellular Longevity* 2014 (2014): 313570; A. G. Malykh and M. R. Sadaie, "Piracetam and piracetam-like drugs: From basic science to novel clinical applications to CNS disorders," *Drugs* 70 (2010): 287–312.

[72]　A. Dance, "Smart drugs: A dose of intelligence," *Nature* 531 (2016): S2–3.

[73]　Margaret Talbot, "Brain Gain," *New Yorker*, April 27, 2009.

[74]　S. E. McCabe, J. R. Knight, C. J. Teter, and H. Wechsler, "Non-medical use of prescription stimulants among US college students: Prevalence and correlates from a national survey," *Addiction* 100 (2005): 96–106.

[75]　J. Currie, M. Stabile, and L. E. Jones, "Do stimulant medications improve educational and behavioral outcomes for children with ADHD?" *Journal of Health Economics* 37 (2014): 58–69; I. Ilieva, J. Boland, and M. J. Farah, "Objective and subjective cognitive enhancing effects of mixed amphetamine salts in healthy people," *Neuropharmacology* 64 (2013): 496–505; "AMA Confronts the Rise of Nootropics," American Medical Association,

www.ama-assn.org/ama-confronts-rise-nootropics, June 14, 2016.

[76]　T. Amirtha, "Scientists and Silicon Valley Want to Prove Psychoactive Drugs Are Healthy," *Guardian*, February 8, 2016.

[77]　"Products," Nootrobox, hvmn.com/products (accessed June 15, 2017).

[78]　Nootrobox, Inc., "The Effects of SPRINT, a Combination of Natural Ingredients, on Cognition in Healthy Young Volunteers," Clinical Trials Database, National Institutes of Health, 2016.

[79]　"Alpha Brain," Onnit Labs, June 15, 2017.

[80]　Laurie Segall and Erica Fink, "Are Smart Drugs Driving Silicon Valley?" CNN, January 26, 2015.

[81]　Talbot, "Brain Gain."

[82]　Nicholas Kristof, "Overreacting to Terrorism," *New York Times*, March 24, 2016.

[83]　H. Greely et al., "Towards responsible use of cognitive-enhancing drugs by the healthy," *Nature* 456 (2008): 702–705.

[84]　Expert Group on Cognitive Enhancements, *Boosting Your Brainpower: Ethical Aspects of Cognitive Enhancements*, British Medical Association, 2007.

[85]　*Behavioral Health Trends in the United States: Results from the 2014 National Survey on Drug Use and Health*, Substance Abuse and Mental Health

Services Administration, 2015.

[86]　Ken Goffman (aka R. U. Sirius) and Dan Joy, *Counterculture Through the Ages: From Abraham to Acid House* (New York: Villard Books, 2004).

[87]　Glenn Greenwald, Ewen MacAskill, and Laura Poitras, "Edward Snowden: The Whistleblower Behind the NSA Surveillance Revelations," *Guardian*, June 11, 2013; Dominic Basulto, "Aaron Swartz and the Rise of the Hacktivist Hero," *Washington Post*, January 14, 2013.

第 10 章　我与我脑

[1]　本章含有一些艺术上自由发挥的内容，请读者海涵。

[2]　Winston Churchill, "Never Give In, Never (Speech at Harrow)," National Churchill Museum, www.nationalchurchillmuseum. org/never-give-in-never-never-never.html, October 29, 1941.

[3]　James F. Romano, *Death, Burial, and Afterlife in Ancient Egypt*, Carnegie Series on Egypt (Philadelphia: University of Pennsylvania Press, 1990). 一些对古埃及人的信仰的解释描述了灵魂的另一些组成部分，包括人的名字，以及心和影子的表现形式。

[4]　*The Rig Veda: An Anthology*, translated by Wendy Doniger O'Flaherty (New York: Penguin, 2005).

[5]　Matt Stefon, ed., *Judaism: History, Belief, and Practice* (New York: Britannica Educational, 2012); Joshua Dickey, ed., *The Complete Koine-English Reference Bible: New Testament, Septuagint and Strong's Concordance* (Seattle: Amazon Digital Services, 2014) (e-book).